实用新生儿疾病临床诊治与护理概要

主编 杨 宁 银翠霞 张海妹

吉林科学技术出版社

图书在版编目（CIP）数据

实用新生儿疾病临床诊治与护理概要 / 杨宁，银翠
霞，张海妹主编. -- 长春：吉林科学技术出版社，
2021.9

ISBN 978-7-5578-8720-9

Ⅰ．①实… Ⅱ．①杨… ②银… ③张… Ⅲ．①新生儿
疾病－诊疗②新生儿疾病－护理 Ⅳ．①R722.1
②R473.72

中国版本图书馆 CIP 数据核字(2021)第 174733 号

实用新生儿疾病临床诊治与护理概要

主　　编　杨　宁　银翠霞　张海妹
出 版 人　宛　霞
责任编辑　张丽敏
制　　版　长春市阴阳鱼文化传媒有限责任公司
封面设计　长春市阴阳鱼文化传媒有限责任公司
幅面尺寸　185mm×260mm
字　　数　310 千字
印　　张　13.5
印　　数　1—1500 册
版　　次　2021 年 9 月第 1 版
印　　次　2022 年 5 月第 2 次印刷

出　　版　吉林科学技术出版社
发　　行　吉林科学技术出版社
地　　址　长春市净月区福祉大路 5788 号
邮　　编　130118
发行部电话/传真　0431-81629529　81629530　81629531
　　　　　　　　　　　81629532　81629533　81629534
储运部电话　0431-86059116
编辑部电话　0431-81629518
印　　刷　保定市铭泰达印刷有限公司

书　　号　ISBN 978-7-5578-8720-9
定　　价　60.00 元

编委会

主　编　杨　宁　（德州市人民医院）

银翠霞　（宁津县人民医院）

张海妹　（宁津县中医院）

目　录

诊治篇

护理篇

诊治篇

第一章　营养性疾病

第一节　蛋白质-热量营养不良

儿童的营养状况是衡量儿童健康水平的灵敏指标。由于蛋白质-热量摄入不足而造成的营养缺乏症,称为蛋白质-热量营养不良(PEM),简称营养不良,多见于3岁以下婴幼儿。

据世界卫生组织(WHO)和联合国儿童基金会(UNICEF)专家估计,发展中国家约1/3的儿童患有营养不良。在我国,随着经济水平的提高和卫生知识的普及,当前营养不良患病率,特别是重度营养不良患病率已明显下降。因经济发展的不平衡,特别是在边远经济不发达地区,儿童的营养不良仍是十分严重的问题。2002年,国家卫生部、科技部和国家统计局在全国31个省、自治区、直辖市(不含香港、澳门及台湾地区)组织的"中国居民营养与健康状况调查"资料显示,我国5岁以下儿童生长迟缓率为14.3%,其中农村17.3%,约是城市的3.5倍;低体重率为7.8%,农村9.3%,是城市的3倍。

很多研究表明,营养不良是造成5岁以下儿童死亡最重要的因素,严重影响儿童身心健康。WHO1995年的数据说明,即使是轻中度营养不良也会导致死亡率增高,因病死亡的儿童中55%有营养不良。儿童营养不良影响体格发育,同时也影响脑发育和智力发育。早期营养状况与以后的学习能力、活动能力甚至成年后的劳动生产力都有直接关系。因此,WHO曾指出:"人民的营养福利是社会发展的前提……如果不能保证大多数儿童得到最令人满意的成长和发展,政府将不会成功地加快有任何长远意义的经济发展。"但是防治营养不良是一项十分艰巨的任务,因为这不仅需要加速与贫困、经济落后做斗争的进程,还需要群众自我保健意识的提高。

蛋白质-热量营养不良在临床上可分为以热量缺乏为主和以蛋白质缺乏为主两种类型。由于各种原因造成热量摄入严重不足,会导致婴幼儿极度消瘦。当蛋白质严重缺乏且超过热量不足时,会造成蛋白质缺乏综合征,又称夸希奥科病或恶性营养不良。我国当下这种严重的营养不良已非常少见,多数营养不良是由于热量摄入轻至中度不足所造成的体重低下、消瘦和营养性生长迟缓等轻中度症状。

一、病因

(一)长期喂养不当造成热量摄入不足

婴儿出生即无母乳或母乳不足,又未能合理地采用人工喂养,如乳汁配制过稀、摄入量不足,致使供给的热量及营养物质长期不能满足婴儿生理需要,就会引起营养不良。此外,偏食、挑食等不良饮食行为也可引起热量、蛋白质摄入不足而导致营养不良;早产、小样儿等低出生体重儿喂养不当,更易发生营养不良,这类营养不良属原发性营养不良。

在我国,农村母乳喂养比较普遍,所以生后 6 个月内营养不良的发生率不高。6 个月后,母乳不能满足需要,应添加补充食品。农村经济比较落后,一般饮食以淀粉为主,而婴儿的补充食品则主要是米粥、面糊等单位体积所含热量低的食物。有人将发展中国家儿童食物中热量与典型西方饮食中的热量进行了比较。

以谷物或根块淀粉类为主的食物与西方饮食相比,如果释放热量相等的话,食物的重量要增加 1 倍。如果再把淀粉类食物稀释,每单位体积或每单位重量食物中所含的热量就更低了。这就说明了发展中国家儿童营养不良的发生率会高达 30%～40% 或更多的原因。

(二)反复感染或患其他疾病

儿童最易患呼吸道感染和腹泻。患病后食欲差,体内消耗增多;特别是腹泻,除了丢失水分外,还直接影响各种营养素的消化吸收。我国不少地区至今还保留一些陈规陋习,如儿童患病后限制进食量,腹泻患儿还要禁食等。这样,反复感染和营养不良互为因果,形成恶性循环。此外,肠道寄生虫病、急慢性传染病、唇腭裂及幽门狭窄等,造成食物摄入、吸收困难或消耗增多,也是引起营养不良的常见病因。因疾病引起的营养不良也称继发性营养不良。

(三)相关的社会环境因素

很多研究表明,儿童营养不良与其家庭的社会经济状况、父母的文化程度、饮食习惯、家庭子女的数量、居住环境、安全饮用水等有非常密切的关系。1998 年中国食物与营养监测表明,农村母亲文化程度在高中以上者,其儿童低体重率和生长迟缓率分别为 14.3% 和 28.9%,而文化程度为小学者则分别为 20.2% 及 40.8%。

二、病理生理

在热量和蛋白质摄入不足的开始阶段,机体进行生理调节,使各组织和器官的要求相应减少;当有限的糖原储存用完后,首先动用自身脂肪组织分解所得热量,以供生命最需要的代谢过程,最后才动用组织蛋白质供给热量。当热量和蛋白质继续供给不足时,全身细胞 DNA、RNA 合成受阻,各组织器官生长发育迟缓、停止,甚至发生组织分解、严重萎缩和脂肪变性,引起各方面的功能低下和障碍,影响生命的继续运转。病理上可见各器官萎缩,体积变小,重量减轻,组织学改变从不明显到明显,最后危及生命。

(一)各系统器官组织和功能改变

1.生长发育迟缓

急性营养不良主要使体重不增、减轻,长期慢性营养不良则同时影响骨骼生长,致使身高增长缓慢,形成矮小身材。体格发育受影响,不仅体格矮小,劳动力也大受影响,肌力差,活动少。

2.消化吸收功能下降

消化吸收功能在营养不良时受累最早,胃肠黏膜萎缩变薄,肠绒毛变短,细胞变扁平,细胞数下降,各种消化腺退化,消化酶活力减弱,消化吸收大受影响,肠道内出现乳糖、蔗糖,引起高张性腹泻、肠道内细菌过度繁殖等,这些胃肠道改变,更加重了热量和蛋白质摄入不足,致使病情更加严重。

3.中枢神经系统受损

营养不良初起时,中枢神经系统的影响尚不明显,继续发展则可使脑细胞数量减少、体积缩小,其类脂质(卵磷脂、鞘磷脂、胆固醇)量下降,脑体积缩小、重量减轻。营养不良如发生在生命早期,正当脑发育高峰期(胎儿、新生儿和 6 个月以下婴儿),甚至在 2 岁以下均可引起不可逆的脑组织改变,导致永久性智力发育障碍。

4.心血管系统功能低下

严重的营养不良可使心肌受损,收缩力减弱,排血量减少,心音低弱,心率缓慢,循环血量减少,影响全身血液供应,临床上补液过快、过量易发生心力衰竭。

5.免疫抗病能力低下

严重蛋白质-热量营养不良时,全身淋巴组织、胸腺均萎缩,免疫功能大大下降,尤以细胞免疫受损害为大。淋巴细胞增殖和分化低下,淋巴因子活力不足,免疫球蛋白、补体及干扰素均减少,致使反复发生各类感染,更加重营养不良。

(二)代谢障碍和水、电解质紊乱

1.水、电解质紊乱

蛋白质摄入严重不足,体内水分过多,易发生水肿,细胞内外液常呈低张性,可出现细胞外液钠潴留和细胞内液钾、钙、磷等缺乏,临床补液时需特别注意这些改变。

2.蛋白质代谢异常

因蛋白质长期摄入不足,体内呈负氮平衡,血浆总蛋白下降,以白蛋白低为主,而球蛋白变化较小,前白蛋白、运铁蛋白、视黄醇结合蛋白均显著下降,而且出现较早。氨基酸总量减少,以必需氨基酸(尤其支链氨基酸)下降较明显,血、尿中尿素氮下降,而尿中嘌呤类氮排出增加。还可影响抗体合成和体内各种酶合成,使之减少;因携带维生素 A 与维生素 E 的结合蛋白质减少,故而使血浆中这两种维生素的含量下降。

3.脂肪代谢改变

肠道黏膜上皮细胞萎缩,脂肪酶活力降低,对脂肪消化吸收功能差,故患儿对脂肪耐受性较低,易发生腹泻,影响脂溶性维生素 A、维生素 D、维生素 E 的吸收,血浆中中性脂肪、脂肪酸、磷脂、胆固醇、三酰甘油和脂溶性维生素均减少。

4.糖代谢异常

肠黏膜微绒毛萎缩,使上皮细胞刷状缘形态和功能异常,双糖酶(尤其乳糖酶)降低明显,引起乳糖不耐受性腹泻,严重营养不良时甚至对单糖也不能吸收,故患儿常可发生低血糖,糖耐量曲线呈糖尿病样曲线。

三、临床表现

常因营养不良以热量不足为主或蛋白质缺乏为主,年龄不同,病的轻重不同,疾病初期或晚期,以及有无并发症而出现不同的症状、体征。

消瘦型营养不良初起时因进食减少,热量摄入不足而体重不增,皮下脂肪逐渐减少,体重下降,生长发育落后。继续摄食不足,则皮下脂肪完全消失,面颊下陷,呈干瘦老人样,全身皮包骨,皮肤松弛起皱、变薄,毛发干枯、变黄。早期精神焦虑,不爱活动,食欲尚正常。病情加重后则精神萎靡,反应迟钝,常呻吟不安。可出现脂肪泻,易有消化功能紊乱而发生迁延性腹泻,可伴脱水和电解质紊乱。免疫力低下,易并发各种感染,全身反应差,可不表现发热或白细胞计数升高,可发生低血糖休克,但血浆总蛋白、前白蛋白及脂肪酸大多尚属正常,故临床上常不伴有水肿。消瘦型营养不良多为较慢性的营养不足过程。

恶性营养不良为一种严重的营养不良,以蛋白质缺乏为主,热量供给尚可维持最低水平,多见于5岁以下断奶后的婴幼儿,大多是在营养不良基础上再发生感染,致营养状况急剧恶化而发生。此病开始时患儿表现精神差,不爱活动,食欲越来越差,体重增长减少甚至不增,但也有因水肿而体重下降不明显的情况。最突出的表现为出现凹陷性水肿,轻的仅表现为踝部按之下陷,不伴局部红、痛。继续发展则可扩大至腹壁、下肢、面部,甚至双眼睑肿胀、不能睁开。进一步加重可出现腹水、胸腔积液,全身脂肪减少,肌肉萎缩,张力低,体温、血压均低,四肢发冷、发绀;心音低钝,心率慢,心电图T波低平、倒置,易发生心力衰竭;肾功能减低,肾血流量及滤过率均减少,浓缩功能差,排低渗尿。在婴幼儿早期脑发育高峰期,如患重症营养不良可严重损害脑发育,影响患儿认知、运动、语言、社会交往、思维等智力发展,但如能及早干预,补充蛋白质和热量,则大多可改善,也可留下智力迟滞后遗症。消化功能越来越差,对脂肪和双糖不耐受,常发生腹泻;食欲越来越差,可发生自发性低血糖。恶性营养不良常伴毛发指甲改变:毛发干枯、脆细、稀疏易断;发色变浅,呈枯黄色,营养好时则转深,可见深浅分段;指(趾)甲生长慢,脆薄易断。免疫力下降,易并发各种感染,且迁延不愈,往往使营养不良加重,易发生水、电解质紊乱,产生低血钾、低血钠、低血钙和低血镁,出现相应症状、体征。营养不良无论轻重,都伴其他营养素缺乏,维生素A缺乏尤为多见,也常有缺铁性贫血。

四、诊断和鉴别诊断

详细询问患儿的饮食史,了解其热量和蛋白质摄入量是否足够,有条件时应正确进行营养计算,并与推荐摄入量(RNI)相比较,这对诊断和防治十分重要。同时也应询问存在的其他疾病,特别是急、慢性感染,如腹泻、肺炎等,以了解其诱发因素,深入了解发病史、临床表现,并进行全面体格检查,这对诊断营养不良是必不可少的。

进行体格测量,评价营养情况,是确定是否存在营养不良及其程度轻重的重要手段。实验室检查也有助于及早了解营养紊乱和功能障碍情况,有些检查对早期诊断有利。①血浆白蛋白:正常为35g/L,营养不良时可减少,低于25g/L可诊断为蛋白质营养不良;②血清前白蛋白:正常水平为150~296mg/L,轻度蛋白质-热量营养不良为100~150mg/L,中度为50~100mg/L,重度为50mg/L以下;③尿中羟脯氨酸排出量与尿中肌酐的比值:

$$羟脯氨酸指数 = \frac{羟脯氨酸(\mu mol/mL)}{肌酐(\mu mol/mL) \times 体重(kg)}$$

取任意一次尿样测定此指数,正常学龄儿童(4岁内较稳定)羟脯氨酸指数为2.0~5.0,生长缓慢、肌肉萎缩者低于 2.0。这些实验室检查有助于蛋白质-热量营养不良的诊断。

五、治疗

营养不良的患者要采取综合措施,治疗原则为去除病因、调整饮食、补充营养物质、防治并发症、增进食欲、提高消化能力。

(一)去除病因

积极查清病因,治疗消化道疾病、慢性消耗性疾病、感染性疾病等,以去除病因。

(二)调整饮食、补充营养物质

要针对婴幼儿营养不良程度、消化道能力的强弱以及对食物耐受的情况进行调整,补充营养物质。轻度营养不良患儿的消化功能和食物耐受能力均接近正常小儿,在基本维持原有膳食的基础上,较早增加热能,添加含蛋白质和高热能的食物。能量供给可从 $100\sim120$kcal/(kg·d)开始,以后逐渐递增,当供给达到 140kcal/(kg·d),体重常获得满意的增长后,再恢复到正常小儿需要量。

中度和重度营养不良患儿的消化能力和食物耐受能力均较差,食欲低下甚至缺乏。热能供给要逐渐递增,对重度营养不良患儿更要缓慢递增。在增加的过程中,应观察小儿的胃纳情况及消化道症状,勿操之过急。能量供给可自 $40\sim60$kcal/(kg·d)开始,数天后增加至 $60\sim100$kcal/(kg·d),再逐渐增加至 $120\sim140$kcal/(kg·d),待食欲和消化功能恢复后,热量可再提高至 $150\sim170$kcal/(kg·d),以促进体重增长。如体重增长良好,体重与身高的比例接近正常,能量的供给应再恢复到每天正常生理需要量。食物的补充以蛋白质食物为主,脂肪和碳水化合物的补充也应逐渐补充,还应补充各种维生素和微量元素。

(三)并发症治疗

1.低血糖

常见于消瘦型患者。婴儿和儿童血糖低于 400mg/L,足月新生儿低于 300mg/L,早产新生儿低于 200mg/L,且伴有临床症状时,应立即静脉注射 25% 或 50% 浓度的葡萄糖 0.5g/kg以纠正血糖水平,低血糖症状一般可以得到改善。如神志仍不清,可重复一次,危险症状消除后,头 24 小时内可每小时供给加葡萄糖的饮食一次,头 12 小时每 4 小时测定血糖一次,观察恢复情况。一般此类患者采用少食多餐可以得到纠正。

2.低体温

低体温主要由于能量供应不足、体温调节体能障碍、环境温度低以及合并败血症所致。治疗方法主要是要保持环境温度(30～33℃),特别夜间温度不能降低,以暖水袋或其他方法包裹身体,可防止体温丢失。每 2 小时摄取含葡萄糖饮食一次。

3.贫血

是常见的临床症状。轻度贫血可通过饮食治疗,增加含铁丰富的食物摄入,如动物肝脏、动物血和红色肉类等;中度贫血需口服铁剂及维生素 C,也可根据体重注射铁剂;严重贫血则需输全血或红细胞。严重水肿型患者除了因贫血而出现虚脱或心力衰竭外,通常不宜输血。

(四)增进食欲、提高抵抗力

可补充胃蛋白酶、胰酶或多酶制剂以提高食欲和消化能力。蛋白同化类固醇如苯丙酸诺龙,有促进蛋白质合成、增进食欲的作用,但有轻度潴钠作用,宜在水肿消退后应用。锌具有提高味觉的阈值、增加食欲的作用。胰岛素的使用可以增加饥饿感,提高食欲。

六、预防

营养不良的预防至关重要,预防工作的重点应是加强儿童保健、进行营养指导、宣传合理的喂养知识、注意卫生、预防疾病。

(一)营养指导

大力鼓励母乳喂养,生后 4 个月内完全母乳喂养,4～6 个月应逐渐按需添加辅食。母乳不足者或不宜母乳喂养者应采取合理的混合喂养或人工喂养。不应该单独供给淀粉类或炼乳、麦乳精等喂养。对幼儿应注意食物成分的正确搭配,对偏食、挑食的习惯予以纠正。

(二)注意卫生、防治疾病

改善个人和环境卫生,防止急、慢性传染病的发生,注意食具的消毒,防止胃肠道疾病的发生,按期进行预防接种,对唇裂、腭裂、先天性肥厚性幽门狭窄进行及时处理。

(三)生长发育监测图的应用

定期测体重并在生长发育监测图上标出,将测量结果连成曲线,如发现体重增长缓慢、不增或下跌,应及时寻找原因,予以处理。

(四)合理安排生活制度

保证睡眠,适当的户外运动和身体锻炼,使小儿生活具有规律性。

第二节　维生素 A 缺乏症

维生素 A 族的原形化合物是全反式视黄醇,天然维生素 A 只存在于动物体内,并分两种类型:维生素 A_1(视黄醇)和维生素 A_2(3-脱氢视黄醇)。维生素 A 缺乏症是一种因体内维生素 A 缺乏引起的疾病,常伴随蛋白质-能量营养不良。

一、流行病学

维生素 A 缺乏是导致儿童严重视觉损害和失明的主要原因,同时也是增加儿童严重感染性疾病危险和死亡风险的主要原因之一,维生素 A 缺乏被世界卫生组织确认为四大营养缺乏病之一。本病好发于 6 岁以下婴幼儿,1～4 岁为发病高峰。据 WHO 报道,因维生素 A 缺乏,全世界每年有 50 万名学龄前儿童患有活动性角膜溃疡。

20 世纪 90 年代初,美国全国性营养调查结果表明,在 3～11 岁儿童中,血清维生素 A 水平低于 $20\mu g/dL$ 占 2.2％～6.1％,在 20～24$\mu g/dL$ 之间的占 7.8％～11.9％,在 25～30$\mu g/dL$ 之间的占 19.6％～28.7％。1991 年,Quito 营养调查表明:2％的 1～5 岁儿童血清维生素 A 水平低于 $10\mu g/dL$,18％低于 $20\mu g/dL$。同期菲律宾调查农村学龄前儿童,29％的儿童血清维生素 A 低于 $20\mu g/dL$,6％低于 $10\mu g/dL$。巴西于 1996 年调查学龄前儿童维生素 A 低于 $10\mu g/dL$

高达15.3%。可见发展中国家维生素A缺乏发病率高于发达国家。在我国,卫生部委托首都儿科研究所对14个省42个市县8669例0~5岁儿童于1999年12月~2000年3月协作进行维生素A缺乏情况调查,结果显示,<6个月婴儿为33.4%,2岁以上儿童维生素A缺乏的发生率为0.15%。亚临床型维生素A缺乏发生率较高,已成为儿童广泛的缺乏症之一而备受关注。据WHO统计,1995年,全球近2.51亿儿童有亚临床型维生素A缺乏。据报道,我国为儿童亚临床型维生素A缺乏的国家,城市学龄前儿童亚临床型维生素A缺乏发生率约20%,农村约45%。

根据2002年WHO的报道,全球有80万儿童(1.4%)死于维生素A缺乏症,1.8%的消耗性疾病也是由于维生素A缺乏症所造成的。调查显示,接近1/2的维生素A缺乏症和干眼症发生在非洲、南亚和东南亚地区。2000年,南非的调查发现,有1/3的0~4岁儿童患维生素A缺乏症,在同年调查3000名死亡儿童中发现,28%的儿童死于因维生素A缺乏症导致的腹泻,23%死于因维生素A缺乏症导致的麻疹,21%死于因维生素A缺乏症导致的疟疾。维生素A缺乏症是该地区极其严重的公共卫生问题。2006年,朝鲜光州调查显示,2.4%的儿童患维生素A缺乏症,42.3%患轻度维生素A缺乏症。印度于2007年进行的全国调查显示,每年有52000名儿童因维生素A缺乏症而导致失明。2006年,中国疾病控制中心调查显示,我国6岁以下儿童维生素A缺乏症的发生率是12.2%,严重维生素A缺乏症占0.5%,1岁以上儿童发病率最高的西部地区占17.4%。

二、发病机制及病因

(一)摄入不足

初生时维生素A在肝脏中的贮存量很少。出生后维生素A的主要来源是食物。母乳中的维生素A含量丰富,一般母乳喂养的小儿不会发生维生素A缺乏症。故婴儿时期,应提倡母乳喂养,人工喂养时,须给含脂肪的牛乳,婴儿如果单靠炼乳、脱脂牛乳、豆浆、米粉等食品喂养,容易发生维生素A缺乏。早产儿肝脏内维生素A的贮存量更少,且脂肪吸收能力也有限,生长发育的速度又较快,故更容易发生维生素A缺乏症。如在疾病状态下,长期静脉补液未补充维生素A;或因饮食受到限制,也将导致维生素A缺乏。

(二)吸收减少

维生素A缺乏可见于多种临床情况,如吸收障碍综合征、慢性腹泻、慢性痢疾、慢性肝炎、胆道梗阻、胆囊纤维化、钩虫病、肠道感染等均可影响维生素A的吸收。

(三)锌摄入不足

当锌缺乏时,维生素A结合蛋白、前清蛋白、维生素A还原酶都降低,使维生素A不能利用而排出体外,造成维生素A缺乏。Rahman等证实锌的缺乏限制了维生素A的生物利用率,锌和维生素A的缺乏经常同时存在于营养不良的小儿,同时给予维生素A和锌的补充可以改善维生素A的缺乏。近来有报道指出,铁的不足对维生素A的利用也有影响。

(四)消耗增加

当小儿患结核、麻疹、水痘、肺炎以及高热时,维生素A的消耗增加,如此时未予及时补充,则造成维生素 A 的血浆浓度降低。

(五)利用障碍

如小儿患有肝脏、肾脏、甲状腺疾病、胰腺囊性纤维变性及蛋白-能量营养不良时,将导致血浆中视黄醇结合蛋白(RBP)代谢异常,导致维生素 A 缺乏。

三、临床表现

由于维生素 A 和维生素 A 原缺乏所引起的营养缺乏病,临床上首先出现暗适应能力下降,小婴儿此症状不明显,如不仔细观察,容易被忽视。首先由母亲发现,患儿在暗环境下安静,视物不清,行走、定向困难。数周及数月后出现结膜干燥症,结膜干燥,失去光泽,主要是由于结膜和附近腺体组织增生,分泌减少,继而发生干燥。在眼球巩膜近角膜缘外侧,由脱落的角膜上皮形成三角形白色泡沫状斑块称结膜干燥斑(Bitot 斑)。如果维生素 A 持续缺乏,将发生角膜干燥症,伴有畏光,随后发生视物变形。睑板腺肿大,并且沿着睑缘出现一串特征性的水泡,表面上皮的连续性遭到破坏,伴有非炎症性的溃疡形成和基质浸润,引起角膜软化、变性、溃疡甚至穿孔等损害,晶状体、虹膜脱出,造成整个眼睛的损害,通常为双侧性的,单侧发病少见。

维生素 A 缺乏也可引起皮肤的改变,开始时皮肤较正常干燥,以后由于毛囊上皮角化,发生角化过度的毛囊性丘疹,主要分布在大腿前外侧、上臂后侧,后逐渐扩展到上下肢伸侧、肩和下腹部,很少累及胸、背和臀。丘疹坚实而干燥,色暗棕,多为毛囊性,针头大至米粒大,圆锥形。丘疹的中央有棘刺状角质栓,触之坚硬,去除后留下坑状凹陷,无炎症,无主观症状,丘疹密集犹似蟾蜍皮,称蟾蜍皮病。皮疹发生在面部,可有许多黑头。患者毛发干燥,缺少光泽,易脱落,呈弥漫稀疏,指甲变脆,表面有纵横沟纹或点状凹陷。

维生素 A 缺乏对骨骼(特别是长骨)的伸长也有明显影响,使骨变得又短又厚。Hu W 等人通过色层分析法测定维生素 A 浓度,证明维生素 A 浓度和体重以及 BMI 有明显的统计学意义,提示维生素 A 对儿童的生长发育有明显的影响。

维生素 A 缺乏时,对呼吸系统也有不同程度的影响,使气管及支气管的上皮细胞中间层的细胞增殖,变成鳞状、角化,并使上皮细胞的纤毛脱落,失去上皮组织的正常保护功能,容易发生呼吸系统的感染。

维生素 A 缺乏可使小儿的免疫力低下,容易反复出现感染;容易有精神障碍,甚至出现脑积水。

四、实验室检查

(一)视觉暗适应功能测定

维生素 A 缺乏症患者的暗适应能力比正常人差,但是其他因素也可引起暗适应能力降低,如视神经萎缩、色素性视网膜炎、睡眠不足等。

(二)血清维生素 A 水平测定

是评价维生素 A 营养状况的常用指标,也是最可靠的指标,正常值为 $300 \sim 500 \mu g/L$,若低于 200μg/L 为缺乏。

（三）血浆中视黄醇结合蛋白测定（RBP）

近来有人认为 RBP 与人体维生素 A 水平呈正相关，RBP 的含量可反映人体维生素 A 的营养水平。正常儿童的血浆 RBP 的含量为 23.1mg/L。

（四）维生素 A 的相对剂量反应试验

当血清中维生素 A 浓度在正常范围时，肝脏维生素 A 已有耗尽的可能，因此采用相对剂量反应（RDR）法间接评价个体体内维生素 A 的贮存量。口服 1000mg 维生素 A 棕榈酸，分别于口服前和口服后 5 小时测定血清维生素 A 浓度。若服后 5 小时的血清维生素 A 浓度增高幅度，即 RDR（RDR）率≥20%，表示肝脏内维生素 A 的贮存已处于临界状态。用此方法可以进一步确定亚临床状态维生素 A 缺乏。

五、诊断

仔细询问病史，如患者存在维生素 A 摄入不足或者存在维生素 A 的吸收、利用障碍或引起维生素 A 消耗过多的疾病，同时合并暗适应障碍、夜盲、结膜干燥、角膜软化或四肢伸侧有毛囊性角化丘疹，通过暗适应检查和血浆维生素 A 浓度的测定可基本做出诊断。WHO 推荐的诊断标准为：血清维生素 A<0.7μmol/L 为维生素 A 缺乏；0.7～1.4μmol/L 为亚临床维生素 A 缺乏（维生素 A 存在不足）；1.4～2.79μmol/L 为维生素 A 贮存充足。

若血清维生素 A 水平在正常低值，此时肝内维生素 A 的储存也可能已耗竭。在这种可疑的情况下，可采用敏感而可靠的相对剂量反应试验来进一步确定亚临床维生素 A 的缺乏。亚临床维生素 A 缺乏已成为儿童广泛的营养缺乏症而受关注。亚临床维生素 A 缺乏是指儿童因维生素 A 摄入不足导致的轻度维生素 A 缺乏，其特点是无典型的临床表现。

尽量做到尽早诊断、尽早治疗，防止严重后果的发生。

六、治疗

无论临床症状严重与否或疑为亚临床型维生素 A 缺乏，都应尽早积极进行维生素 A 的补充治疗。

（一）调整饮食，去除病因

供给富含维生素 A 的动物性食物或含胡萝卜素较多的深色蔬菜，有条件的地方也可以采用维生素 A 强化的食品，如婴儿配方奶和食物，以保证患儿机体需要，并积极治疗原发疾病。

（二）维生素 A 治疗

轻症维生素 A 缺乏症及消化吸收功能良好者可以每日口服维生素 A 制剂 7500～15000μg（相当于 2.5 万～5 万 IU，浓鱼肝油每丸含 2.5 万 IU），分 2～3 次服用。病情严重，如有角膜病变、慢性腹泻或肠道吸收障碍者，可先深部肌内注射维生素 AD 注射剂（每支含维生素 A7500μg 和维生素 D 62.5μg）0.5～1mL，每日 1 次；3～5 日后，病情好转即改口服。采用维生素 A 治疗后临床症状迅速好转，夜盲常于 2～3 日后明显改善，干眼症状 3～5 日消失，结膜干燥、毕脱斑 1～2 周后消失，角膜病变也渐好转，皮肤过度角化需 1～2 个月方可痊愈。症状消失后,应继续服预防量维生素 A 制剂。

（三）眼局部治疗

为防止继发感染,对比较严重的维生素 A 缺乏患儿常进行眼局部治疗。可采用抗生素滴眼液(如 0.25％氯霉素)或眼膏(如 0.5％红霉素或金霉素)治疗,一日 3～4 次,可减轻结膜和角膜干燥不适。当角膜出现软化和溃疡时,可采用抗生素滴眼液与消毒鱼肝油交替滴眼,约每小时 1 次,每日不少于 20 次。治疗时动作要轻柔,勿压迫眼球,以免角膜穿孔,虹膜、晶状体脱出。另可用 1％阿托品扩瞳,防止虹膜粘连。

七、预防

(1)提倡母乳喂养,无法母乳喂养的婴儿采用配方奶喂养,对早产儿及早(生后 2 周)添加浓缩鱼肝油或维生素 A 制剂,预防量为 4 岁以下婴幼儿每日 400μg 视黄醇当量(RE),4 岁以上每日 750μg RE,少年或成人每日 800μg RE,孕妇每日 1000μg RE,乳母每日 1200μg RE。母亲补充维生素 A 时应注意避孕,因为孕早期大剂量给予维生素 A 对胎儿有致畸的危险。

(2)及时添加补充食品,多供给富含维生素 A 及胡萝卜素的食物,如肝脏、蛋、奶类及深色蔬菜。患慢性消化功能紊乱、长期感染及消耗性疾病时应及早补充维生素 A,必要时服水溶性制剂或深部肌内注射维生素 A 制剂。

(3)在维生素 A 缺乏的人群,特别是学龄儿童中需要干预项目。荟萃分析结果显示,给 6 月龄至 5 岁儿童大剂量补充维生素 A 可降低腹泻与麻疹死亡率约 23％。1994 年以来,WHO 推荐与免疫接种同时进行维生素 A 补充已覆盖越来越多的地区与国家。大剂量维生素 A 可改善机体维生素 A 储备,预防维生素 A 缺乏。一般口服推荐的大剂量维生素 A 无不良反应,偶有轻微不良反应(如婴儿前囟门饱满或隆起、呕吐等),但为一过性,无须特殊处理。

第三节　维生素 D 缺乏性佝偻病

营养性维生素 D 缺乏性佝偻病是由于儿童体内维生素 D 缺乏引起体内钙、磷代谢异常,导致生长期的骨组织钙化不全,产生以生长着的长骨干骺端和骨组织矿化不全等骨骼病变为特征的全身慢性营养性疾病。

一、病因

（一）胎儿期储存不足
如早产、双胎。

（二）阳光照射不足
户外活动少、冬季日光照射减少。

（三）摄入不足
天然食物维生素 D 含量少,如乳类(包括人乳及牛、羊乳等)、禽蛋黄、肉类等维生素 D 含量较少,谷类、蔬菜、水果几乎不含维生素 D。

（四）需要量增多

佝偻病多见于生长发育旺盛的时期,如婴儿早期、早产及双胎婴儿期。

（五）疾病影响

慢性胃肠道疾病与肝胆系统疾病均会影响维生素 D 的吸收和利用;长期服用抗癫痫药物可使体内维生素 D 不足;糖皮质激素有对抗维生素 D 对钙的转运作用。

二、临床表现

临床表现包括非特异症状、骨骼特征性改变和其他系统改变。

（一）非特异症状

常为神经兴奋性增高的表现,如多汗、易惊、夜啼、烦闹、汗多刺激头皮而摇头等,但这些并非佝偻病的特异症状,仅可作为诊断佝偻病的参考依据。需要注意在维生素 D 过量与中毒时也可有同样症状。

（二）骨骼病变体征

维生素 D 缺乏性佝偻病可以看成是机体为维持血钙水平而对骨骼造成的损害。维生素 D 长期、严重缺乏造成肠道吸收钙、磷减少和低钙血症,以致甲状旁腺功能代偿性亢进,甲状旁腺素分泌增加以动员骨钙释出使血清钙浓度维持在正常或接近正常的水平;但甲状旁腺素也使肾小管重吸收磷减少,继发机体钙、磷代谢失常,导致骨基质不能正常矿化,成骨细胞代偿性增生,碱性磷酸酶分泌增加,使机体出现骨骼的相应改变。如骨样组织堆积造成"方颅""串珠""手足镯"等,骨质疏松,负重出现下肢弯曲。①6 个月以内的小儿以颅骨改变为主,颅骨外层变薄而见颅骨软化,前囟边较软(乒乓感)。②6 个月后的小儿出现方颅(常见于 7～8 个月),头围也较正常增大,前囟较大且关闭晚。还可出现肋串珠、肋膈沟、手镯、足镯、鸡胸、(1 岁左右出现)等。③小儿开始站立与行走后双下肢负重,可出现膝内翻("O"形腿)或膝外翻("X"形腿)。小儿会坐与站立后,因韧带松弛可导致脊柱畸形。

（三）其他系统改变

免疫功能降低,易患呼吸道、消化道感染,并使感染加重。

三、佝偻病分期

佝偻病分为 4 期,即初期、活动期、恢复期、后遗症期。各期的症状与体征如下。

（一）初期

多见于 6 个月以内的婴儿,主要表现为非特异症状。

（二）活动期

出现骨骼病变体征。

（三）恢复期

初期和活动期经治疗或日光照射后,临床症状消失,体征逐渐减轻或消失。

（四）后遗症期

多见于 3 岁以后的儿童,因婴幼儿期严重佝偻病,可遗留不同程度的骨骼畸形,骨骼畸形的修复需要几年的时间。一般无临床症状。

四、辅助检查

(一)骨骼 X 线检查

1.初期

干骺端 X 线片可正常或钙化带稍模糊。

2.活动期

长骨干骺端增宽,临时钙化带消失,呈毛刷状、杯口状改变,骨皮质变薄,可有骨干弯曲畸形。

3.恢复期

治疗 2~3 周,骨骺 X 线改变有所改善,出现不规则的钙化线,以后钙化带致密增厚,逐渐恢复正常。

4.后遗症期

干骺端病变消失。

(二)血生化检查

常用指标包括血钙、血磷、碱性磷酸酶、血清 25-(OH)D 等。

1.初期

血钙、血磷正常或降低,碱性磷酸酶正常或稍高,血清 25-(OH)D 降低。

2.活动期

血钙正常或降低,血磷下降,碱性磷酸酶升高(如患儿蛋白质或锌严重缺乏,碱性磷酸酶可不升高),血清 25-(OH)D 显著降低。

3.恢复期

血钙、血磷、碱性磷酸酶、血清 25-(OH)D 逐渐恢复正常。

4.后遗症期

血生化各项指标正常。

五、诊断要点

维生素 D 缺乏性佝偻病的诊断需要依据维生素 D 缺乏的病因、临床表现、血生化及 X 线检查。应该注意营养性维生素 D 缺乏佝偻病的症状无特异性,骨骼改变可靠,但也要注意营养性维生素 D 缺乏佝偻病的恢复期与后遗症期还会有骨骼改变。因此,仅依据临床表现的诊断准确率较低。血清 25-(OH)D 水平测定为安全、可靠的诊断标准。维生素 D 缺乏性佝偻病诊断的"金标准"是血生化检查与 X 线检查。

六、鉴别诊断

鉴别诊断主要与其他非维生素 D 缺乏性佝偻病(如维生素 D 依赖性佝偻病、肾小管性酸中毒、低血磷抗维生素 D 佝偻病、肾性佝偻病、肝性佝偻病等)以及内分泌、骨代谢疾病(如甲状腺功能减退症、软骨营养不良、黏多糖病)等鉴别。

(一)先天性甲状腺功能减退症

出生后 2～3 个月开始出现甲状腺功能不足的现象,并随月龄增大症状日趋明显,如生长发育迟缓、体格明显矮小、出牙迟、囟门大且闭合晚等体征与营养性维生素 D 缺乏性佝偻病相似,但患儿智能低下,有特殊面容,血促甲状腺激素测定可资鉴别。

(二)软骨营养不良

本病头大,前额突出与营养性维生素 D 缺乏性佝偻病相似,根据特殊的体态(四肢短,腰椎前突,臀部后突)以及骨骼 X 线片可做出诊断。

(三)黏多糖病

多发性骨发育不全、多脏器功能受累、智力发育落后等,根据 X 线变化及尿黏多糖测定可鉴别。

(四)低血磷抗维生素 D 佝偻病

本病多为性连锁遗传,少数为常染色体显性或隐性遗传,也有散发病例。为肾小管重吸收磷和肠道吸收磷的原发性缺陷所致。佝偻病症状多发生在 1 岁后,2～3 岁后仍有活动性佝偻病表现。血钙多正常,血磷明显降低,尿磷增加。对常规剂量维生素 D 治疗无效。

(五)远端肾小管性酸中毒

为远曲小管泌氢不足,从尿中丢失大量钠、钾、钙,导致继发性甲状旁腺功能亢进症,骨质脱钙,出现佝偻病的骨骼改变,患儿骨骼畸形明显,身材矮小,代谢性酸中毒,多尿,碱性尿(尿pH＞6),血钙、磷、钾均低,血氯高,且伴低钾血症。

(六)维生素 D 依赖性佝偻病

常染色体隐性遗传,可分为两型。两型在临床上均表现为严重的佝偻病体征,血钙、血磷降低,碱性磷酸酶明显升高,并继发甲状旁腺功能亢进症。Ⅰ 型患儿可有高氨基酸尿症;Ⅱ 型患儿的一个重要特征为脱发。

对于体格生长落后或神经行为发育落后的有佝偻病体征的患儿,需注意鉴别是否是非维生素 D 缺乏性佝偻病以及内分泌或骨代谢疾病。

七、治疗

(一)一般治疗

坚持母乳喂养,及时添加含维生素 D 较多的食品(肝、蛋黄等),多到户外活动,增加日光直接照射的机会。激期阶段勿使患儿久坐、久站,防止骨骼畸形。

(二)补充维生素 D

初期每天口服维生素 D 125～250μg(5000～10000U),持续 1 个月后改为预防量。激期250～500μg(10000～20000U)口服,连服 1 个月后改为预防量。

维生素 D 大剂量突击疗法:初期肌内注射 D 37500μg(30 万 U),一般注射 1 次即可,同时停服维生素 D 制剂,1 个月后改预防量口服。激期肌内注射 D 37500μg(30 万 U),根据病情,1 个月后可重复注射 1 次,再隔 1 个月改为口服预防量。

(三)补充钙剂

维生素 D 治疗期间应同时服用钙剂。

(四)矫形疗法

轻度骨骼畸形在治疗后或在生长过程中自行矫正。应加强体格锻炼,可作些主动或被动运动的方法矫正。例如,俯卧撑或扩胸动作使胸部扩张,纠正轻度鸡胸及肋外翻。严重者,4 岁后可考虑手术矫形。

八、预防

最好的预防是晒太阳。人体所需维生素 D 约 80% 靠自身合成,有人测定,阳光直晒后,每平方厘米皮肤在 3 小时内能合成维生素 D 18U。据报道,婴儿预防佝偻病所需日光浴的时间为每周 30 分钟,穿衣不戴帽为每周 120 分钟。春夏季出生的孩子满月后就可抱出户外,秋冬季出生的孩子 3 个月也可抱出户外,开始每次外出逗留 10～15 分钟,以后可适当延长时间,如在室内应开窗。

正确喂养对预防也有重要意义,母乳喂养的婴儿自出生后 1 周开始每天补充维生素 D 400U,早产儿每天补充 800U。及时添加辅食,断奶后要培养良好的饮食习惯,不挑食、偏食,保证小儿各种营养素的需要。对早产儿、双胎儿、人工喂养儿,应用维生素 D 预防仍是重要方法。

第四节 铁缺乏症

一、概述

铁是人体必需微量元素之一,是人体含量最多最易缺乏的一种。铁缺乏症(ID)是世界卫生组织(WHO)和联合国儿童基金会(UNICEF)确定的世界性营养缺乏病之一。它包括铁减少期(ID)、红细胞生成缺铁期(IDE)和缺铁性贫血(IDA)3 个发展阶段,各阶段具有不同的铁代谢特点。

铁减少期仅机体储存铁水平降低,但红细胞造血并不受到影响,临床上无贫血。IDE 由于储存铁进一步降低或耗竭,血清转铁蛋白饱和度降低,血清铁转运至骨髓幼红细胞参与 Hb 合成减少,红细胞游离原卟啉(FEP)水平增高,但临床仍无贫血。铁减少期和红细胞生成缺铁期因此也被统称为"不伴贫血的铁缺乏症",为简便起见,将此二期统一命名为"缺铁"。IDA 是由于体内铁缺乏,最终导致血红蛋白(Hb)合成减少所致的一类贫血,红细胞呈小细胞低色素性改变,具有血清铁蛋白、血清铁和转铁蛋白饱和度降低、总铁结合力增高等铁代谢异常的特点,是 ID 发展最为严重的阶段。

体内铁缺乏可导致乏力、头晕、面色苍白;体格发育和智力发育障碍,注意力不集中,记忆力下降;活动耐力降低;免疫力下降、易发生感染性疾病;食欲下降;皮肤和指甲缺乏光泽等等表现。铁缺乏还可增加铅中毒概率。

(一)病因

导致儿童 ID 的原因如下。

1.先天储铁不足

妊娠期孕母的铁逆浓度梯度跨胎盘主动转运至胎儿。尤其在妊娠晚期母胎铁转运量最大。因此,早产、双胎或多胎、胎儿失血和孕母严重缺铁均可导致胎儿先天储铁减少。另一方面,孕母孕早期 IDA 与早产和低出生体重密切相关,而孕期补铁有可能降低早产和低出生体重儿发生率。

2.铁摄入量不足

母乳尽管铁吸收率高,但含铁量低;长期单纯母乳喂养而未及时添加富含铁的食物或未使用铁强化配方乳是儿童 ID 的重要原因。其他如婴幼儿喂养不当、挑食偏食、营养不良、经济状况不良等因素,影响和限制了含铁丰富食物的摄入。

3.铁的生物利用率低

肠道铁吸收障碍,膳食中的非血红素铁含量和吸收率较低,而血红素铁吸收率相对较高。如动物血、肉类和肝脏、鱼肉等食物内血红素铁的吸收率分别为:25%、22%和11%,非血红素铁吸收率较低,一般为 3%~5%,不超过 10%,吸收过程还受到各种膳食因素的影响,如各种植酸盐、草酸盐;膳食纤维;酚类化合物(茶叶、咖啡)、胃酸等与二价铁离子结合后影响吸收。

4.生长发育旺盛,机体对铁需要量增加

儿童生长发育迅速时期(婴儿期)、双胎、低出生体重儿等对铁的需要量增加,容易造成缺乏。生长率越快,铁的需要量越大,每增加 1kg 体重,约需增加铁 35~45mg,足月儿第一年需补充外源铁 200mg,低出生体重儿约需补充铁 280~350mg,因此,婴儿期尤其是低出生体重儿更容易发生 ID。

5.铁丢失增多

体内任何部位的长期慢性失血均可导致缺铁,临床最常见各种原因所致消化道出血和青春期女孩月经增多。

6.早期检测指标缺乏

由于早期检测指标缺乏使相当数量隐性铁缺乏患儿未及时发现和纠正、治疗,可进一步加重为缺铁性贫血。

(二)发病机制

铁在骨髓造血组织的幼红细胞内与原卟啉、珠蛋白结合生成血红蛋白,同时参与构成肌红蛋白、细胞色素及系列呼吸酶的主要成分,承担氧与二氧化碳的转运、交换和细胞呼吸过程,在生物氧化过程中起重要作用。铁缺乏时既影响血红蛋白合成,也影响细胞和组织内含铁酶和铁依赖酶的活性,如细胞色素 C、细胞色素 C 氧化酶、过氧化物酶、过氧化氢酶等以及细胞色素 C 还原酶、NADH 脱氢酶、黄嘌呤氧化酶、琥珀酸脱氢酶等。

铁在血红蛋白的合成、保障脑组织的氧化、神经系统能量产生、神经物质传导及髓鞘磷脂的合成中发挥了重要作用;铁缺乏则携氧能力降低。研究发现脐带血铁浓度较低的胎儿在母体内具有铁缺乏的危险,其儿童期的智商(IQ)也较低。

（三）流行病学

铁缺乏是全世界最常见的营养缺乏性疾病,世界卫生组织估计全球有 20 亿人群患有铁缺乏症(每 3 个儿童中就有一名。≤2 岁儿童有 2.93 亿患贫血)。如果铁缺乏发生在生长发育的快速增长时期如 6~24 个月的婴幼儿期、青春期和孕期,则危险性最高。

我国儿童 ID 患病率仍显著高于发达国家。20 世纪 80 年代初,我国 16 个省市流行病学调查表明,6 个月~7 岁儿童营养性贫血总患病率高达 43%,其中多数为 IDA。2000—2001 年"中国儿童铁缺乏症流行病学的调查研究"发现我国 7 个月~7 岁儿童 ID 总患病率 40.3%,IDA 患病率 7.8%。尽管 IDA 患病率已显著降低,但缺铁(不伴贫血的 ID)仍很严重,其中婴儿缺铁和 IDA 患病率分别为 44.7% 和 20.5%,显著高于幼儿和学龄前儿童,而农村儿童 IDA 总患病率为 12.3%,显著高于城市儿童(5.6%)。

二、诊断与鉴别诊断

（一）诊断

1.缺铁诊断标准

(1)具有导致缺铁的危险因素,如喂养不当、生长发育过快、胃肠疾病和慢性失血等。

(2)血清铁蛋白<15/L,伴或不伴血清转铁蛋白饱和度降低(<15%)。

(3)Hb 正常,且外周血成熟红细胞形态正常。

2.IDA 诊断标准

(1)Hb 降低:符合 WHO 儿童贫血诊断标准,即 6 个月~6 岁<110g/L;6~14 岁<120g/L。由于海拔高度对 Hb 值的影响,海拔每升高 1000m,Hb 上升约 4%。

(2)外周血红细胞呈小细胞低色素性改变:平均红细胞容积(MCV)<80fl,平均红细胞血红蛋白含量(MCH)<27pg,平均红细胞血红蛋白浓度(MCHC)<310g/L。

(3)具有明确的缺铁原因:如铁供给不足、吸收障碍、需求增多或慢性失血等。

(4)铁剂治疗有效:铁剂治疗 4 周后 Hb 应上升 20g/L 以上。

(5)铁代谢检查指标符合 IDA 诊断标准:下述 4 项中至少满足两项,但应注意血清铁和转铁蛋白饱和度易受感染和进食等因素影响,并存在一定程度的昼夜变化。

①血清铁蛋白(SF)降低(<15μg/L),建议最好同时检测血清 CRP,尽可能排除感染和炎症对血清铁蛋白水平的影响。

②血清铁(SI)<10.7μmol/L(60μg/dL)。

③总铁结合力(TIBC)62.7μmol/L(350μg/dL)。

④转铁蛋白饱和度(TS)<15%。

(6)骨髓穿刺涂片和铁染色骨髓可染色铁显著减少甚至消失、骨髓细胞外铁明显减少(0~+)(正常值:+~+++)、铁粒幼细胞比例<15%仍被认为是诊断 IDA 的"金标准";但由于为侵入性检查,一般情况下不需要进行该项检查。对于诊断困难或诊断后铁剂治疗效果不理想的患儿,有条件的单位可以考虑进行,以明确或排除诊断。

(7)排除其他小细胞低色素性贫血:尤其应与轻型地中海贫血鉴别,注意鉴别慢性病贫血、肺含铁血黄素沉着症等。

　　凡符合上述诊断标准中的第 1 和第 2 项，即存在小细胞低色素性贫血者，结合病史和相关检查排除其他小细胞低色素性贫血，可拟诊为 IDA。如铁代谢检查指标同时符合 IDA 诊断标准，则可确诊为 IDA。基层单位如无相关实验室检查条件可直接开始诊断性治疗，铁剂治疗有效可诊断为 IDA。骨髓穿刺涂片和铁染色为侵入性检查，不作为 IDA 常规诊断手段，在诊断困难和治疗无效情况时可考虑进行。

（二）鉴别诊断

1.铁粒幼红细胞贫血

　　简称 SA，是一组铁利用障碍性疾病。特征为骨髓中出现大量环状铁粒幼红细胞，组织铁储量过多和外周血呈小细胞低色素性贫血。铁大量沉积于各组织内，影响各组织器官功能。显示低色素性贫血，可见幼红细胞，网织红细胞正常或轻度升高，白细胞和血小板正常；骨髓增生明显活跃，红细胞形态有异，并出现环状铁粒幼红细胞＞15％，血清铁、铁蛋白饱和度、血浆铁转换率及红细胞游离原卟啉增高，血浆铁结合力，铁利用率降低。

2.铅中毒性贫血

　　属轻度低色素性小细胞型贫血，红细胞寿命缩短，血清铁水平正常或稍增加。游离红细胞原卟啉（FEP）和红细胞锌原卟啉（ZPP）增高。尿铅：能反映近期铅接触和体内铅吸收量，血铅是诊断铅中毒的较好指标。

3.肺含铁血黄素沉着症

　　发病年龄主要在儿童期，典型表现为发热、咳嗽、咯血及贫血。家长多以贫血咳嗽为主诉带患儿就诊，误诊率高。多年反复发作造成肺纤维化，影响呼吸功能，乏氧发绀常见，并可导致肺源性心脏病。实验室检查有不同程度小细胞低色素性贫血，以中度贫血者多见。血清铁蛋白降低。间接胆红素增高。少数 Coombs 试验可以阳性。痰涂片普鲁士蓝染色可见细胞内有蓝色含铁血黄素颗粒，据此可明确诊断。X 线检查肺纹理增重、肺纤维化、肺气肿等可帮助诊断。

4.蛋白生成障碍性贫血

　　珠蛋白生成障碍性贫血（又称地中海贫血）是由于血红蛋白的珠蛋白肽链合成障碍或速率降低，血红蛋白产量减少所引起的一组遗传性溶血性贫血。由于珠蛋白基因畸变的多样性，本组疾病不仅有多种类型，而且临床表现不一，轻者终生无症状，重者胎死宫内或早年夭亡，中间型则介于两者之间。幼年发生溶血性贫血、肝脾大、骨骼改变是本病的主要临床表现；红细胞呈小细胞低色素性和形态异常，血红蛋白电泳出现异常条带或 HbF 异常增高，是本病的主要实验室常规检查发现。

5.急性白血病

　　发病时均有贫血，但轻重不一。伴有出血症状，如皮肤瘀点、瘀斑，牙龈出血，鼻出血为常见，严重者可有内脏出血，如便血、尿血、咯血及颅内出血。发热是急性白血病常见的症状之一，肝、脾、淋巴结肿大，骨关节疼痛为常见之表现，胸骨压痛对白血病诊断有一定价值。骨髓穿刺检查是诊断急性白血病的重要方法。

三、治疗和预防

(一)去除病因

查明缺铁原因,除膳食中铁不足外,还需注意钩虫和消化道隐性出血性疾病的存在。

(二)饮食疗法

增加膳食含铁量并注意合理配合。母乳中含铁量虽不高(0.3~0.5mg/L),但吸收率高达50%;血红素含铁高(含 3.4mg 铁/g),其吸收率也较高(10%~26%);黄豆比其他植物类食物的含铁量高(11mg 铁/100g),吸收率也有 7%,上述食品和铁强化食品(1 升奶中含铁 12mg,1kg 面粉中含铁 13~15mg)是较理想的防治缺铁的食品。

(三)铁剂治疗

1.口服

常用制剂有硫酸亚铁、富马酸亚铁、葡萄糖酸亚铁、琥珀酸亚铁、枸橼酸铁胺等。剂量为元素铁 2~6mg/(kg·d),一般治疗后 3~4 周有效,可维持巩固 4~8 周。同时服用维生素 C 可使铁吸收率增加 3 倍。不良反应有食欲下降、恶心、呕吐、腹痛、腹泻等。

2.肠外途径应用

需严格掌握应用指征:①口服有严重不能耐受的不良反应;②长期腹泻、呕吐或大部分小肠切除后需要全肠外营养维持者。右旋糖酐铁含铁量 50mg/mL,总补铁量的计算公式:

总补铁量(mg)=[标准血红蛋白值(g/dL)-目前血红蛋白值(g/dL)]×3.5×体重(kg)。

肌内注射时每 1~3 天注射一次,首次可用 12.5~25mg,若无不良反应,再增加至 50mg,直至总量用完。现实验研究已得到肯定,右旋糖酐铁可以加入 TPN 混合液中进行输注。足月新生儿一般出生后 4 个月内,不需额外补充外源性铁。然而,早产或低出生体重儿由于在胎儿期铁储存有限,需要提前给予补充,James 等建议小儿剂量为 0.7mg/(kg·d)。Friel 等也对一种小儿多种微量元素制剂(Ped EL,Pharmacia 产品)进行了评价,在一组平均体重为910g 的超低出生体重儿中,给予铁 120μg/(kg·d),平均可使体内储存铁 93μg/(kg·d)。对于低出生体重儿和极低出生体重儿,虽然精确的应用剂量没有确定,但补充的最终目的应该允许储存铁达到足月新生儿在胎儿期通过胎盘所得到的铁的储存量。目前有全量补充法和小剂量每天或周期性(隔天或每周一次)补充法两种,前者往往用于铁严重耗竭或严重缺铁性贫血者,后者用于轻度铁缺乏或作为一般生理量的维持。

静脉应用的不良反应有局部疼痛、局部皮肤变色、面部潮红、头痛、肌肉关节痛、腹痛、呕吐、腹泻、发热、淋巴结肿大,偶有心律失常、惊厥和过敏休克。但低剂量应用尚无过敏反应报道,而对于快速输注(25mg/100mL 葡萄糖液)会引起严重变态反应的患者,改用 1~2mg/d 右旋糖酐铁常规维持还是成功的。

静脉补充时的注意事项:①在全量补充法前,先予小剂量 5mg(0.1mL 静脉输注)试验来筛查过敏者。在全量补充时,需备有复苏设备和包括麻醉师在内的一组技术熟练的急救成员以防意外。②肠外途径补充铁剂,不能忽视小肠对机体铁需要量的调节作用,小肠不仅吸收铁,而且也是排泄铁的重要器官,故长期应用添加铁剂的广泛小肠切除的 TPN 支持患者,应注意血清铁的生化监测,避免和防止铁负荷过多或铁中毒。③有潜在的促使铁依赖性病原体感染的播散作用,有报道新生儿肌内注射右旋糖酐铁可增加败血症的发生率。

第二章　新生儿疾病

第一节　早产和早产儿

世界卫生组织确定的早产儿定义为:任何胎龄小于 37 周的新生儿。美国 1997 年的报道显示早产儿的发生率为 7.5%,国内一般报道早产儿的发生率为 5%~8%。早产儿死亡率与胎龄和体重有关,胎龄愈低,体重愈低,死亡率愈高。近年来,随着医疗护理技术的进步,早产儿死亡率逐年降低。

一、生理与解剖特点

(一)外部特点

1.头面部特点

早产儿头大,头部与身体的比值高于正常新生儿达 1∶3;前后囟宽大,骨缝明显分离(非脑水肿或颅压增高的表现);头发呈短绒毛状,色黄,且缺乏光泽;耳郭软,缺乏软骨,可以紧贴在头颅上,部分低胎龄早产儿的耳郭可以呈折叠状。

2.皮肤

早产儿皮肤薄嫩,呈鲜红色,部分早产儿皮肤有明显的水肿,胎龄愈小的早产儿皮肤下血管愈清晰可见;胎脂多于正常足月儿,胎龄愈小,胎脂愈多;皮下脂肪少,并与胎龄大小呈正比;指、趾甲软,并且不超过指、趾端。足底纹少,仅在足前部可见少数跖纹,足跟光滑。

3.胸腹部

胸部呈明显的圆筒状,肋间肌无力,吸气时可以出现明显的胸壁凹陷,呼吸主要依靠膈肌的升降,呈明显腹式呼吸;乳晕浅,乳房小结较小或不明显,与胎龄大小呈正比;腹部呈较明显的蛙状腹,腹壁肌层薄,部分早产儿可有脐疝。部分早产儿进食后可见肠型(非腹胀或肠梗阻的表现)。

4.生殖器

男婴的睾丸可完全未降或单侧未降,女婴的大阴唇不能遮盖小阴唇。

5.四肢

早产儿的四肢肌张力明显低下,很少呈正常足月儿的屈曲状,随着胎龄的增加,四肢肌张力逐渐增加。

(二)各脏器及系统特点

1.呼吸系统

早产儿呼吸系统及其中枢发育不完善,呼吸功能不稳定,呼吸浅快而不规则,呼吸做功差;

呼吸肌发育不完善,肋骨活动差,吸气无力,可引起肺膨胀不全;肺泡数量少,通过加快呼吸频率以弥补通气不足;肺泡Ⅱ型上皮细胞包括功能和数量均不足,容易发生肺表面活性物质产生不足,引起肺泡表面张力增加而发生肺透明膜病。1/3 以上的早产儿发生呼吸暂停,胎龄愈小,发生率愈高。部分早产儿可以发生喂奶后暂时性青紫,可能与进食后腹压升高,膈肌活动减弱,导致腹式呼吸减弱有关。红细胞内碳酸酐酶缺乏,由碳酸分解成二氧化碳的量减少,而体内二氧化碳是刺激呼吸的重要内源性物质,也是导致早产儿呼吸暂停和青紫的原因。咳嗽反射弱,排出气管内分泌物时发生困难,容易导致肺不张或吸入性肺炎,也可在患肺炎后恢复时间延长。

2.循环系统

部分早产儿可发生动脉导管开放(PDA),特别在患呼吸窘迫综合征或呼吸衰竭时多见,重者可引起持续肺动脉高压症(PPHN)。

3.消化系统

胎龄愈小,吸吮能力愈差,胃容量愈小,糖原储备愈少,容易发生低血糖。吞咽反射不协调,贲门括约肌松弛,胃容量小,早产儿容易发生溢乳和呛咳。消化酶发育的结果使早产儿对蛋白质的消化能力较强,而对脂肪的消化能力较弱,对脂溶性维生素的吸收较差。新生儿出血性坏死性小肠结肠炎在早产儿中的发生率较高。肝脏功能不成熟,葡萄糖醛酸转移酶的数量和活性均低,对胆红素的代谢能力低,造成生理性黄疸持续时间长,黄疸程度严重,甚至可以发生核黄疸。肝脏合成蛋白质的能力也不足,容易造成水肿,增加感染和核黄疸发生的危险性。

4.神经系统

胎龄与神经系统的发育呈正比,早产儿的觉醒程度低于正常足月新生儿,对包括光、声音等的外界刺激的反应能力低下,各种反射也较弱或不完全,如拥抱反射不能完全引出。肌张力低,胎龄愈小,肌张力愈低。脑室管膜下存在着未完全退化的胚胎生发层,其中具有丰富的缺乏支撑的毛细血管,很容易发生脑室管膜下出血;脑内血管床对缺氧的耐受性差,容易发生脑实质内出血。

5.血液系统

胎龄愈小,贫血的发生时间愈早,这与早产儿红细胞的寿命更短、促红细胞生成素水平低下、生长迅速、体内储铁量不多等有关。肝脏内储存的维生素 K_1 量少,各种肝脏依赖的凝血因子合成能力低下,容易导致出血或出血后凝血缓慢;血小板数低于足月新生儿,血管脆弱,也容易造成出血。外周血中红细胞数量较高的持续时间长于足月新生儿。

6.泌尿系统

肾小球和肾小管的发育不成熟,肾小球滤过率低,浓缩功能差,因而需要比足月新生儿更多的水分,以完成对溶质(如尿素、氯、钾、磷等)的排出。肾小管重吸收葡萄糖的阈值低,尿糖阳性率高。

7.代谢

基础代谢率低,体温调节能力差,不能维持稳定的正常体温,故需要在暖箱内生活一段时间。糖原储备少,肝脏将糖原转化为葡萄糖的能力弱,血糖较足月新生儿低;皮下脂肪少,体表面积大,散热量大;摄食能力差,热能供应相对不足。新生儿产热依赖棕色脂肪的分解,但是早产儿棕色脂肪的含量少,同时肌张力低且缺乏活动和寒战反应,均影响产热,所以早产儿容易发生硬肿症。体温中枢发育不完善,汗腺发育不全,均可导致早产儿容易随周围环境温度的变化而出现低体温或高热。酸碱平衡的调节功能差,早产儿容易发生代谢性酸中毒,尤其在生后3～4周,这与肾脏排泄固定酸的能力低下有关。

8.免疫系统

由于提前出生导致早产儿在孕晚期通过胎盘从母体获得的IgG量减少,以致对特异性感染的抵抗能力下降。早产儿发生败血症和脑膜炎的机会是足月新生儿的4倍,败血症死亡率高达30%。由于接受较多的侵入性诊治措施,如气管插管、静脉留置针等,容易发生医源性感染。

二、早产儿的管理

(一)早产儿管理的内容

1.保暖

早产、低出生体重儿保暖设备主要是暖箱。中性温度的选择,根据小婴儿日龄和体重不同时最低耗氧量且能维持正常体温所需的环境温度,低于或高于2℃都会影响婴儿的代谢和体温。暖箱湿度一般为60%～80%,胎龄和出生体重越低相对湿度越高。

2.监测生命体征

(1)皮肤颜色:观察是否红润,经皮测血氧饱和度是否正常,如果青紫,氧饱和度<90%应吸氧,同时监测,避免高浓度吸氧。如果氧气浓度>40%,仍不能维持,除外青紫型先天性心脏病或同时伴有呼吸困难,频发性呼吸暂停,应立即应用呼吸机治疗。

(2)自主呼吸:观察呼吸是否规律,有无呼吸困难,对于<32周早产儿可应用PS预防RDS的发生,对于出现青紫、呻吟、呼吸困难的早产儿应立即应用PS和呼吸机治疗。

(3)循环:监测心率和血压的变化。

3.其他

(1)及时开放静脉通道。

(2)监测血糖血气变化。

(3)保持适宜的环境温度,保持舒适体位,减少噪声、光线、疼痛等刺激。

(二)早产儿管理的原则

早产儿管理的原则如下。

(1)遵循全面、有序的原则。

(2)重视并发症的处理。

(3)结合病因,有针对性进行管理。

(4)不要忽视晚期早产儿。

(5)要重视早期早产儿的随访。

三、近足月儿问题

近足月儿又称晚期早产儿,即34～36周早产儿。近足月儿介于早产和足月之间,往往被认为与足月新生儿无差异而忽视对其监护。这些婴儿虽然孕周较大、各脏器功能较<34周的早产儿相对成熟,但近足月儿在生后最初的12小时内,出现低血糖和低体温的危险性较高。与足月儿比,近足月儿肺内液体清除较慢,肺表面活性物质较少;近足月儿发生猝死综合征的危险是足月儿的2倍;近足月儿消化道蠕动较慢,括约肌控制力发育不全,导致吸吮及吞咽能力不能很好地协调发展;近足月儿生理性黄疸持续时间更长。复旦大学附属儿科医院研究提示近足月儿与足月儿在一般情况如孕期并发症率、分娩方式、羊水异常率、性别构成比、出生体重和新生儿重度窒息率及轻度窒息率和Apgar评分均没有差异,但是近足月儿更易出现呼吸困难、体温不稳定、低血糖、黄疸及呼吸暂停等临床表现,导致住院时间延长,有47.7%的近足月儿发生呼吸困难,原因有吸入性肺炎、湿肺和RDS,这些疾病的发生率明显高于足月儿。脑发育在胎龄35周时,脑重只有足月儿的60%,在孕期最后四周神经轴突、少突胶质细胞、星型胶质细胞、小胶质细胞急剧增加。有研究发现,19%~20%近足月儿在8岁时有明显的行为问题。由于近足月儿的特殊性,而剖宫产又使这些患儿大量产生,由此而产生的一系列临床问题值得关注和思考。

(一)常见问题

1.体温不稳定及早期低血糖

近足月儿在出生后头12小时易出现体温不稳定及低血糖,可能会加重呼吸困难。

2.心肺系统

由于肺内液体清除不足,表面活性物质的缺乏,易出现RDS。然而需要较严格的标准来鉴别RDS和肺炎。

研究显示,近足月儿发生婴儿猝死综合征的危险度是足月儿的2倍。

3.消化系统

胎儿消化道的发育持续于整个孕期。近足月儿可较快地适应对多糖、蛋白质、脂类的吸收、消化。但是,整个消化道的发育与足月儿相比仍不成熟,在出生后前几周易引起吸吮与吞咽功能不协调,延迟成功的母乳喂养,体重不升、脱水等。

4.脑发育

近足月儿与足月儿相比脑发育明显不成熟,在胎龄35周时,脑重只有足月儿的60%且脑表面积显著减少。在孕期最后4周神经轴突、少突胶质细胞、星型胶质细胞、小胶质细胞急剧增加。

5.高胆红素血症

近足月儿发生高胆红素血症明显高于足月儿且持续时间长,故其发生胆红素引起的脑损伤的危险性升高。

6.药理学及药物治疗

现在几乎没有34~40周胎龄儿关于药物清除率的逐周成熟度的研究。如果对近足月儿的用药是基于足月儿的资料,则会由于药物剂量与肝肾发育不成熟而对药物清除不足不适应。

7.住院管理

尽管美国儿科学会推荐38~42周单胎儿可早期出院,但是许多近足月儿出院也较早,通常在生后24小时内。但是在此期间近足月儿仍有许多问题需要解决,如黄疸、喂养困难等。

8.长期预后

目前关于近足月儿长期神经发育状态的研究很少,因此,我们尚不知道近足月儿神经功能障碍的确切发生率。有一个869名低出生体重儿的研究发现,19%～20%近足月儿在8岁时有明显的行为问题。

(二)近足月儿家长应知道的问题

1.喂养

近足月儿喂奶的速度要慢些,其配方奶应有别于足月儿。一旦出现拒乳,甚至是奶量减少都应与医院联系。有一些近足月儿会有母乳喂养困难的问题,应及时向医护人员寻求帮助。

2.睡眠

近足月儿睡眠时间相对较长,可能在需要喂养时仍处于睡眠状态,应间隔3～4小时唤醒喂奶。

3.呼吸

足月儿有较高的发生呼吸困难的危险性,如果婴儿有呼吸问题的倾向,应与医院联系。

4.体温

近足月儿由于皮下脂肪较少,其调节体温的能力不如足月儿,易出现体温不稳定。所以室温应该暖和以保证婴儿的正常体温。应比成人多穿一层衣服。

5.黄疸和感染

近足月儿更易出现黄疸,高胆红素血如果诊断处理不及时可能导致脑损伤。故出院前应对黄疸进行筛查,出院后24～48小时或者任何时候出现皮肤黄染或喂养困难。都应与医院联系。

近足月儿免疫系统不成熟,易发生感染,一旦出现感染相关的症状,如发热、喂养困难,应及时就诊。

第二节　新生儿窒息

新生儿窒息是指由于出生前、出生时或生后的各种病因使新生儿出生后不能建立正常呼吸,引起缺氧并导致全身多脏器损害。正确的复苏是降低新生儿窒息死亡率和和伤残率的主要手段。

一、发生率

新生儿窒息是导致全世界新生儿死亡、脑瘫和智力障碍的主要原因之一。世界卫生组织2005年的统计数字表明,每年400万的新生儿死亡中约有100万死于新生儿窒息,亦即新生儿窒息导致的死亡已经占到了新生儿死亡的1/4。

我国妇幼卫生监测显示,2005年新生儿死亡率为19.0‰。前三位的死因为早产和低体重、窒息、肺炎,窒息占第二位。2005年我国5岁以下儿童因窒息死亡的比例占20.5%,为第二大致死原因。中国残联等有关部门 2003 年年底的一项抽样调查结果显示,每年新增 0～6 岁残疾儿童为 19.9 万,在五类残疾儿童中,智力残疾占 54.2%。智力残疾原因依次为:出生时窒息、早产、宫内窘迫等,出生时窒息为智力残疾的首位原因。

二、病因

新生儿窒息是由于出生前、出生时或生后的各种病因引起气体交换障碍,使新生儿出生后不能建立正常的自主呼吸。因此,凡使胎儿或新生儿血氧浓度降低的因素都可引起窒息。缺氧可出现于妊娠期,但绝大多数出现在产程开始后。若缺氧发生较早且严重,可致胎死宫内;若发生在产程中或产后,则为出生时窒息或出生后的新生儿窒息。出生前和产程中的高危因素可以造成胎儿宫内缺氧,与新生儿窒息的发生密切相关。有报道存在产前高危因素时,新生儿窒息的发生率可达 70%,应高度重视,做好复苏的准备。

由于有如下特点,早产儿更容易发生窒息及其并发症:

(1)肺部缺乏肺表面活性物质,会导致通气困难。

(2)脑发育不完善,可能会减少对呼吸的驱动。

(3)肌肉张力低,可能会使自主呼吸更困难。

(4)皮肤薄,体表面积大,皮下脂肪少,所以热量丢失快。

(5)大脑血管脆弱,应激时可能导致出血。

(6)血容量少,增加了对失血所致低血容量的敏感性。

(7)不成熟的组织更易受过度氧气的损害。

(8)免疫功能差,易受感染。

因此,对早产儿分娩应更重视,积极复苏,防止并发症。

三、病理生理

(一)呼吸暂停的概念

实验室研究显示,新生儿围生期窒息的首要症状是呼吸停止。经历如下演变过程。

1.原发性呼吸暂停

胎儿或新生儿缺氧时,先有呼吸运动加快,若缺氧继续,则呼吸运动停止,心率减慢,此为原发性呼吸暂停。此阶段若给予刺激(如擦干全身或拍打足底),能使新生儿重新出现呼吸。

2.继发性呼吸暂停

如原发性呼吸暂停期间,心肺受累持续存在,新生儿会有多次短暂的喘息样呼吸,心率继续下降,同时血压开始下降,呼吸越来越弱,在一次深呼吸后进入继发性呼吸暂停。在此阶段,心率、血压及血氧饱和度均持续下降,新生儿对外界刺激无反应,此时必须给予正压通气。

出生时很难确定新生儿已有缺氧和(或)循环损害多长时间,体格检查不能区分原发性和继发性呼吸暂停。而对刺激的反应能帮助估计缺氧开始的时间。如刺激后立即开始呼吸,是处于原发性呼吸暂停阶段;如刺激后仍无呼吸,则为继发性呼吸暂停,必须开始呼吸支持。通常,新生儿继发性呼吸暂停的时间越久,恢复自主呼吸所需要的时间越长。一旦正压通气建立,大多数窒息新生儿的心率会迅速改善。如有效的正压通气不能使心率迅速增加,则缺氧可能已经导致心肌受累,并且血压已经降低到危险水平,需要心脏按压,还可能需要药物复苏。

(二)出生前后肺和肺循环的改变

胎儿期由于氧的供应来自胎盘,胎儿只有很少部分的血液流经胎肺。胎肺不含气,肺泡内充满了液体,灌注胎肺的小动脉因胎儿氧分压低而处于收缩状态。由于胎肺血管收缩和血流阻力增加,来自右心室的血液无法进入肺,大部分通过阻力低的旁路(即动脉导管)流入主动脉。

出生后新生儿不再与胎盘相连,只能靠肺呼吸作为氧气的唯一来源。所以肺泡内液体必须被吸收并被空气所替代。1/3肺液出生时经产道挤压由口鼻排出,其余由肺部淋巴组织吸收。由于空气提供充足的氧(21%),肺泡充气和氧含量增加,肺血管扩张并降低了血流阻力。脐动脉收缩和脐带结扎后,脐动脉和脐静脉的关闭去除了低阻力的胎盘循环并提高了体循环的血压。体循环血压的升高使肺动脉压力低于体循环,导致肺血流增加,通过动脉导管的血流减少。

虽然正常过渡的步骤发生在出生后几分钟之内,但整个转变过程要数小时,甚至几天才能完成。研究发现,足月儿的正常过渡需要10分钟才能达到氧饱和度90%或以上。动脉导管关闭要到生后12~24小时,肺血管的完全扩张要数月之后。

(三)窒息时缺氧及肺灌注减少

窒息的新生儿出生未能建立正常的呼吸,肺泡未扩张,肺液不能排出,不能进行气体交换,造成缺氧。窒息时血氧饱和度下降、酸中毒,使新生儿肺内小动脉仍保持收缩状态,动脉导管继续开放,血液不经肺而进入主动脉,即使肺泡开放,氧气也不能进入血液,从而加重缺氧。

窒息造成的低氧血症引起多脏器损害,尤其是呼吸中枢供氧不足加重呼吸抑制。故正压通气改善全身缺氧,尤其是改善呼吸中枢缺氧是窒息复苏的关键措施。

四、临床表现

(一)胎儿缺氧表现

先出现胎动增加、胎心增快,胎心率≥160次/分;晚期则胎动减少(<20次/12小时),甚至消失,胎心减慢,胎心率<100次/分,严重时甚至心脏停搏;窒息可导致肛门括约肌松弛,排出胎便,使羊水呈黄绿色。

(二)窒息程度判定

Apgar评分是临床评价出生窒息程度的经典而简易的方法。

1.时间

分别于生后1分钟和5分钟进行常规评分。1分钟评分与动脉血pH相关,但不完全一致,如母亲分娩时用麻醉药或止痛药使新生儿生后呼吸抑制,Apgar评分虽低,但无宫内缺氧,血气改变相对较轻。若5分钟评分低于8分,应每5分钟评分一次,直到连续2次评分大于或等于8分为止;或继续进行Apgar评分直至生后20分钟。

2.Apgar评分内容

包括皮肤颜色、心率、对刺激的反应、肌张力和呼吸。这样,Apgar也与上述5个英文单词的字头对应。评估标准:每项 0~2 分,总共 10 分(表 2-2-1)。

表 2-2-1 新生儿 Apgar 评分标准

体征	评分标准值			评分时间	
	0	1	2	1 分钟	5 分钟
皮肤颜色	青紫或苍白	躯干红,四肢青紫	全身红		
心率(次/分)	无	<100	>100		
弹足底或插鼻管后反应	无反应	有些皱眉动作	哭,喷嚏		
肌张力	松弛	四肢略屈曲	四肢活动		
呼吸	无	慢,不规则	正常,哭声响		

3.评估标准

每项 0~2 分,总共 10 分。1 分钟 Apgar 评分 8~10 为正常,4~7 分应密切注意窒息的可能性,0~3 分为窒息。

4.评估的意义

1 分钟评分反映窒息严重程度;5 分钟及 10 分钟评分除反映窒息的严重程度外,还可反映复苏抢救的效果。

5.注意事项

应客观、快速及准确地进行评估;胎龄小的早产儿成熟度低,虽无窒息,但评分较低;单凭 Apgar 评分不应作为评估低氧或产时窒息以及神经系统预后的唯一指标。

（三）并发症

由于窒息程度不同,发生器官损害的种类及严重程度各异。常见并发症有如下几种:①中枢神经系统:缺氧缺血性脑病和颅内出血;②呼吸系统:胎粪吸入综合征、呼吸窘迫综合征及肺出血;③心血管系统:缺氧缺血性心肌损害(三尖瓣闭锁不全、心力衰竭、心源性休克);④泌尿系统:肾功能不全或衰竭及肾静脉血栓形成等;⑤代谢方面:低血糖、低钙及低钠血症等;⑥消化系统:应激性溃疡和坏死性小肠结肠炎等。

五、辅助检查

对宫内缺氧胎儿,可通过羊膜镜了解胎粪污染羊水的程度或在胎头露出宫口时取胎儿头皮血进行血气分析,以估计宫内缺氧程度;生后应检测动脉血气、血糖、电解质、血尿素氮和肌酐等生化指标。

六、诊 断

目前,我国新生儿窒息的诊断及程度判定仍依赖单独 Apgar 评分,但由于 Apgar 评分受多种因素的影响,单凭 Apgar 评分并不能准确诊断窒息及预测神经发育结局。因此,1996 年,美国儿科学会(AAP)和妇产科学会(ACOG)将围生期窒息定义为:①严重的代谢性酸中毒(pH<7);②5 分钟后 Apgar 评分仍≤3 分;③有新生儿脑病表现;④伴有多器官功能障碍。

七、窒息复苏

(一)复苏的准备

1.医务人员的配备

每个婴儿出生时,应做好复苏的准备,至少要有1名熟练掌握复苏技能的医务人员在场,应掌握正压人工呼吸、气管插管、胸外按压及药物的使用等技能。还应有一名助手,掌握除插管以外的复苏技能。如果预计复苏情况较为复杂,可能还需要其他人员的协助。

2.器械和用品的准备

产房内应备有整个复苏过程所必需的、功能良好的全部器械。预计新生儿高危时,应将器械打开备用。

常用的器械和用品如下:

(1)吸引器械:吸引球囊、吸引器和管道、吸管(5F或6F、8F、10F、12F)、胃管(8F)及注射器(20mL)、胎粪吸引管。

(2)正压人工呼吸器械:新生儿复苏气囊(气流充气式或自动充气式气囊)或T组合复苏器、不同型号的面罩(最好边缘有软垫)、配有气流表和导管的氧源。

(3)气管内插管器械:带直镜片的喉镜(0号,早产儿用;1号,足月儿用)、喉镜的备用灯泡和电池、不同型号的气管导管、金属芯、剪刀、气管导管的胶带或固定装置、酒精棉球。有条件者准备喉罩气道、二氧化碳监测器。

(4)其他:辐射保暖台或其他保暖设备、温暖的毛巾、无菌手套、时钟、听诊器(最好新生儿专用)、胶布。有条件者准备空氧气混合仪、脉搏氧饱和度仪。

3.药品和给药的准备

1:1000肾上腺素,用前配成1:10000(0.1mg/mL)等渗晶体液(生理盐水或乳酸林格液)。纳洛酮0.4mg/mL(每安瓿1mL)或1.0mg/mL(每安瓿2mL)。葡萄糖10%,250mL。注射用水。脐血管插管用品:消毒手套、解剖刀或剪刀、碘酒溶液、脐带胶布、脐导管(3.5F、5F)、三通管、注射器(1、3、5、10、20、50mL)、针头。

(二)复苏方案

新生儿窒息目前采用的复苏方案为ABCD方案:

A:建立通畅的气道。

B:建立呼吸,进行正压人工通气。

C:进行胸外心脏按压,维持循环。

D:药物治疗。

大约90%的新生儿可以毫无困难地完成宫内到宫外环境的过渡。他们需要少许帮助或根本无需帮助就能开始自主且规则的呼吸;约有10%的新生儿在出生时需要一些帮助才能开始呼吸;约有1%需要使用各种复苏措施才能存活。

(三)复苏的实施

1.快速评估

出生后立即用几秒的时间快速评估以下4项指标:

(1)是否足月儿:早产儿常常由于肺发育不成熟、肌肉无力而不能进行有效的呼吸,而且生后不能很好地保持体温,因此,应当将早产儿与母亲分开并在辐射保暖台对其进行评估和初步复苏。

(2)羊水是否清亮:羊水正常是清亮的,如羊水有胎粪污染则不清亮,常是宫内缺氧的结果。如羊水胎粪污染且新生儿"无活力",则应气管插管,将胎粪吸出。

(3)是否有哭声或呼吸:是判断新生儿有无窒息的最重要指标,观察新生儿胸部就可以看出是否有呼吸,有力的哭声也说明有呼吸。喘息是在缺氧或缺血时发生的一系列单次或多次深吸气,说明有严重的呼吸抑制。

(4)肌张力是否好:也是判断新生儿有无窒息的重要指标,健康足月新生儿应四肢弯曲且活动很好。

如以上任何一项为"否",则需要进行以下初步复苏。

2.初步复苏

(1)保温:将新生儿放在辐射保暖台上或因地制宜采取保温措施,如用预热的毯子裹住婴儿以减少热量散失、将床垫预热、提高环境温度等。

早产儿,尤其是极低出生体重儿(VLBW),即使用传统的措施减少热丢失,仍会发生低体温。因此,对体重<1500g 的 VLBW 推荐如下保温措施:放婴儿于辐射源下,同时用透明的薄塑料布覆盖,防止散热。但以上保温措施不应影响复苏措施如气管插管、胸外按压、开放静脉等进行。

(2)建立通畅的呼吸道

①摆正体位:新生儿应仰卧,颈部轻度仰伸到"鼻吸气"位置,使咽后壁、喉和气管成直线,可以让空气自由出入。应注意勿使颈部伸展过度或不足,这两种情况都会阻碍气体进入。

②吸引:胎儿娩出后,用吸球或吸管(8F 或 10F)先清理口咽和鼻腔分泌物。过度用力吸引可能导致喉痉挛和迷走神经性的心动过缓及延迟自主呼吸的开始。应限制吸管的深度和吸引时间(<10 秒),吸引器的负压不超过 13.3kPa(100mmHg)。

③羊水胎粪污染时的处理:对羊水胎粪污染的新生儿首先判断有无活力:"有活力"的定义是哭声响亮或呼吸规则,肌张力好,心率>100 次/分。对羊水胎粪污染"有活力者"不需气管插管吸引胎粪。对羊水胎粪污染"无活力者",即无呼吸或喘息样呼吸,肌张力低下,心率<100 次/分(3 项具备 1 项即可)的新生儿,应生后即刻气管插管吸引胎粪。

④气管插管吸引胎粪的方法:插入喉镜,用 12F 或 14F 吸管清洁口腔和后咽部,直至看到声门。将气管导管插入气管,将气管导管经胎粪吸引管与吸引器相连,边吸引边慢慢(3″～5″)拔出气管导管,必要时可重复操作。

(3)擦干:快速擦干全身。吸引在前,擦干在后。

(4)刺激:用手拍打或手指弹患儿的足底或摩擦背部 2 次以诱发自主呼吸,如无效,表明新生儿处于继发性呼吸暂停,应按以下步骤继续进行复苏。

初步复苏需时 30 秒。

3.正压通气

新生儿复苏成功的关键是建立充分的正压通气。

(1)指征:①呼吸暂停或喘息样呼吸。②心率<100 次/分。

2011 年新指南不再评估肤色,如有呼吸困难和(或)持续中心性发绀或氧饱和度监测有低氧血症,可常压给氧或给 CPAP,特别是早产儿。

(2)有关正压通气用氧的推荐:建议有条件的医疗单位在产房添置脉搏氧饱和度仪和空氧混合仪。无论足月儿或早产儿,正压通气均要在氧饱和度仪的监测指导下进行。足月儿可以用空气开始进行复苏,早产儿开始给 30%～40%的氧,用空氧混合仪根据氧饱和度调整给氧浓度,使氧饱和度达到流程图所列的标准值。

脉搏氧饱和度仪的传感器应放在导管前位置(即右上肢,通常是手腕或手掌的中间表面)。在传感器与仪器连接前,先将传感器与婴儿连接有助于最迅速地获得信号。

如暂时无空氧混合仪,可用接上氧源的自动充气式气囊去除储氧袋(氧浓度为 40%)进行正压通气。如果有效通气 90 秒心率不增加或氧饱和度增加不满意,应当考虑氧浓度提高到 100%。

(3)正压人工呼吸的实施:①通气压力需要 20～25cmH$_2$O(1cmH$_2$O=0.098kPa),少数病情严重的初生儿可用几次 30～40cmH$_2$O 压力通气,以后通气压力维持在 20cmH$_2$O。②正压通气频率为 40～60 次/分(胸外按压时为 30 次/分)或略少于 1 次/秒。为帮助维持 40～60 次/分的呼吸频率,当你给新生儿正压通气时应一边操作一边念。在念"呼吸"时挤压气囊或堵塞 T-组合复苏器的 PEEP 帽,在念"二、三"时放开,以获得适合的呼吸频率和呼吸比(1∶1.5)。③有效的正压通气应显示心率迅速增快,如正压通气达不到有效通气,胸廓起伏不好,需检查面罩和面部之间的密闭性,是否有气道阻塞(可调整头位,清除分泌物,使新生儿的口张开)或气囊是否漏气,通气压力是否足够。面罩型号应正好封住口鼻,但不能盖住眼睛或超过下颌。④经 30 秒充分正压通气后,如有自主呼吸,且心率≥100 次/分,可逐步减少并停止正压通气。如自主呼吸不充分或心率<100 次/分,须继续用气囊面罩或气管插管施行正压通气,并检查及矫正通气操作。如心率<60 次/分,气管插管正压通气并开始胸外按压。⑤持续气囊面罩正压通气(>2 分钟)可产生胃充盈,应常规经口插入 8F 胃管,用注射器抽气并保持胃管远端处于开放状态。胃管插入的长度应等于鼻梁到耳垂加上耳垂到剑突和脐之间连线中点的距离。

(4)正压人工呼吸复苏装置的应用

①自动充气式气囊:是目前最常用的复苏装置,如名称所指,在无压缩气源的情况下,可自动充气,如不挤压,一直处于膨胀状态。它的吸气峰压(PIP)取决于挤压气囊的力量,它不能提供呼气末正压(PEEP)。结构上有如下特点:a.氧与空气混合气体的出口为单向,有单向阀门,加压、吸气时打开,呼气时关闭。不能做常压给氧用。b.储氧器功用:不用储氧器,供 40%氧。用密闭式储氧器,供 100%氧;管状储氧器,供 90%氧。c.安全装置:减压阀,当压力>3.43kPa(35cmH$_2$O)时,阀门被顶开,防止过高的压力进入肺脏。

②气流充气式气囊:又称麻醉气囊,靠压缩气源来的气流充盈,不用时处于塌陷状态,当气源将气体压入气囊,且面罩紧贴面部时气囊才能充盈。PIP 由进入气体的流速、气流控制阀的调节和挤压气囊的力量决定。可提供 PEEP,PEEP 由一个可调节的气流控制阀控制。可做常压给氧。

③T-组合复苏器:是近年来国际上应用比较多的一种正压通气装置,由一个调节压力的

装置和一个手控的 T 形管道构成。与气流充气式气囊一样，也需要压缩气源。是单手操作，操作者用拇指或其他手指堵塞或打开 T-形管的开口，使气体交替进出新生儿体内，给予间断的 PIP。主要优点是可提供 PEEP，预设 PIP 和 PEEP，并使 PIP 和 PEEP 保持恒定，更适于早产儿应用。

④面罩的特点和有效应用：面罩有不同的形状、大小，可以用不同的材料制成。新生儿面罩的选择取决于是否适合新生儿的面部。应使面罩与新生儿的面部形成密封。面罩的周围可有或无缓冲垫，缓冲垫可使面罩与婴儿面部的形状一致，更容易形成密封，并减少对新生儿面部的损伤。

面罩分为 2 种形状：圆形和解剖形。解剖形面罩适合面部的轮廓，当放在面部时，它的尖端部分恰好罩在鼻上。面罩有不同的大小，适于足月儿或早产儿。面罩边缘应能覆盖下颌的尖端、口和鼻，但勿覆盖眼睛。面罩过大可损伤眼睛，且密封不好。过小不能覆盖口和鼻，且可堵塞鼻孔。

4.胸外按压

(1)胸外按压的指征：30 秒有效的正压人工呼吸后，心率持续＜60 次/分，应在继续正压人工呼吸的同时开始胸外按压。为保证与胸外按压有效配合，应进行气管插管正压通气。

(2)胸外按压的手法：胸外按压有两种手法

①拇指法：用两个拇指按压胸骨，两手环绕婴儿胸廓，其余手指支撑其脊柱。

②双指法：用一手的中指加示指或中指加无名指，用指尖压迫胸骨。无硬垫时用另一手支撑患儿背部。

两种方法各有优缺点。拇指法较可取，因为拇指法比双指法能产生更高的收缩压和冠状动脉充盈压，拇指法通常不易疲劳，且能更好地控制压迫深度。但当患儿较大而操作者的手较小时，双指法则更方便。脐血管给药时，双指法更不影响脐部操作。

(3)胸外按压的位置和深度：应在新生儿两乳头连线中点的下方，即胸骨体下 1/3 进行按压，注意避开剑突。下压深度为胸廓前后径的 1/3。

(4)胸外按压的操作：胸外按压的下压时间应稍短于放松时间，使心脏输出量达到最大。胸外按压时拇指略弯曲，拇指或其他手指的指尖(根据使用按压方法的不同)在按压和放松的过程中，应始终不离开胸骨的压迫区。两次压迫之间，拇指或其他手指不得离开胸部。

(5)胸外按压与正压通气的配合：胸外按压要两人合作完成，一人进行正压通气，一人做胸外按压。胸外按压要与通气很好地配合，按压与通气的比例为 3：1，即每分钟按压 90 次，正压通气 30 次，共 120 次，每一个循环(按压 3 次，通气 1 次)需时 2 秒。每次正压通气后第 1 次按压时呼气。按压 45～60 秒后评估心率，如心率＞60 次/分，停止胸外按压，继续正压通气，如心率仍＜60 次/分，加用药物肾上腺素。

5.气管插管

(1)气管插管的指征：①新生儿羊水胎粪污染且无活力时需气管插管吸引胎粪。②如正压人工呼吸不能充分改善临床症状，无良好的胸廓起伏或需要正压人工呼吸持续超过数分钟时，可考虑气管插管，以改善正压人工呼吸的效果。③如需胸外按压，气管插管可有利于人工呼吸和胸外按压更好的配合，并使每次正压呼吸取得最大效率。④如需要用肾上腺素刺激心脏，在建立静脉途径前常用的途径是直接注入气管,需要气管插管。⑤疑有膈疝,不用面罩而用气管插管,可防止空气进入胃肠道,防碍肺扩张。

(2)气管插管的实施

①选择喉镜:足月儿使用的型号喉镜镜片为1号,早产儿为0号。

②根据体重选择合适内径的气管导管。

③确定气管插管深度:按体重计算管端至口唇的长度(cm),可按出生体重(kg)加5~6kg计算。

④气管插管的步骤:a.操作者左手持握喉镜。b.保持新生儿的头部呈"鼻吸气"位置,准备插入喉镜。整个过程中,应常压给氧。c.喉镜应沿着舌面右侧滑入,将舌推至口腔左侧,推进镜片直至尖端超过舌根,到达会厌软骨谷。d.轻轻水平提起镜片,提升整个镜片而非镜片尖端。e.寻找解剖标记,声带看起来像反向的字母"V"。必要时,吸引分泌物改善视野。f.如声门关闭,等待其开放。插入气管导管端直到声带线达到声门水平。g.撤出喉镜时,将导管紧贴患儿上腭。如有金属芯,握住导管,将金属芯从管中撤出。

以上步骤需要在30秒内快速完成。如无法暴露声门并在30秒内插入导管,则撤出喉镜,用气囊面罩给新生儿做正压人工通气使新生儿稳定,然后重试。

⑤气管插管位置的判断:如导管已在正确位置,应观察到:a.心率和肤色改善,心率迅速增加是插管位置正确和正压通气有效的重要指征;b.每次呼吸时胸廓对称扩张,有双肺呼吸音,但胃区无声音;c.呼气时,管内壁有雾气凝结;d.CO_2检测器可确定呼出CO_2的存在;e.胸片显示导管管端在二、三胸椎水平。

(3)气管插管的替代装置——喉罩气道(LMA):当面罩-气囊正压人工呼吸失败以及气管插管不可能或不成功的情况下,可用喉罩气道。喉罩气道是一个用于正压人工呼吸的气道装置,为一个带有边圈可扩张的软椭圆形喉罩与弯曲的气道导管连接而成的装置。操作者用示指将此装置插入新生儿的口腔并沿其硬腭直到顶端接近食管。当喉罩完全插入,打气使边圈扩张,扩张的喉罩覆盖喉口并使边圈与咽下区的轮廓一致,用低压封堵住食管。该气道导管有一个15mm的连接管,可连接复苏囊或呼吸器。施行正压人工呼吸时,压力通过气道导管传送到喉罩,进入到新生儿的气管。

喉罩气道是气管插管的替代装置,随机对照研究发现当气囊面罩人工呼吸不成功时应用喉罩气道和气管内插管的应用无明显的区别。但有以下情况,如需吸引胎粪污染的羊水、胸外按压、VLBW或需要气管内给药时应用气管内插管而不应用喉罩气道。

6.药物

在新生儿复苏时,很少需要用药。新生儿心动过缓通常是因为肺部充盈不充分或严重缺氧,而纠正心动过缓的最重要步骤是充分的正压人工呼吸。但是在足够的100%氧正压人工呼吸和胸外按压45~60秒后心率仍<60次/分,应给肾上腺素或扩容或两者皆给。

(1)肾上腺素

①给药指征:在30秒正压人工呼吸和45~60秒胸外按压配合人工呼吸后,心率仍<60次/分,需要使用心脏兴奋剂肾上腺素。

②剂量和给药途径:过去推荐首剂量肾上腺素通过气管内导管给予,因为建立静脉给药途

径需要时间,气管内给药迅速。但近年来研究显示气管内给药如发挥作用所需剂量远大于通常的推荐剂量,因此推荐一旦静脉途径建立,应尽可能静脉给药。推荐剂量是每次 $0.01\sim0.03$ mg/kg(即 1∶10000 溶液 $0.1\sim0.3$ mL/kg),不推荐大剂量静脉给药。在静脉通道未建立或正在建立时可先气管内给药,剂量大于静脉剂量,为 $0.05\sim0.1$ mg/kg(即 1∶10000 溶液 $0.5\sim1.0$ mL/kg),最大量不得超过 0.1mg/kg,因其安全性尚未得出最后的结论。不论何种途径给药,肾上腺素的浓度应为 1∶10000(0.1mg/mL)。

（2）扩容剂

①扩容剂的应用指征:有低血容量的新生儿、已怀疑失血或新生儿休克(苍白、低灌注、脉弱)且对其他复苏措施无反应时考虑扩充血容量。

②扩容剂的选择:可选择等渗晶体溶液,推荐生理盐水或乳酸林格液,不选胶体液如白蛋白。大量失血则需要输入与患儿交叉配血阴性的同型血或 O 型红细胞悬液。

③使用方法:生理盐水首次剂量为 10mL/kg,经外周静脉或脐静脉缓慢推入(>5~10 分钟)。在进一步的临床评估和观察反应后可重复注入。

（3）纳洛酮:纳洛酮不推荐作为产房呼吸抑制新生儿开始复苏努力的药物,心率和氧合应当靠支持通气来恢复。

如应用纳洛酮应有严格的适应证,必须具备如下条件:①正压人工呼吸使心率和肤色恢复正常后出现严重呼吸抑制。②母亲在分娩前 4 小时以内有应用麻醉、镇痛剂历史。

应用时要注意:①必须首先完成建立通畅的气道和气囊面罩正压通气。②母亲吸毒者或使用美沙酮者不能使用纳洛酮,否则导致新生儿惊厥。纳洛酮剂量为 0.1mg/kg,静脉或肌内注射。

（4）新生儿复苏时不推荐使用碳酸氢钠。

7.复苏后的监护和护理

复苏后的新生儿可能有多器官损害的危险并仍有再恶化的可能,一旦足够的通气和循环建立,应给予密切监护和护理。复苏后应继续进行生命体征的监测如心率、血压、呼吸的监测,实验室检查如血气分析、血糖、血钙、血钠的检测等;复苏后的新生儿要给予最佳的护理,做好保暖,体温维持在 36.5℃的中性温度,保持呼吸道通畅,适当限制入量和控制脑水肿,维持血糖在正常水平,防止低血糖。及时对脑、心、肺、肾及胃肠等器官功能进行监测,早期发现异常并适当干预,以减少窒息的死亡率和伤残率。

8.早产儿的复苏

近年来,早产儿窒息的复苏越来越受到人们的关注,对早产儿的复苏和复苏后的处理提出了更高的要求。

（1）早产儿体温中枢不成熟,保温能力差,易发生低体温,应置于适合的中性温度的暖箱。对<1500g 的 VLBW,尤其<1000g 的超低出生体重儿(ELBW)需复苏者可采用塑料膜保温。

（2）VLBW 儿,尤其是 ELBW 儿,因肺不成熟,缺乏肺表面活性物质(PS),易发生呼吸窘迫综合征,出生后如有可能应立即气管插管,气管内注入 PS 进行防治。

（3）由于脑生发层基质的存在,易造成室管膜下,脑室内出血。心肺复苏时应保温、避免使用高渗药物、注意操作轻柔、维持颅压稳定、避免颅内出血。

（4）窒息缺氧缺血易引起坏死性小肠结肠炎，应密切观察、延迟或微量喂养。

（5）早产儿对高动脉氧分压非常敏感，易造成氧损害。需要规范用氧，复苏时尽量避免使用100％浓度的氧，最好应用空氧混合仪调整用氧浓度并进行经皮氧饱和度的动态监测，使经皮氧饱和度维持在95％以下。

第三节　新生儿呼吸窘迫综合征

新生儿呼吸窘迫综合征（NRDS）为肺表面活性物质缺乏所致，多见于早产儿，生后数小时出现进行性呼吸困难、青紫和呼吸衰竭。病理上出现肺透明膜，又称肺透明膜病（HMD）。我国发病率约为1％。

一、病因和发病机制

1959年Avery和Mead首次发现NRDS为肺表面活性物质（PS）缺乏所致。NRDS主要发生在胎龄小于35周的早产儿，这与胎儿肺合成和分泌PS量不足直接有关。但近年来，足月儿NRDS发生率明显增加。NRDS病因主要有以下几方面：

（一）早产

早产儿肺发育未成熟，PS合成分泌不足。胎龄15周时，可在细支气管测得肺表面活性物质相关蛋白B（SP-B）和C（SP-C）的mR-NA，胎龄24～25周开始合成磷脂和活性SP-B，以后PS合成量逐渐增多，但直到胎龄35周左右PS量才迅速增多。因此，胎龄小于35周的早产儿易发生NRDS。

（二）剖宫产

剖宫产新生儿NRDS发生率比非剖宫产高，尤其是择期剖宫产，因分娩未发动，未经正常宫缩，儿茶酚胺和肾上腺皮质激素的应激反应较弱，PS分泌释放较少。近年选择性或社会因素剖宫产较多，一些足月儿或近足月早产儿也发生NRDS。

（三）母亲患糖尿病

母亲患糖尿病时，胎儿血糖增高，胰岛素分泌相应增加，胰岛素可抑制糖皮质激素，而糖皮质激素能刺激PS的合成分泌，因此，糖尿病母亲新生儿PS合成分泌受影响，即使为足月儿或巨大儿，仍可发生NRDS。

（四）围生期窒息

缺氧、酸中毒、低灌注可导致急性肺损伤，抑制肺Ⅱ型上皮细胞产生PS。

（五）肺表面活性物质相关蛋白A（SP-A）基因变异

为什么有些早产儿易发生NRDS，而有些早产儿不易发病？研究显示可能与SP-A等位基因变异有关，SP-A等位基因$6A^2$和1A是NRDS的易感基因，等位基因$6A^3$和$1A^5$为保护基因，NRDS患儿$6A^2$和1A基因过度表达，$6A^3$和$1A^5$基因表达下调。

（六）SP-B基因缺陷

已有报道因患儿SP-B基因缺陷，不能表达SP-B，PS不能发挥作用，这些患儿不论足月或早产,均易发生 NRDS。

(七)重度 Rh 溶血病

患儿胰岛细胞代偿性增生,胰岛素分泌过多抑制 PS 分泌。

肺表面活性物质缺乏时肺泡壁表面张力增高,肺泡逐渐萎陷,进行性肺不张,发生缺氧、酸中毒-肺小动脉痉挛,肺动脉高压,导致动脉导管和卵圆孔开放,右向左分流,缺氧加重,肺毛细血管通透性增高,血浆纤维蛋白渗出,形成肺透明膜,使缺氧和酸中毒更加严重,造成恶性循环。

二、病理

肺呈暗红色,质韧,在水中下沉。光镜下见广泛的肺泡萎陷,肺泡壁附一层嗜伊红的透明膜,气道上皮水肿、坏死、脱落和断裂。电镜下肺 II 型细胞中的板层小体成为空泡。

三、临床表现

主要见于早产儿。生后不久即出现呼吸增快、急促,呼吸频率为 60 次/分以上,继而出现呼吸困难,呼气性呻吟,吸气时出现三凹征,病情呈进行性加重,至生后 6 小时症状已十分明显。严重病例发生呼吸不规则、呼吸暂停、青紫、呼吸衰竭。体检两肺呼吸音减弱。血气分析 $PaCO_2$ 升高,PaO_2 下降,BE 负值增加,生后 $24\sim48$ 小时病情最重,病死率较高,能生存 3 天以上者肺成熟度增加,可逐渐恢复,但不少患儿并发肺部感染或 PDA,使病情再度加重。轻型病例可仅有呼吸困难、呻吟,而青紫不明显,经连续气道正压通气(CPAP)治疗后可恢复。

选择性剖宫产发生的 NRDS 多见于胎龄 $37\sim38$ 周的足月儿,起病时间为生后 $1\sim72$ 小时不等,可先有湿肺表现,病情非常重,常合并持续肺动脉高压(PPHN)。遗传性 SP-B 缺陷症纯合子临床表现严重,肺表面活性物质和机械通气治疗效果较差,多于数天内死亡,杂合子临床表现较轻。

X 线检查:本病 X 线检查有特征性表现,多次床旁摄片可观察动态变化。按病情程度可将胸片改变分为 4 级:1 级,两肺野普遍透亮度降低(充气减少),可见均匀散在的细小颗粒(肺泡萎陷)和网状阴影(细支气管过度充气);2 级,除 1 级变化加重外,可见支气管充气征(支气管过度充气),延伸至肺野中外带;3 级,病变加重,肺野透亮度更低,心缘、膈缘模糊;4 级,整个肺野呈白肺,支气管充气征更加明显,似秃叶树枝。胸廓扩张良好,膈肌位置正常。

四、并发症

(一)动脉导管未闭(PDA)

早产儿动脉导管组织发育未成熟,常发生动脉导管开放。在 NRDS 早期由于肺血管阻力较高,易出现右向左分流,在恢复期肺血管阻力下降,出现左向右分流。NRDS 患儿 PDA 发生率可达 $30\%\sim50\%$,常发生在恢复期,发生 PDA 时,因肺动脉血流增加致肺水肿,出现心力衰竭、呼吸困难,病情加重。在心前区胸骨左缘第 2、3 肋间可闻及收缩期杂音,很少呈连续性杂音。

（二）持续肺动脉高压（PPHN）

由于缺氧和酸中毒，NRDS患儿易并发肺动脉高压，发生右向左分流，使病情加重，血氧饱和度下降。

（三）肺部感染

因气管插管、机械通气，易发生肺部感染，使病情加重，两肺闻及湿啰音。

（四）支气管肺发育不良（BPD）

长时间吸入高浓度氧和机械通气造成肺损伤，肺纤维化，导致BPD。

（五）肺出血

严重病例常发生肺出血，主要与早产、缺氧有关，常发生于病程第2~4天。

（六）颅内出血

NRDS可发生颅内出血，主要与早产、缺氧有关，亦与机械通气治疗有关。

五、诊断和鉴别诊断

主要诊断依据包括：①病史，多见于早产儿和剖宫产新生儿。②临床表现，生后进行性呼吸困难。③肺X线变化，1级和2级为早期，3级和4级病情重。NRDS需与下列疾病鉴别：

（一）B族溶血性链球菌感染

宫内或分娩过程中发生的B族溶血性链球菌肺炎或败血症极似NRDS，但该病常有孕妇羊膜早破史或感染表现，肺部X线改变有不同程度的融合趋势，病程经过与NRDS不同，用青霉素有效。

（二）湿肺

湿肺也多见于剖宫产新生儿和早产儿，生后不久出现呼吸困难，有时鉴别诊断比较困难。但多数湿肺病例病程短，呈自限性，肺部X线表现以肺泡、间质、叶间胸膜积液为主，肺野模糊，肺部渗出不均匀。

（三）吸入性肺炎

生后即呼吸困难、呻吟，但不呈进行性发展，X线表现肺气肿较明显。

六、治疗

（一）肺表面活性物质（PS）治疗

PS对RDS有显著效果，应及时使用。

治疗时机：要早期给药，一旦出现呼吸困难、呻吟，胸片提示RDS，立即给药，不要等到胸片出现严重RDS改变。

1.给药剂量

不同PS种类都有各自推荐剂量，多数PS推荐剂量一般为每次100mg/kg左右，严重病例需加大剂量，可用100~200mg/kg。有些PS推荐剂量为50~100mg/kg。剖宫产新生儿RDS多比较严重，需加大剂量。

2.给药次数

一般较轻者给1次即可，应根据病情需要决定给药次数，如吸入氧浓度（FiO_2）>0.4或平均气道压(MAP)>8cmH$_2$O才能维持正常血气,应重复给药。严重病例需用2~3次,少数严重病例需给4次,但给4次后病情仍未能改善,不必再给药。

3.给药方法

PS有2种剂型,冻干粉剂和混悬剂,需冷冻保存,干粉剂用前加生理盐水摇匀,混悬剂用前解冻摇匀,在37℃温水中预热,使PS分子更好地分散。用PS前先给患儿吸痰,清理呼吸道,然后将PS经气管插管注入肺内。

根据来源不同,将PS分为两种类型,天然型从牛或猪肺制备提取,合成型为人工合成,天然型PS疗效明显优于合成型Ps。

(二)无创呼吸支持

主要使用持续气道正压呼吸(CPAP)和鼻塞间歇正压通气。CPAP能使肺泡在呼气末保持正压,防止肺泡萎陷,并有助于萎陷的肺泡重新张开。轻度或早期RDS应尽早使用鼻塞CPAP,压力5~6cmH$_2$O。及时使用CPAP可减少机械通气的使用,避免机械通气造成的各种并发症,如用CPAP后出现反复呼吸暂停、PaCO$_2$升高、PaO$_2$下降,应改用机械通气。

(三)机械通气

对较重病例无创呼吸支持不能维持,应及时改为机械通气。一般先用常频机械通气,宜用间歇正压(IPPV)和呼气末正压(PEEP),初调参数:呼吸频率30~40次/分,吸气峰压(PIP)15~20cmH$_2$O,PEEP 5~7cmH$_2$O,根据病情变化及时调整呼吸机参数。严重病例如常频机械通气难以维持,需采用高频振荡通气(HFOV)。要注意机械通气的不良反应,如感染性肺炎、气漏和支气管肺发育不良症等。

(四)支持疗法

RDS因缺氧、高碳酸血症导致酸碱、水电解质、循环功能失衡,应予及时纠正,使患儿度过疾病极期。液体量不宜过多,以免造成肺水肿,生后第1~2天控制在60~80mL/kg,第3~5天80~100mL/kg;代谢性酸中毒可给5%NaHCO$_3^-$稀释2~3倍静脉滴注;血压低可用多巴胺,剂量5~10μg/(kg·min)。

(五)合并症治疗

合并肺动脉高压(PPHN)时,应吸入一氧化氮(NO),一般先用15~20×10^{-6}(ppm),大部分患者可取得明显疗效,然后逐渐下调。少数患者疗效不理想,可逐渐增加至20~30×10^{-6}(ppm),取得疗效后再逐渐下调。吸入NO疗程一般3~5天。剖宫产新生儿RDS常合并严重PPHN,应及时使用吸入一氧化氮。治疗过程中需观察吸入NO的不良反应,一般监测高铁血红蛋白和凝血功能。

没有条件吸入NO的医院,可使用西地那非,剂量每次1~3mg/kg,6~8小时一次,口服,需监测血压。

合并PDA时,使用吲哚美辛,首剂0.2mg/kg,第2、3剂0.1mg/kg,每剂间隔12小时,静脉滴注效果比较好,日龄<7天者疗效较好,吲哚美辛不良反应有肾功能损害、尿量减少、出血倾向、血钠降低、血钾升高,停药后可恢复。布洛芬治疗PDA的效果与吲哚美辛相似,但不良反应较吲哚美辛少,静脉滴注首剂10mg/kg,然后每天5mg/kg,用2次。若药物不能关闭,并严重影响心肺功能时,应行手术结扎。

（六）体外膜肺

少数严重病例需使用体外膜肺（ECMO）治疗,近年由于肺表面活性物质和吸入一氧化氮的广泛使用,体外膜肺已非常少用。

七、预防

（一）出生前预防

对胎龄<35周可能发生早产的孕妇推荐产前使用皮质激素（倍他米松或地塞米松）,一疗程用2剂,每剂12mg,肌内注射,间隔24小时,应在分娩前24小时～7天给药。对非高危分娩者避免39周前择期剖宫产。

（二）出生后预防

对胎龄<27周或出生体重<1000g的早产儿可考虑使用Ps预防,在生后15分钟即给PS 100mg/kg,用1次,可使RDS发生率减少1/3～1/2。

第四节　胎粪吸入综合征

胎粪吸入综合征（MAS）或称胎粪吸入性肺炎,是由于胎儿在宫内或产时吸入混有胎粪的羊水而致,以呼吸道机械性阻塞及肺部化学性炎症为主要病理特征,于生后不久出现呼吸窘迫为主要表现的临床综合征。多见于过期产儿。

一、病因和病理生理

（一）胎粪吸入

当胎儿在宫内或分娩过程中缺氧,肠道及皮肤血流量减少,迷走神经兴奋,肠壁缺血,肠蠕动增快,导致肛门括约肌松弛而排出胎粪。与此同时,缺氧使胎儿产生呼吸运动将胎粪吸入气管内或肺内或在胎儿娩出建立有效呼吸后,将其吸入肺内。

（二）不均匀气道阻塞

1.肺不张

部分肺泡因其小气道被较大胎粪颗粒完全阻塞,其远端肺泡内气体吸收,引起肺不张,使肺泡通气/血流降低,导致生低氧血症。

2.肺气肿

部分肺泡因胎粪颗粒不完全阻塞小气道,形成"活瓣",吸气时气体能进入肺泡,呼气时气体不能完全呼出,导致肺气肿。若气肿的肺泡破裂则发生肺气漏,如间质气肿、纵隔气肿或气胸等。

3.正常肺泡

部分肺泡的小气道可无胎粪,但该部分肺泡的通换气功能均可代偿性增强。

（三）化学性肺炎

于胎粪吸入后12～24小时,因胆盐（胎粪成分之一）等刺激,局部肺组织可发生化学性炎症及间质性肺气肿。此外胎粪还有利于细菌生长,故也可肺部继发细菌性炎症。

(四)肺动脉高压

在胎粪吸入所致的肺不张、肺气肿及肺组织炎症,以及 PS 继发性被灭活的基础上,缺氧和混合性酸中毒进一步加重,使患儿肺血管阻力不能适应生后环境的变化而下降,帮忙现持续性增高,导致新生儿持续性肺动脉高压(PPHN)。

二、诊断

(1)常见于足月儿或过期产儿,多有宫内窘迫史和(或)出生窒息史。

(2)有吸入混合胎粪和羊水的证据是诊断的必备条件:①分娩时可见羊水混胎粪;②患儿皮肤、脐带和指、趾甲床留有胎粪污染的痕迹;③口、鼻腔吸引物中含有胎粪;④气管插管时声门处或气管内吸引物可见胎粪(即可确诊)。

(3)临床表现:①常于生后开始出现呼吸窘迫,12~24 小时随胎粪吸入远端气道,症状及体征则更为明显。②表现为呼吸急促、发绀、鼻翼扇动和吸气性三凹征等,少数患儿也可出现呼气性呻吟。查体可见胸廓前后径增加似桶状胸,听诊早期有鼾音或粗湿啰音,继之出现中、细湿啰音。若呼吸困难突然加重,听诊呼吸音明显减弱,应疑似气胸的发生;如患儿出现持续而严重的发绀,哭闹、哺乳或躁动时进一步加重,仍疑似 PPHN 的发生。③患儿上述表现可持续数天至数周。若吸入少量或混合均匀的羊水,可无症状或症状轻微;若吸入大量或黏稠胎粪者,可致死胎或生后不久即发生死亡。

(4)辅助检查

①实验室检查:动脉血气分析示 pH 值下降,PaO_2 降低,$PaCO_2$ 增高;还应进行血常规、血糖、血钙和相应血生化检查,气管内吸引物及血液的细菌学培养。

②X 线检查:两肺透过度增强伴有节段性或小叶性肺不张,也可仅有弥散性浸润影或并发纵隔气肿、气胸等肺气漏。需注意,部分 MAS 患儿,其胸片的严重程度与临床表现并非成正相关。

③超声波检查:彩色 Doppler 可用于评估和监测肺动脉的压力,有助于 PPHN 诊断。

三、鉴别诊断

羊水被胎粪污染是诊断本病的前提,而气管内吸引物中含有胎粪即可被确诊,因此,本病一般不难诊断,仅少数情况下注意与其他疾病相鉴别:

(一)大量羊水吸入

吸入大量羊水后,由于羊水内脱落的上皮细胞阻塞远端气道,引起呼吸困难。但此类患儿常有胎儿宫内窘迫或产时窒息史,呼吸急促多数在复苏后即发生,一般 48~72 小时恢复正常,临床预后相对良好。此外,前者羊水清澈,后者有胎粪污染,更有助于鉴别。

(二)新生儿感染性肺炎

主要指宫内感染性肺炎,病原体常为 B 组链球菌、大肠杆菌等。但母亲产前常有发热、羊膜早破或羊水浑浊伴有异味史,母血或宫颈拭子培养有细菌生长;患儿外周血象、C-反应蛋白、血培养等也可提示有感染证据,此外,此类患儿抗生素治疗有效,X线征象即动态观察也助于两者鉴别。

四、治疗

(一)清除胎粪和气道吸引

分娩时遇到胎粪污染的新生儿应作如下抉择:如果出生患儿为有活力儿(即有自主呼吸,肌张力基本正常,心率达到100次/分),则只需要用冲洗球或大口径吸引管清理口腔和鼻腔分泌物以及胎粪。如果患儿为无活力儿(即无自主呼吸,肌张力低,心率小于100次/分),立即进行气管插管,吸出声门下气道内胎粪,每次吸引时间不要超过5秒钟。反复气道吸引可能降低MAS临床危重程度,但是经反复吸引的MAS发展为依赖呼吸机治疗的情况仍比较普遍。由于胎粪污染羊水可以被吞咽,因此在胎儿出生后趋稳定时,可以经胃管吸引,以防止胃内容物反流,再吸入肺内。

(二)氧疗

对于有呼吸困难者可以吸氧,并可以给予持续气道正压通气(CPAP),$3\sim7cmH_2O$,以保持扩张中小气道,改善通气和灌流。如果吸入100%氧时,动脉氧分压仍然低于50mmHg,应给予气道插管和机械通气。

(三)常规机械通气

常规机械通气(CMV)应用原则为适当加快通气频率,降低PEEP,保持分钟通气量足够,避免过大潮气量通气。因此,可以采用的参数为:通气模式采用定容或定压A/C或SIMV,供气时间<0.5秒,通气频率$40\sim60$次/分,PEEP在$2\sim3cmH_2O$,潮气量在6mL/kg,分钟通气量为$240\sim360mL/kg$,PIP在$20\sim25cmH_2O$。如果出现呼吸机对抗现象,可以先采用触发敏感度调节,获得相对合适的实际通气频率,如$50\sim60$次/分,尽量控制少用或不用镇静剂和肌松剂。对抗可能造成颅内血压和血流的剧烈波动,但抑制自主呼吸会降低气道内纤毛黏液系统借助咳嗽运动将气道内容物排出。如果自主呼吸比较强烈,有烦躁不安,也可以用SIMV+PSV或PSV模式通气,可以降低平均气道压(MAP),可以减少肺泡压力差剧烈变化导致的气胸。呼气时间宜适当延长,以避免内源性PEEP形成带来肺泡破裂和气漏。

(四)高频通气

高频通气(HFOV)是目前治疗MAS普遍采用的通气方式,其优点为持续扩张气道,增加肺泡通气量,有助于改善通气-灌流比例。对于足月新生儿,HFOV的参数一般采用10Hz(600次/分),振荡幅度一般在$30\sim40cmH_2O$,达到肉眼可视小儿胸廓振动,通过调节PEEP使MAP较CMV时高$2\sim3cmH_2O$,一般在$15\sim25cmH_2O$。HFOV进行$1\sim2$小时后,会使深部气道和肺泡内的吸入物逐渐排出,氧合状况会有所改善,二氧化碳排出效率提高。

(五)肺表面活性物质

由于胎粪可以抑制肺表面活性物质功能,同时窒息缺氧也导致肺泡Ⅱ型上皮细胞合成分泌表面活性物质障碍。因此,外源性表面活性物质治疗成为一种可以选择的方法。一般用表面活性物质治疗后3小时,氧和指数($OI=FiO_2\times MAP\times100/PaO_2$)由给药前的平均36下降到 24,给药后 12~24 小时,FiO_2 由 1.0 下降到 0.73,提示肺表面活性物质治疗 MAS 后短期内可以显著提高气血交换及氧合水平,改善通气效率。临床研究采用多剂量表面活性物质可以显著改善低氧血症。FindLay 等应用牛肺肺表面活性物质制剂随机对照治疗 40 例 MAS 得到显著临床效果。在给药组 20 例中,作者采用气道插管侧孔连续注入技术,将每千克体重 150mg 肺表面活性物质制剂在 20 分钟内给入,同时保持机械通气不停。给药后使 a/A 比值由 0.09 升高到 0.30 以上,OI 由 24 下降到 10 以下,多数患儿需在随后的 6~12 小时内再给予 1~2 剂(首剂的 1/2 量),方可使疗效稳定。此种治疗使得机械通气时间和住院天数减少,并对氧疗依赖程度较低。

(六)吸入一氧化氮

由于窒息导致的持续肺血管痉挛,可以发展成持续肺动脉高压症,表现为机械通气依赖＞60％氧供,动脉导管和卵圆孔出现右向左分流、三尖瓣反流等,可以经床旁彩超测定出。应用带吸入一氧化氮(NO)供气装置的呼吸机(如西门子 300 型),可将 NO 气体以低流量接入供气回路。如 NO 钢瓶供气浓度为 1×10^{-3}(1000ppm,1ppm＝1/1000000 体积),目标浓度为 10ppm,可以将 NO 供气流量调节到供气管道通气流量的 1％获得。应用电化学或光化学技术的 NO/NO_2 浓度测定仪,从三通接口连续抽样,测定出实际进入患儿肺部的 NO 浓度。常用的起始浓度为 10~20ppm,在有效时逐渐下调为 5~10ppm,治疗时间为 1~3 天。治疗有效者,可以在吸入 NO 后数分钟至数小时内,动脉氧分压提高 10mmHg,吸入气氧浓度下降 10％~20％,同时可以经彩超检查发现右向左分流转变为双向分流或左向右分流,提示肺动脉压开始下降。

(七)体外膜肺(ECMO)

为生命支持技术中挽救肺功能丧失的主要手段。系采用颈外静脉引流出血液,经膜氧和器完成气血交换、加温、抗凝等步骤后,再将含氧血经颈总动脉输回体内,供应全身脏器。此时肺处于休息和修复状态。在数天至数周后,如果肺得到修复,可以恢复功能活动,则将体外循环关闭,使体内肺循环重新工作。MAS 是新生儿中进行 ECMO 治疗的主要对象,约占 40％~50％。目前,由于 HFOV 和吸入 NO 治疗的开展,新生儿中依赖 ECMO 治疗的患者数显著下降到以往的 20％左右。由于存在结扎颈总动脉导致脑血供减少以及抗凝控制上的困难,产生微血栓,有脑栓塞的危险;加上人力和消耗品费用上的巨大开支,因此对此技术的应用存在局限性。中国尚未见新生儿常规开展此项技术。

第三章　感染性疾病

第一节　水痘

水痘是一种传染性很强的出疹性疾病,与带状疱疹为同一种病毒所引起的两种不同的临床病症。水痘为原发性感染,其临床特点为皮肤和黏膜相继出现和同时存在丘疹、水疱疹、结痂等各类皮疹。

一、病原和流行病学

病原为水痘-带状疱疹病毒(VZV),属疱疹病毒科 α 亚科,基因组为双股 DNA,有核衣壳、被膜和外层包膜。包膜含有 6 种糖蛋白,即 gE、gB、gH、gI、gC 和 gL。前三者能诱导产生中和抗体。gH-gL 复合物能介导细胞融合。VZV 仅有一个抗原型,但与单纯疱疹病毒(HSV)抗原有部分交叉反应。人是其唯一宿主。VZV 体外可在人成纤维细胞中增殖,在接种后 3～14 天出现细胞病变,形成核内包涵体。与 HSV 一样,VZV 具潜伏活化的特性,初次感染(水痘)后可潜伏在三叉神经节或脊髓背神经节内,在免疫低下时病毒被激活,引起带状疱疹。VZV 在体外不稳定,对热、酸和各种有机溶剂敏感。－70℃可保存数年。

水痘和带状疱疹患者都是本病的传染源,以水痘患者为主。从水痘发病前 1～2 天至疱疹结痂为止都有很强的传染性。病毒主要通过空气飞沫经呼吸道传播,也可通过接触患者疱疹内的疱浆而感染。人群普遍易感,密切接触后约 90% 发病,患病后一般不再发生第 2 次感染。水痘多见于儿童,以 2～6 岁为高峰,6 个月以下婴儿因受母体抗体保护极少发病。四季都可发病,以冬春季最多。孕妇妊娠期感染病毒血症期,VZV 可经血流侵入胎盘并感染胎儿,但由于大多数育龄妇女早期患过水痘,孕妇水痘发病率低。

二、发病机制和病理改变

病毒自结合膜和上呼吸道黏膜侵入人体,在局部淋巴结内繁殖,然后侵入血液,约在感染后 5 天发生第一次病毒血症。病毒到达肝脾和其他脏器内增殖后再次入血(第二次病毒血症),此时病毒侵入皮肤。皮疹发生在感染后平均 14 天时。

水痘病变主要发生于皮肤和黏膜。最初,皮肤真皮层毛细血管内皮细胞肿胀,血管扩张充血。随后,表皮棘细胞层上皮细胞发生气球样变,细胞肿胀、溶解、间质液积聚,形成单房水疱疹,其顶部为皮肤的角质层和透明层,底部为较深的棘细胞层。当多形核细胞侵入疱疹液时疱疹液从清亮转为云雾状。然后,疱疹液被吸收,形成结痂。有时水痘疹破裂,留下浅表溃疡,很快愈合。免疫抑制或免疫功能低下的小儿易患重症水痘,病毒可播散至肺、肾、脑或表现为大量出血性痘疹和弥散性血管内凝血(DIC)。肺部见间质性肺炎伴结节性实变性出血区。水痘脑炎主要为白质区血管周围脱髓鞘病变。

三、临床表现

潜伏期 10～23 天,平均 14 天。

(一)典型水痘

儿童少有前驱表现,常先见皮疹或同时伴发热和不适,体温多在 39℃ 以下,持续 1～5 天。典型皮疹初起时为成批的细小红色斑疹或斑丘疹,在 6～8 小时内很快变成表浅的水痘疹,疱壁薄,易破裂。24 小时内疱液从清亮转为云雾状,然后疱液干燥而结痂。水疱疹伴痒感。皮疹成批地依次出现于躯干、头皮、脸面和四肢,呈向心型分布。在一个患者身上可见斑疹、丘疹、水疱疹和结痂等各期皮疹同时存在。口鼻等黏膜处也可见皮疹,甚至波及眼结膜、咽喉、气管、肛门和阴道。阴道处疱疹通常破裂而不结痂。出疹期可有全身浅表淋巴结肿大。

(二)重症水痘

见于先天性或获得性免疫缺陷者。表现为进行性弥散性出血性水痘,持续 2 周或更久,伴持续发热,常并发水痘肺炎。有些患儿发生 DIC,可导致死亡。

(三)先天性水痘综合征

孕母在妊娠 20 周前患水痘,可使胎儿出现眼部异常如脉络膜视网膜炎、小眼畸形、白内障,大脑皮层萎缩或其他中枢神经系统损害,瘢痕状皮肤损害,肢体发育不良和低出生体重等征象。

(四)新生儿水痘

孕母在分娩前 5 天内患水痘,其新生婴儿于生后 5～10 天可患严重致死性水痘。水痘疹广泛,呈出血性,伴发热并常累及肺和肝脏,病死率高达 30%。

四、并发症

(一)继发皮肤细菌感染

病原多数为金黄色葡萄球菌和链球菌。

(二)水痘脑炎

发生率在 1‰ 以下。多发生于出疹后第 3～8 天,也可发生在出疹前。临床表现与一般病毒性脑炎相似。

(三)水痘肺炎

多见于免疫缺陷和新生儿患水痘时,正常小儿中罕见。成人水痘肺炎发生率为 20%～30%。于病后 1～5 天发生,表现为发热、咳嗽、呼吸困难、咯血、胸痛和肺部啰音。典型 X 线改变为肺门周围散在结节状或粟粒状影。

(四)其他

可有横贯性脊髓炎、周围神经炎、肾小球肾炎、肝炎、心肌炎、关节炎等并发症。患水痘后发生瑞氏综合征的频率也较一般为高。

五、诊断

根据流行病学资料和临床上典型水痘皮疹特征,不难做出临床诊断。病原学诊断方法有:①病毒分离:取出疹后 3～4 天内疱疹液或脱皮疱疹处拭子接种敏感细胞可分离病毒,但出现典型细胞病变需时 3～14 天;②病毒抗原检测:用免疫荧光法或免疫组化法检测疱疹拭子或活检标本中 VZV 抗原(如 gE)较病毒分离更加敏感而快速;③特异性抗体测定:双份血清特异性 IgG≥4 倍增高或特异性 IgM 阳性均提示近期感染。>8 个月婴儿持续存在抗 VZV IgG 抗体提示先天性水痘可能。既往患过水痘者发生 HSV 感染时可见抗 VZV IgG 水平升高。

六、鉴别诊断

需要鉴别的疾病有:

(一)全身性 HSV 感染
主要依靠病原学诊断方法予以鉴别。

(二)丘疹性荨麻疹
皮疹为红色丘疹,大小形状不一,伴有痒感。

(三)脓疱病
皮肤损害为化脓性疱疹,疱液可培养检出细菌。

(四)手-足-口病
手-足-口病多见于 4 岁以下小儿,由柯萨奇 A 组肠道病毒等引起。在四肢远端和手足等部位出现疱疹,不结痂。在口腔黏膜也有疱疹和溃疡。常伴发热。1 周左右痊愈。

七、治疗

一般以对症治疗为主,使用抗病毒药,同时注意防治并发症。

(一)对症治疗
水痘急性期应卧床休息,注意水分和营养的补充,避免搔抓继发细菌感染,剪短指甲,勤换衣服。疱疹破裂可涂抗生素软膏防继发感染。继发感染者可选用敏感抗生素。

(二)抗病毒治疗
早期给予阿昔洛韦、伐昔洛韦和更昔洛韦抗病毒治疗,疗程 3～5 天,重症者可延长至 10～14 天。此外,干扰素 100 万 U 肌内注射,亦有较好疗效。

(三)防治并发症
皮肤继发感染加用抗菌药物,因脑炎出现脑水肿应脱水治疗。糖皮质激素对水痘病情有严重影响,一般不宜使用;但病程后期水痘已结痂,且并发重症肺炎或脑炎,中毒症状重,病情危重者可酌情使用,还可以加用静脉用丙种球蛋白 0.2～0.4g/(kg·d),静脉滴注 3～5 天,并给予支持治疗。

八、预后

本病一般预后良好,成人较儿童病情为重。免疫功能低下或使用糖皮质激素者,病情较重,预后差。

九、预防

(一)管理传染源

一般水痘患者应在家中隔离至疱疹全部结痂。尽量避免与易感儿及孕妇接触。对曾接触水痘的易感儿应留检 3 周。

(二)切断传播途径

注意室内通风换气,消毒患者呼吸道分泌物及污染用品。

第二节　麻疹

麻疹是由麻疹病毒引起的已知最具传染性的呼吸道疾病之一,儿童普遍易感,病后大多可获得终身免疫。临床上以发热、上呼吸道感染、结膜炎、口腔麻疹黏膜斑(又称柯氏斑)、全身斑丘疹及疹退后遗留色素沉着伴糠麸样脱屑为特征。

一、病因

麻疹病毒属副黏病毒科,单股 RNA 病毒,球形颗粒,有 6 种结构蛋白。仅存在一种血清型,抗原性稳定。人是唯一宿主,麻疹病毒侵入呼吸道(鼻咽部、支气管)上皮细胞,经血液播散到网状内皮系统,感染各类白细胞,造成皮肤、呼吸道及其他器官损害。病毒在外界生存力弱,不耐热,对紫外线和消毒剂均敏感。随飞沫排出的病毒在室内可存活 32 小时,但在流通的空气中或阳光下 30 分钟即失去活力。

二、流行病学

麻疹患者是唯一的传染源。感染早期病毒在患者呼吸道大量繁殖,含有病毒的分泌物经过患者的呼吸、咳嗽、喷嚏排出体外并悬浮于空气中,通过呼吸道进行传播。密切接触者亦可经污染病毒的手传播。麻疹患者出疹前后的 5 天均有传染性,有并发症的患者传染性可延长至出疹后 10 天。以冬春季发病为多。

三、临床表现及诊断要点

(一)典型麻疹

1.潜伏期

大多为 6~18 天(平均 10 天左右),潜伏期末可有低热、全身不适。

2.前驱期

也称出疹前期,常持续3~4天。主要表现为①发热,多为中度以上,热型不一。②卡他症状,出现咳嗽、打喷嚏、流涕、结膜充血、眼睑水肿、畏光、流泪等明显的眼、鼻卡他症状是本病特点。③麻疹黏膜斑:是麻疹早期具有特征性的体征,一般在出疹前1~2天出现。开始时见于下磨牙相对的颊黏膜上,为直径0.5~1.0mm的灰白色小点,周围有红晕,常在1~2天迅速增多,可累及整个颊黏膜并蔓延至唇部黏膜,于出疹后逐渐消失,可留有暗红色小点。④部分病例可有一些非特异症状,如全身不适、食欲减退、精神不振等。婴儿可有呕吐、腹泻等消化系统症状。偶见皮肤荨麻疹、隐约斑疹或猩红热样皮疹,在出现典型皮疹时消失。

3.出疹期

多在发热3~4天或以后出皮疹,此时全身中毒症状加重,体温可突然高达40~40.5℃,咳嗽加剧,伴嗜睡或烦躁不安,重者有谵妄、抽搐。皮疹先出现于耳后、发际,渐及额、面、颈部,自上而下蔓延至躯干、四肢,最后达手掌与足底。皮疹初为红色斑丘疹,呈充血性,疹间可见正常皮肤,不伴痒感。以后部分融合成片,色加深呈暗红。此期肺部可闻及干、湿性啰音,X线检查可见肺纹理增多或轻重不等弥散性肺部浸润。

4.恢复期

若无并发症发生,出疹3~4天后发热开始减退,食欲、精神等全身症状逐渐好转,皮疹按出疹的先后顺序开始消退,疹退后皮肤有棕色色素沉着伴糠麸样脱屑,一般7~10天痊愈。

(二)非典型麻疹

1.轻型麻疹

多见于有部分免疫者,如潜伏期内接受过丙种球蛋白治疗或8个月以下有母亲被动抗体的婴儿。主要临床特点为一过性低热,轻度眼、鼻卡他症状,全身情况良好,可无麻疹黏膜斑,皮疹稀疏、色淡,消失快,疹退后无色素沉着或脱屑,无并发症。常需要靠流行病学资料和麻疹病毒血清学检查确诊。

2.重型麻疹

主要见于营养不良,免疫力低下继发严重感染者。体温持续40℃以上,中毒症状重,伴惊厥,昏迷。皮疹密集融合,呈紫蓝色出血性皮疹者常伴有黏膜和消化道出血或咯血、血尿、血小板减少等,称为黑麻疹,可能是弥散性血管内凝血的一种形式。部分患者疹出不透、色暗淡或皮疹骤退、四肢冰冷、血压下降出现循环衰竭表现。此型患儿常有肺炎、心力衰竭等并发症,病死率高。

3.异型麻疹

主要见于接种过麻疹灭活疫苗而再次感染麻疹野病毒株者。典型症状是持续高热、乏力、肌痛、头痛或伴四肢水肿,皮疹不典型,呈多样性,出疹顺序可从四肢远端开始延及躯干、面部。易发生肺炎。本型少见,临床诊断较困难,麻疹病毒血清检查有助于诊断。

四、辅助检查

(一)血常规

血白细胞总数减少,淋巴细胞相对增多。

（二）多核巨细胞检查

于出疹前 2 天至出疹后 1 天,取患者鼻、咽分泌物或尿沉渣涂片,瑞氏染色后直接镜检,可见多核巨细胞或包涵体细胞,阳性率较高。

（三）血清学检查

多采用酶联免疫吸附试验(ELISA 法)进行麻疹病毒特异性 IgM 抗体检测,敏感性和特异性均好,出疹早期即可出现阳性,临床常用。

（四）病毒抗原检测

用免疫荧光法检测鼻咽部分泌物或尿沉渣脱落细胞中麻疹病毒抗原,可早期快速帮助诊断。也可采用 PCR 法检测麻疹病毒 RNA。

（五）病毒分离

前驱期或出疹初期取血、尿或鼻咽分泌物接种人胚肾细胞或羊膜细胞进行麻疹病毒分离,出疹晚期则较难分离到病毒。

五、鉴别诊断

（一）幼儿急疹

为人疱疹病毒 6 型感染所致。患儿一般情况好,高热 3～5 天,热退疹出是本病特点。皮疹为红色细小密集斑丘疹,头面颈及躯干部多见,四肢较少,1 天出齐,次日开始消退。高热时可有惊厥,耳后枕部淋巴结可肿大,常伴有轻度腹泻。

（二）猩红热

乙型溶血性链球菌感染,患儿高热,中毒症状重,咽峡炎,杨梅舌,环口苍白圈,扁桃体炎。发热 1～2 天出疹,出疹时高热。皮肤弥漫充血,上有密集针尖大小丘疹,持续 2～3 天退疹,疹退后伴大片状脱皮。白细胞计数增高。

（三）风疹

风疹病毒感染,患儿全身症状轻,耳后、枕部淋巴结肿大并触痛,发热 12～24 小时出疹,出诊顺序为面部→躯干→四肢,多为斑丘疹,疹间有正常皮肤,退后无色素沉着及脱屑。

六、治疗

治疗原则为对症治疗,加强护理和预防并发症。

（一）一般治疗

卧床休息、保持室内清洁通风和适宜温度,眼、鼻、口腔保持清洁,多饮水,给予易消化营养丰富的食物。

（二）对于免疫受损者

可应用免疫球蛋白或利巴韦林。

（三）中医中药

发热时原则上不应用解热药,也不能用冰袋降温,以免影响出疹。体温在 39℃ 以上者可给予紫雪散、柴胡注射液,并应辨顺逆。顺症初期应用宣毒发表汤加减,出疹期应用清热解毒汤;逆症可用麻仁石甘汤加味或犀角地黄汤等。

（四）并发症治疗

1.麻疹肺炎治疗

轻者对症支持治疗,重者给予利巴韦林 10～15mg/(kg·d),分 2 次静脉滴注,疗程 3～5 天。疑有细菌感染者可选用抗生素,用药前可做痰或咽拭子培养或血培养,以便早期明确病原,选用有效药物;疑有合并其他病毒如腺病毒等感染者,除支持疗法外,可加用更昔洛韦或干扰素治疗。心功能不全者应强心治疗。

2.麻疹喉炎治疗

镇静、吸氧、雾化等,宜选用抗生素,严重者应用糖皮质激素。有Ⅱ～Ⅲ度喉梗阻应考虑气管切开。

3.麻疹脑炎治疗

除对症治疗外,应尽早给予利巴韦林静脉滴注及干扰素等抗病毒治疗;糖皮质激素应用对减轻脑水肿及脱髓鞘改变的自身免疫机制有益;降低颅内压用甘露醇或利尿药,抽搐者给予镇静药。

七、预防

本病预防须采用综合性措施。

（一）控制传染源

对麻疹患者应隔离至出疹后 5～6 天,合并肺炎者延长至 10 天,轻型麻疹也应隔离至症状消失后 1～2 天,有麻疹患者的家庭应谢绝亲友、邻居探访。

（二）切断传播途径

流行期间避免易感儿到公共场所或走亲访友,无并发症的患者在家中隔离,以减少传播。注意房间消毒,开门窗通风(至少每天 2～3 小时),阳光下暴晒被褥。

（三）保护易感人群

1.主动免疫

未患过麻疹儿童应接种麻疹减毒活疫苗。我国规定,初种年龄为出生后 8 个月,7 岁复种。应急接种应在麻疹流行季节前 1 个月进行。易感者在接触患者后 2 天内若接种疫苗仍可防止发病或减轻病情。接种疫苗的反应一般很轻,少数接种者可有低热。

妊娠、过敏体质、活动性肺结核、恶性肿瘤、白血病、免疫缺陷或免疫功能被抑制者禁止接种,有急、慢性疾病或发热者缓种。凡 6 个月内接受过丙种球蛋白治疗者,应推迟 3 个月接种。

2.被动免疫

对年幼、体弱患病的易感儿在接触麻疹患者后 5 天内,注射丙种球蛋白 3mL(0.25mL/kg),可防止发病。接触麻疹患者 6 天后应用可减轻症状。

第三节 风疹

风疹为风疹病毒感染引起的急性传染病。临床以发热、全身皮疹、淋巴结肿大为特点。孕妇若在妊娠早期感染风疹病毒可引起胎儿感染,造成胎儿发育迟缓和胎儿畸形等。

一、病因及发病机制

风疹病毒为一种小球形包膜病毒,含单股 RNA。其结构蛋白包括外膜糖蛋白和核衣壳蛋白。风疹病毒对外界环境抵抗力较弱,能被紫外线和多种消毒剂杀灭,对寒冷及干燥环境有一定耐受力。

风疹病毒主要侵犯上呼吸道黏膜,引起上呼吸道炎症;继之侵入耳后、枕部及颈部淋巴结,并可发展为病毒血症,出现发热、皮疹、淋巴结肿大等典型临床表现。孕妇在妊娠早期感染风疹病毒后,可经胎盘感染给胎儿,直接影响胎儿的生长发育,导致胎儿宫内发育迟缓和先天畸形。

二、临床表现

潜伏期 14～21 天。常有低热(体温一般不超过 39℃)、全身不适、咽痛、轻咳和流涕等症状;全身浅表淋巴结肿大及触痛,以耳后、枕部及颈后淋巴结肿大最明显,少数可有脾大;皮疹通常于发热后 1～2 天出现,首先见于头面部,迅速蔓延到躯干及四肢,但掌跖少见,约 1 天内出齐。

皮疹初起呈细点状淡红色斑丘疹,直径 2～3mm,面及四肢远端皮疹较稀疏,部分皮疹可融合类似麻疹,躯干尤其背部皮疹密集,融合成片,又类似猩红热。皮疹一般持续 3 天(1～4 天)消退,亦有称为"三日风疹",且按出疹顺序逐渐消退,一般不留色素沉着及皮肤脱屑。少数患者出疹呈出血性,同时伴有全身出血倾向。疹退时体温下降,上呼吸道症状消退,肿大淋巴结逐渐恢复正常。风疹可并发心肌炎、关节炎、肾炎、肝炎、支气管炎、肺炎、脑炎等。并发脑炎发生率约为 1/5000,但病死率可高达 20%。

先天性风疹为胎儿经胎盘感染所致,多发生在妊娠初 4 个月。受感染胎儿宫内发育迟缓,出生后 20%～80% 有先天畸形或疾病,如白内障、视网膜病变、听力损害、小头畸形、心脏及大血管畸形等。

三、实验室检查

(一)血常规
白细胞总数正常或减少,淋巴细胞增多,可出现异型淋巴细胞及浆细胞。

(二)血清抗体测定
用 ELISA 法测定,风疹特异性抗体 IgM 和 IgG;或用斑点杂交法检测风疹 RNA 有助临床诊断。

四、诊断及鉴别诊断

(一)诊断

典型风疹主要依据流行病学和临床表现,如前驱期短、上呼吸道症状轻、低热、特殊斑丘疹、耳后和枕部淋巴结肿痛以及实验室特异性抗体 IgM 阳性等,诊断并不困难。取患者鼻咽分泌物进行细胞培养,分离风疹病毒作为确诊依据。

妊娠期怀疑感染风疹的妇女所生婴儿,不论有无症状体征均应做病毒分离和测定 IgM,阳性者即可诊断为先天性风疹。

(二)鉴别诊断

1.麻疹

两种疾病均有发热、呼吸道症状及麻疹样斑丘疹,应予鉴别。但麻疹往往热度高,呼吸道症状重;皮疹常于发热后 4～5 天出现,皮疹先于耳后发际开始,逐渐蔓延到躯干、四肢及掌跖,出疹时间较长,一般持续 3～5 天,疹退后有色素沉着及皮肤脱屑;口腔黏膜可见 Koplik 斑;麻疹特异性抗体阳性。

2.猩红热

风疹出现猩红热样皮疹及出疹在 2 天内者应与猩红热区分。猩红热咽痛明显,咽部充血或有脓性分泌物,可有"草莓舌""口周苍白圈"及 pastia 线,退疹后皮肤有脱屑,外周血白细胞及中性粒细胞增高。

3.传染性单核细胞增多症

两者均有淋巴结肿大,但该病发热常在 38.5～40℃,咽痛明显,常有全身淋巴结肿大,亦有肝脾大及肝功损害;外周血异型淋巴明显升高,嗜异性凝集试验及 EBV 抗体 IgM 阳性可诊断。

五、预防和治疗

(一)治疗

主要为对症治疗,宜卧床休息,给予富营养又易消化的食物。可给清热解毒类中药。对先天性风疹综合征患者的各种缺陷,应作相应处理。胞中分离到人类疱疹 6 型(HHV-6)B 组病毒,患者脑脊液中也可见 HHV-6B 病毒。患者血清中抗 HHV-6 抗体有意义地升高。目前认为,HHV-6 是该病的主要病因,但并不是唯一的病原。HHV-6 还可引起婴儿发生无皮疹的急性发热性疾病。本病 90% 发生于 2 岁以内,7～13 月龄为发病高峰年龄段,3 月龄前和 4 岁后少见,偶见于年长儿、青少年和新生儿。大多为散在发病。一项 6735 例儿童 10 年研究资料总结显示,年发病率约为 1%～10%,平均 3.3%。感染后获持久免疫,偶见第 2 次发病。

(二)一般预防

预防重点是妊娠期妇女,尤其在孕早期,无论是否患过风疹或接种过风疹疫苗,均应尽量避免与风疹患者接触,以免感染或再感染。

(三)主动免疫

风疹减毒活疫苗已广泛应用,接种者 95% 产生抗体。不良反应主要有小关节疼痛、一过性发热或皮疹。尚无疫苗致畸的证据。

（四）被动免疫

妊娠早期孕妇于接触风疹患者 3 天内肌内注射高效价免疫球蛋白 20mL，可起到预防作用。

第四节 手足口病

手足口病是由肠道病毒引起的以手掌、足跖及口腔内发生小水疱为特征的一种常见于小儿的急性病毒性传染病。

一、病因及发病机制

本病主要由肠道病毒 71 型和肠道柯萨奇病毒 A16 型引起，肠道病毒 71 型引起重症的比例较大并有中枢神经系统感染，出现无菌性脑膜炎、脑炎，应引起注意。其他肠道病毒如柯萨奇病毒 A5、A9-10 及 B2 及 B5 型都曾报道与手足口病有关；手足口病（特别是 EV71）感染的发病机制目前还不完全清楚。

本病病毒经口鼻侵入机体，首先在呼吸道内进行繁殖，然后产生病毒血症，病变主要发生在皮肤及黏膜，真皮上层的毛细血管充血，内皮肿胀，随后表皮棘细胞层上皮细胞发生退行性变性，细胞溶解，形成皮疹或水疱疹。

二、临床表现

潜伏期为 2～5 天，轻症无发热及自觉症状。大多初起有低热、轻咳、流涕，伴有口痛、咽痛、拒食，有的出现恶心甚至呕吐等。口腔黏膜可见散在小疱疹或溃破成浅溃疡，主要发生于舌部、软腭、牙龈和口唇。有时小水疱可融合成较大的疱疹，但大多水疱出现不久即溃破成溃疡，患儿哭闹，口腔疼痛，拒食，口腔溃疡大约一周自愈。

口腔溃疡出现的同时或出现后 1～2 天，四肢即出现皮疹，主要见于掌跖和指（趾）的背面及侧缘，由斑丘疹转为水疱疹，较水痘疱疹要小，疱壁较厚，质地较硬，不容易破溃，与指趾皮纹的走向一致。皮疹呈离心性分布，躯干部少。

皮疹数目多少不定，几个至数十个不等，不痒，偶有疼痛。皮疹一般 3～5 天消退，不脱屑，也无色素沉着，不留瘢痕。病程 7～10 天，预后良好。

另报道，由肠道病毒 71 型引起的手足口病可并发脑膜炎、脑炎或瘫痪。无菌性脑膜炎的表现为患儿发热、恶心、呕吐、头痛、颈部有阻力，腰椎穿刺脑脊液呈病毒性脑膜炎改变。单纯脑膜炎的脑实质未受损害，神志无异常，大部分在 3～5 天明显好转，预后良好。如影响脑实质出现神志不清、抽搐或瘫痪，则预后较严重，可有后遗症，应引起重视。

三、实验室检查

（一）血常规检查

白细胞总数减少，分类计数淋巴细胞增高。

（二）脑脊液检查

并发脑膜炎、脑炎或瘫痪者，应做腰椎穿刺进行脑脊液检查，大多呈病毒性脑膜炎的脑脊液改变。

（三）疱液检查

若有条件取新鲜疱液进行电镜检查，可见到病毒颗粒。也可用直接免疫荧光法检测病毒抗原。因临床诊断比较容易，目前多未开展病原检测。

（四）血清特异性抗体测定

可在病初及恢复期取患儿血清，以酶联免疫法测定肠道病毒特异性抗体，病初滴度与恢复期相比≥4倍升高，即有诊断价值。

四、诊断与鉴别诊断

（一）诊断

手足口病为肠道病毒引起的一种口腔黏膜疹和手足皮疹同时存在的发疹性疾病，具有一定的传染性，故根据流行病学调查、临床特征性表现等容易诊断。

（二）鉴别诊断

临床上须与下列小儿常见的发疹性疾病进行鉴别。

1.水痘

全身症状较重，其水疱较手足口病大，疱疹内浆液较多，疱壁薄，易破，呈向心性分布，躯干较多，在同一部位常有不同阶段的皮疹。

2.疱疹性咽峡炎

常见高热、咽痛，口腔疱疹大多位于口腔后部和软腭弓及腭垂上，而手足口病口腔疹以颊黏膜、牙龈及舌部为多。疱疹性咽峡炎患儿手足无皮疹。

3.脓疱疮

该病好发于面部、头颈部及四肢外露部位，初为脓疱疹，破后形成脓痂，周围有红晕或有细小脓疱，脓痂脱落后，留下暗红色斑；重症者可伴有发热、精神萎靡等全身症状，并伴局部淋巴结肿大。

五、治疗

（一）普通病例

1.一般治疗

注意隔离，避免交叉感染。适当休息，清淡饮食，做好口腔和皮肤护理。

2.对症治疗

采用中西医结合治疗处理发热等症状。

(二)重症病例

需严密观察病情变化,密切监护。

1.神经系统受累的治疗

①控制颅内高压:限制入量,积极给予甘露醇治疗,每次 0.5～1.0g/kg,每 4～8 小时 1 次,20～30 分钟快速静脉注射。根据病情调整给药间隔时间及剂量。必要时加用呋塞米。②酌情应用糖皮质激素治疗:参考剂量:甲基泼尼松龙 1～2mg/(kg·d);氢化可的松 3～5mg/(kg·d);地塞米松 0.2～0.5mg/(kg·d),病情稳定后,尽早减量或停用。③酌情应用静脉注射免疫球蛋白(IVIG):总量 2g/kg,分 2～5 天给予。④其他对症治疗:降温、镇静及止惊。

2.呼吸、循环衰竭治疗

①保持呼吸道通畅,吸氧。②确保两条静脉通道通畅,监测呼吸、心率、血压和血氧饱和度。③呼吸功能障碍时,及时气管插管使用正压机械通气。建议呼吸机初调参数:吸入氧浓度 80%～100%,PIP 20～30cmH70,PEEP4～8cmH_2O,f 20～40 次/分,潮气量 6～8mL/kg。根据动脉血气、X 线胸片结果随时调整呼吸机参数。适当给予镇静、镇痛。如有肺水肿、肺出血表现时应增加 PEEP,不宜频繁吸痰等降低呼吸道压力的护理操作。④在维持血压稳定情况下,限制液体入量(有条件者根据中心静脉压、心功能及有创动脉压监测调整液量)。⑤头肩抬高 15～30°,保持中立位;留置胃管、导尿管。⑥药物应用:根据血压、循环变化可选用米力农、多巴胺及多巴酚丁胺。米力农注射液:负荷量 50～75μg/kg,维持量 0.25～0.75μg/(kg·min),一般使用不超过 72 小时。多巴胺 5～15μg/(kg·min)与多巴酚丁胺 2～20μg/(kg·min),从低剂量开始,以能维持接近正常血压的最小剂量为佳。酌情应用利尿药物治疗。⑦保护重要脏器功能,维持内环境的稳定。⑧监测血糖变化,严重高血糖时可应用胰岛素。⑨抑制胃酸分泌:可应用胃黏膜保护剂及抑酸剂等。⑩继发感染时给予抗生素治疗。

3.恢复期治疗

①促进各脏器功能恢复;②功能康复治疗;③中西医结合治疗。

六、预防

重视环境卫生和个人卫生,加强体格锻炼,均有助于预防本病。

我国已经成功研制 EV71 灭活疫苗,并已经完成 1 万例 6～35 月龄儿童的 Ⅲ 期临床试验。结果显示,完成 2 剂(间隔 28 天)EV71 疫苗接种,免疫保护率＞95%。

第五节 梅毒

梅毒是一种由梅毒螺旋体引起的慢性全身感染性的性传播疾病,可以侵犯人体所有的组织和器官,产生多种多样的症状和体征。梅毒螺旋体由母体经胎盘血行感染胎儿称为先天性梅毒;从出生后一直到 18 岁被感染梅毒者称为儿童或小儿获得性梅毒。

一、病原微生物

病原体为梅毒螺旋体,是一种小而纤细的螺旋状微生物,因其本身透明不易染色,故又称苍白螺旋体。用暗视野显微镜可以观察到梅毒螺旋体及其三种运动方式,即旋转式、伸缩式、蛇行式。

梅毒螺旋体系厌氧微生物,离开人体不易生存,且只感染人类,因而人是梅毒螺旋体的唯一传染源。

二、传染途径

(一)直接性接触传染

性行为是梅毒的主要传播途径,其中绝大多数为生殖器接触传染。一般认为,梅毒螺旋体自皮肤、黏膜破损处侵入而感染,但正常而无破损的黏膜并不能阻止梅毒螺旋体的侵入。

(二)胎传

梅毒螺旋体可经患梅毒孕妇的血液通过胎盘感染胎儿,一般发生在妊娠18周以后,可导致流产、早产、死胎或分娩出先天梅毒儿。虽然晚期梅毒经性接触的传染性很小,但晚期梅毒患者妊娠仍可传染胎儿,引起宫内感染。

(三)输血和职业暴露

误将早期梅毒患者的血液输入可导致受血者感染,亦可因某些职业如助产士、医务人员、检验人员等,在检查、治疗或处置梅毒患者或其标本过程中,不慎污染和损伤自身皮肤或黏膜而感染。

(四)间接接触感染

可通过接吻、哺乳或接触带有活螺旋体患者污染的日常用品,如衣被、杯子、毛巾、剃刀、烟嘴、餐具、手帕、医疗器械等间接传染,但极为少见。

婴幼儿获得性梅毒传染途径主要为:①患有二期梅毒的保姆、亲属等咀嚼食物喂给婴幼儿;②患口唇硬下疳者亲吻婴幼儿所致;③产褥期母亲阴部或宫颈有硬下疳或扁平湿疣,新生儿通过产道被感染;④输入梅毒患者的血液;⑤间接传染。此外,性虐待也常是儿童梅毒患病的原因之一。

青少年梅毒的传染途径主要由性交传染,包括同性恋,偶可经输血感染。

三、临床表现

临床上根据病情进展,将先天梅毒分为早期先天梅毒和晚期先天梅毒两种。

(一)早期先天梅毒

1.发病年龄

发病为2岁以内的婴幼儿。

2.发病部位

全身皮肤黏膜及内脏系统均可受累。

3.全身症状

患儿常为早产儿,发育及营养不良,可伴有贫血、血小板减少、肝脾大及虫蚀状脱发等。

4.皮肤黏膜损害

损害与后天梅毒Ⅱ期相似,不发生一期梅毒损害。可有流涕、鼻塞等梅毒性鼻炎表现,常导致吮乳困难。皮肤损害形态多样,可为淡红色至暗红色斑疹、丘疹、斑丘疹、鳞屑性红斑、蛎壳样疹、多形红斑样疹等损害,身体虚弱者可见毛囊疹、脓疱疹等,但同一个体在同一时期皮疹形态基本一致。皮疹分布广泛且对称,尤多见于掌跖部,表现为红斑或鳞屑性红斑,尤以铜红色斑、领口状脱屑较具特征性。口周、肛周等腔口周围可见放射状皲裂,愈后形成放射状瘢痕,肛周、外阴常发生扁平湿疣,口腔可见黏膜斑。患儿可伴有全身浅表淋巴结肿大。

先天梅毒患儿不发生外阴及肛周硬下疳等一期梅毒损害。

5.骨损害

主要为骨软骨炎、骨膜炎、骨髓炎等,患肢疼痛而活动受限,易造成假性瘫痪。尚可见到梅毒性指炎、甲沟炎及甲床炎等。

(二)晚期先天梅毒

是由于早期先天梅毒未经治疗或治疗不彻底导致病情发展所致,持续时间较长,可长达数年之久。其中累及皮肤、黏膜和骨骼而不危及生命者,称良性晚期梅毒;除皮肤、黏膜和骨骼受损外,心血管及中枢神经系统等也同时受累,并可危及生命者,称恶性晚期梅毒。近年由于梅毒的早期诊断、及时彻底的治疗,晚期先天梅毒已很少见。

1.发病年龄

发病多在幼儿期。

2.发病部位

全身皮肤黏膜及内脏系统均可受累,但主要损害神经、眼睛、软骨、骨骼、牙齿等。

3.典型损害

主要有梅毒性树胶肿、结节性梅毒疹、近关节结节和硬化性损害4种类型。

(1)梅毒性树胶肿。为晚期先天性梅毒最为常见的损害,约61%患者的晚期先天梅毒损害为树胶肿,组织破坏性极强。损害初为深在性皮下质硬无痛的结节或包块,与组织无明显粘连,多发或单发,多见于小腿,外伤可为其诱因。此后结节逐渐增大,中央软化,可扪及波动,表面皮肤由正常转为暗红色、紫红色或紫褐色,以后穿破皮肤形成窦道,溢出少量淡黄色黏稠的脓性胶状物,故有树胶肿之称,并有特殊的恶臭味。

窦道周围组织继续溃烂,形成边缘整齐锐利并呈穿凿样堤状隆起、基底凹凸不平、表面有黏稠胶冻样物质和坏死组织的圆形或卵圆形深在性溃疡,周围暗褐色浸润,质坚硬,多经数月至2年自愈,留有萎缩性瘢痕。梅毒树胶肿既可向上穿破皮肤,亦可向下侵犯深部组织,如女阴树胶肿,可穿透阴道壁形成膀胱阴道瘘、直肠阴道瘘或引起阴道狭窄,并造成骨质损害。

(2)结节性梅毒疹。为晚期先天性梅毒较为常见的损害,可发生于全身各处,但以头皮、肩胛、背及四肢伸侧多见,分布不对称。损害初为粟粒大皮下小结节,逐渐增大成质硬、绿豆至豌豆大结节,常簇集或呈环形排列,互不融合,表面皮肤呈暗红色,无压痛。结节经过一段时间逐渐软化吸收,留有萎缩性瘢痕及色素沉着,但其周边不断有新发结节,形成花环状或匐行状。

（3）近关节结节。亦称梅毒性纤维瘤，为一种生长缓慢的无痛性皮下结节，发生率约占三期梅毒损害的 0.3%，外伤、局部刺激或压迫可为其诱发因素，好发于肘、膝、髋等易受摩擦的关节处，一般对称性分布。损害为圆形或卵圆形、豌豆至核桃大、质硬结节，既可 3～5 个结节簇集，亦可单发，与周围组织粘连不能推动，既不软化也不破溃，表面皮肤正常，经驱梅治疗可使其缩小或消退。结节中可查到梅毒螺旋体，动物接种较易成功。

（4）硬化性损害。为一种硬化性树胶肿样损害，初为紫红色斑，逐渐扩大并向深部组织浸润，形成与皮面相平的质硬斑块，表面有少量鳞屑或色素沉着，极少溃烂，无压痛，好发于掌跖部，自行消退后表皮轻度萎缩，不留瘢痕。

晚期先天梅毒的舌部损害主要表现为浅表性舌炎、间质性舌炎和舌树胶肿。鼻腔损害多为树胶肿，好发于鼻中隔，溃疡表面可有血性分泌物，可破坏骨质造成鼻中隔穿孔，亦可侵及硬腭和软腭造成穿孔，近卫淋巴结多不肿大。晚期累及心血管系统，引起主动脉炎、主动脉瓣关闭不全或动脉瘤形成；中枢神经系统受累，引起脑膜炎、脑膜树胶肿、脊髓痨、脑动脉血管炎等，是导致患者死亡的主要原因。

晚期先天梅毒还常引起间质性角膜炎、神经性耳聋、胫骨骨膜炎、骨树胶肿以及马鞍鼻、口周放射状裂纹及桑椹状齿等，具有特征性。

（三）儿童获得性梅毒

以往指凡是在出生后一直到 13 岁以前这段时间内被感染上梅毒者，属儿童获得性梅毒。随着儿童年龄分期的扩大，现将青少年（18 岁以下）梅毒也列入儿科范畴。儿童获得性梅毒少见，较先天性梅毒发生率低。

1.发病年龄

从出生至 18 岁。

2.发病部位

主要累及皮肤黏膜，而神经、眼睛、软骨、骨骼、牙齿等损害较先天性梅毒少见。

3.典型损害

除少数新生儿通过产道时头或肩部擦伤处发生硬下疳外，一般以二期梅毒疹表现为主要症状，呈全身弥散性大小不等的红斑、斑丘疹或玫瑰糠疹样疹，掌跖可出现散在的粟粒至黄豆大斑丘疹，表面附有细薄鳞屑。外阴、肛门可出现湿丘疹（扁平湿疣）、口腔黏膜糜烂或出现白斑。以硬下疳为初起症状者较为少见，且易被忽视，有时可与二期梅毒疹并存。腹股沟、腋窝、肘部可出现淋巴结肿大，通常如花生米大，质硬、无压痛，不与皮肤粘连。

四、实验室检查

（一）暗视野检查

取患者皮肤或黏膜损害处分泌物在暗视野显微镜下查苍白螺旋体，此方法是诊断早期梅毒快速而可靠的方法。

（二）梅毒血清学检查

应用不同抗原检测血清中是否存在非特异性抗体及梅毒螺旋体特异性抗体。

1.非特异性抗体

其敏感性高,但可能出现假阳性,常用于普查或筛查,目前常用的有性病研究实验室玻片试验(简称 VDRL)、快速血浆反应素环状卡片试验(简称 RPR)。本试验亦适用于疗效观察,判定复发及再感染的监测。

2.特异性抗体

其敏感性及特异性均较高,对诊断意义大。目前常用荧光螺旋体抗体吸收试验(简称 FTA-ABS)、梅毒螺旋体血球凝集试验(简称 TPHA)。对于先天性梅毒 19S-IgM-FTA-ABS 试验阳性有诊断意义。

3.脑脊液检查

对神经梅毒,尤其对于无症状性神经梅毒的诊断、治疗及预后判断意义较大。淋巴细胞≥10×10^6/L、蛋白含量>50mg/dL 及 VDRL 试验阳性有诊断价值。

4.组织病理

各期梅毒损害的组织病理学表现基本相同,主要表现为小动脉及毛细血管内膜炎及血管周围炎,血管内皮细胞肿胀和增生,最后血管阻塞,血管周围大量浆细胞、淋巴细胞和单核细胞浸润。晚期梅毒损害可表现为肉芽组织增生,可伴有干酪样坏死。

五、诊断标准

(1)患儿父母有可疑感染史或婚外性生活史。

(2)皮疹为多形态,包括斑疹、丘疹、鳞屑性皮疹及脓疱疹,对称性分布且泛发全身;掌跖暗红斑及脱屑性斑丘疹,外阴及肛周多为湿丘疹及扁平湿疣,无痛可有瘙痒,头部可有虫蚀样脱发等。

(3)口腔可有黏膜斑。

(4)骨软骨炎、骨髓炎及骨膜炎多见,可有假性瘫痪表现。

(5)有梅毒性鼻炎及喉炎表现。

(6)肝、脾、淋巴结肿大,伴有贫血、血小板降低、蛋白尿、低蛋白血症等。

(7)神经系统受累可有梅毒性脑膜炎表现。

(8)辅助检查:①暗视野显微镜查见梅毒螺旋体。②梅毒血清学试验阳性如 RPR、VDRL 为筛查试验,FTA-ABS、TPHA 为确诊试验。③神经梅毒时脑脊液 VDRL 阳性,WBC>10/mm^3,蛋白含量>50mg/dL。④应做全血细胞分析,拍骨 X 线平片、X 线胸片,查肝功能,做腹部 B 超、眼底及视力检查、电测听等。

六、鉴别诊断

(一)先天性梅毒

婴幼儿梅毒的诊断依靠病史、体征及梅毒血清学检查等可做出诊断,须与以下疾病进行鉴别。

1.新生儿狼疮

新生儿期发病,主要临床表现为水肿性红斑,多成环形。皮损轻度浸润感,部分上有少量鳞屑。以头面部、躯干多见。梅毒血清学检查阴性,患儿及其母抗 ENA 抗体(Ro/SSA、La/SSB)或 ANA 阳性。皮损病理呈典型的狼疮界面皮炎特征。

2.婴儿肢端脓皮病

好发于 2～10 个月的婴儿,皮疹初发为针帽大红色丘疹,在 24 小时内形成脓疱,孤立或簇集于掌跖部,亦可发生于手足背、腕、踝部,常反复发作,2 岁以后自然缓解;病理组织可见界限清楚的表皮内脓疱,其内充满中性粒细胞。

3.银屑病

婴幼儿银屑病主要表现为红斑、鳞屑,尿布银屑病皮损主要位于臀部,反向银屑病皮损主要位于双侧腋下、腹股沟、外阴。无领口状脱屑。血清学及病理学检查有助于与先天性梅毒鉴别。

(二)儿童获得性梅毒

主要依据病史、体格检查和梅毒血清学检查等诊断。应与以下疾病进行鉴别。

1.玫瑰糠疹

该病春秋季多发,多见于 10～35 岁。60%～70%患者首先在颈腰部、躯干等处出现,1～2 周后,躯干、四肢近端发生散的椭圆形淡红色斑,与肋间隙排列一致,无自觉症状,一般在 2～3 周停止发展,皮疹经 6～8 周自行消退。与梅毒疹不同之处是掌跖及面部一般不发生皮疹。

2.发疹型药疹

主要与玫瑰糠疹型药疹和麻疹样药疹进行鉴别。药疹发疹前有用药史,致敏药物多为青霉素、磺胺及解热镇痛药。皮疹多发且对称分布,伴有瘙痒,停服致敏药及经过糖皮质激素治疗后,可在一周内消退。

七、治疗

(一)早期先天性梅毒

(1)诊断或高度怀疑早期 CS 的患儿按如下治疗方案进行治疗:①青霉素,出生 7 天内的婴儿,每次 50000U/kg,静脉滴注,12 小时一次,连用 10 天;出生 7 天后的婴儿,每次 50000U/kg,静脉滴注,每 8 小时一次,连用 10 天;或②普鲁卡因西林,每次 50000U/kg,肌内注射,每天 1 次,连用 10 天。

(2)如婴儿体检正常,非梅毒螺旋体血清学抗体滴度与母亲的滴度相同或升高未达 4 倍,但①母亲未接受治疗或治疗不充分或母亲分娩前接受治疗不足 4 周或没有治疗的证据;②母亲用红霉素或其他非青霉素药物治疗,若仅给予患儿苄星青霉素单剂治疗,则须对婴儿行全面检查(血常规、脑脊液检查、长骨 X 线片),并保证随访依从性可靠。如果检查中有任何一项不正常或未做或脑脊液检查结果由于血液污染难以解释,婴儿则需要接受 10 天疗程的青霉素治疗。

(3)婴儿体检正常,非梅毒螺旋体血清学抗体滴度与母亲的滴度相同或升高未达 4 倍,同时母亲在妊娠期间接受了规范、足疗程的治疗,母亲无再感染或复发的证据者,推荐治疗方案为苄星青霉素每次 50000U/kg,单剂肌内注射。无需做任何实验室检查评价。

(4)婴儿体检正常,非梅毒螺旋体血清学抗体滴度与母亲的滴度相同或升高未达 4 倍,同时母亲在妊娠前经过充分治疗,母亲非梅毒螺旋体血清学抗体滴度在妊娠前、妊娠期间及分娩时均维持较低水平(VDRL<1:2;RPR<1:4)者,无需做任何实验室检查评价,无需治疗。但也有专家建议在不能保证随访时可应用苄星青霉素每次 50000U/kg,单剂肌内注射。

(二)晚期先天性梅毒

(1)青霉素 G,200000~300000U/(kg·d),每 4~6 小时一次,静脉注射或肌内注射,连续 10~14 日。

(2)普鲁卡因青霉素 G,50000U/(kg·d),肌内注射,连续 10~14 天为一疗程。可考虑给第二个疗程。儿童青霉素用量不应超过成人同期患者的治疗用量。

(3)对青霉素过敏者,可用红霉素治疗,7.5~12.5mg/(kg·d),分 4 次口服,连服 30 天。

(三)特殊注意事项

对于需要治疗,但有青霉素过敏史或发生过可疑青霉素过敏反应的患儿,必要时应首先进行脱敏而后用青霉素治疗。其他抗生素治疗的资料不够充分时,如果应用非青霉素方案,则应行血清学和脑脊液随访。

梅毒的存在可使获得性免疫缺陷综合征(AIDS)传播的危险性增加 3~5 倍。HIV 与梅毒螺旋体感染之间的关系、梅毒与 AIDS 防治的关系是目前中国性病和 AIDS 防治研究的重点,目前正在开展这方面的流行病学研究,期待不久的将来会有这方面的研究结果。对于梅毒螺旋体和 HIV 同时感染的母亲的婴儿,是否需要采取与一般推荐方案不同的检查、治疗或随访,尚无统一方案。

第四章 呼吸系统疾病

第一节 急性上呼吸道感染

急性呼吸道感染通常分为急性上呼吸道感染和急性下呼吸道感染。急性上呼吸道感染（简称上感），指自鼻腔至喉部之间的急性炎症的总称，是最常见的感染性疾病，90%左右由病毒引起。细菌感染常继发于病毒感染之后，是小儿时期最常见的疾病，亦常用"急性鼻咽炎""急性咽炎""急性扁桃体炎"等名词诊断，统称为上呼吸道感染，简称"上感"。急性上呼吸道感染一年四季均可发生，以冬春季节发病率最高，常可侵及口腔、中耳、眼部、颈淋巴结等邻近器官。

一、病因

（一）病毒感染（35%）

以病毒为主，可占原发上呼吸道感染的90%以上，支原体和细菌较少见，病毒感染后，上呼吸道黏膜失去抵抗力，细菌可乘虚而入，并发混合感染。

1.鼻病毒

有100余种不同血清型，冠状病毒分离需特殊方法，两者皆为常见的病原，其感染症状局限于上呼吸道，多在鼻部。

2.柯萨基病毒及埃可（ECHO）病毒

此类病毒均微小，属于微小病毒常引起鼻咽部炎症。

3.流感病毒

分甲、乙、丙三种血清型，甲型可因其抗原结构发生较剧烈的变异而导致大流行，估计每隔10～15年一次，乙型流行规模较小且局限，丙型一般只造成散发流行，病情较轻，以上三型在小儿呼吸道疾病中主要引起上感，也可以引起喉炎、气管炎、支气管炎、毛细支气管炎和肺炎。

4.副流感病毒

分4种血清型，1型称"红细胞吸附病毒2型"（HA2）；2型称"哮吼类病毒"1型（HA1），往往引起细支气管炎或肺炎，也常出现哮吼；3型为地方性流行，全年均可发生，传染性强，能引起婴儿气管炎和肺炎，多数1岁内可感染；4型又称M-25，较少见，可在儿童及成人中发生上呼吸道感染。

5.呼吸道合胞病毒

仅有一型，对婴幼儿呼吸道有强致病力，可引起小流行，1岁以内婴儿约75%左右发生毛细支气管炎,30%左右致喉炎、气管炎、支气管炎及肺炎等,2岁以后毛细支气管炎发病减少,5岁以后,仅表现为轻型上感,下呼吸道感染明显减少,以上所述后三种病毒均属于黏液病毒,在急性上呼吸道感染中以副流感病毒、呼吸道合胞病毒及冠状病毒较为多见。

6.腺病毒

有41种不同血清型,可致轻重不同的上呼吸道感染,如鼻咽炎、咽炎、咽-结膜炎、滤泡性结膜炎,也可引起肺炎流行,3、7型腺病毒可持续存在于上呼吸道腺体中,可引起致死性肺炎,第8型腺病毒容易在学龄儿童中引起流行性角膜结膜炎,第3、7、11型可致咽、结膜炎,1979—1983年夏季曾由于游泳在某低区引起3、7型腺病毒咽结膜热流行。

(二)支原体感染(10%)

肺炎支原体:又名肺炎原浆菌或胸膜肺炎样微生物(简称PPLO),不但引起肺炎,也可引起上呼吸道感染,肺炎多见于5～14岁小儿。

(三)细菌感染(15%)

常见细菌:仅为原发性上呼吸道感染的10%左右,侵入上呼吸道的继发性细菌感染大多属于B溶血性链球菌A组,肺炎球菌,嗜血流感杆菌及葡萄球菌,其中链球菌往往引起原发性咽炎。卡他奈瑟球菌是鼻咽部常见菌群之一,有时在呼吸道可发展为致病菌感染,且有增多趋势,但次于肺炎链球菌和流感杆菌感染。

(四)抵抗力下降(20%)

营养不良,缺乏锻炼或过度疲劳,以及有过敏体质的小儿,因身体防御能力降低,容易发生上呼吸道感染,特别在消化不良、佝偻病以及有原发性免疫缺陷病或后天获得性免疫功能低下的患儿,并发这类感染时,往往出现严重症状,在气候改变较多的冬春季节,更易造成流行。必须指出,上呼吸道感染的发生发展不但取决于侵入的病原体种类、毒性和数量,且与宿主防御功能和环境因素有密切关系,如居住拥挤、大气污染、被动吸烟、间接吸入烟雾,均可降低呼吸道局部防御能力,促使病原体生长繁殖,故加强锻炼、改善营养状况与环境卫生对预防上感十分重要。

二、发病机制

小儿由于防御功能不完善,易患呼吸道感染,呼吸道黏液腺分泌不足,纤毛运动差,因而物理性的非免疫防御功能就较成人为差,分泌型IgA生成不足使气道易受微生物侵袭,通过含有病毒的飞沫、雾滴或经污染的用具进行传播,常于机体抵抗力降低时,如受寒、劳累、淋雨等情况,原已存在或由外界侵入的病毒和(或)细菌,迅速生长繁殖,导致感染,此外,由于支气管高反应性的存在,致使部分婴幼儿因呼吸道感染等因素而诱发呼吸道变态反应性疾病。

三、临床表现

病情轻重程度相差很大,一般年长儿较轻,婴幼儿时期则重症较多。

(一)潜伏期

多为2～3天或稍久。

（二）轻症

只有鼻部症状,如流清鼻涕、鼻塞、喷嚏等,也可有流泪,轻咳或咽部不适,可在 3～4 天内自然痊愈,如感染涉及鼻咽部,常有发热、咽痛、扁桃体炎及咽后壁淋巴组织充血和增生,有时淋巴结可轻度肿大,发热可持续 2～3 天至 1 周左右,在婴幼儿常易引起呕吐和腹泻。

（三）重症

体温可达 39℃～40℃或更高,伴有冷感、头痛、全身无力、食欲锐减、睡眠不安等,可因为鼻咽部分泌物引起较频繁的咳嗽,咽部微红,发生疱疹和溃疡时称为疱疹性咽炎,有时红肿明显波及扁桃体,出现滤泡性脓性渗出物,咽痛和全身症状加重,鼻咽部分泌物从稀薄变成稠厚,颌下淋巴结显著肿大,压痛明显。如果炎症波及鼻窦、中耳或气管,则发生相应症状,全身症状也较严重,要注意高热惊厥和急性腹痛,并与其他疾病作鉴别诊断。急性上呼吸道感染所致高热惊厥多见于婴幼儿,于起病后 1 天内发生,很少反复发生,急性腹痛有时很剧烈,多在脐部周围,无压痛,早期出现,多为暂时性,可能与肠蠕动亢进有关;也可持续存在,有时与阑尾炎的症状相似,多因并发急性肠系膜淋巴结炎所致。

（四）急性扁桃体炎

急性扁桃体炎是急性咽炎的一部分,其病程和并发症与急性咽炎不尽相同,因此可单独作为一个病,也可并入咽炎,由病毒所致者有时可在扁桃体表面见到斑点状白色渗出物,同时软腭和咽后壁可见小溃疡,双侧颊黏膜充血伴散在出血点,但黏膜表面光滑,可与麻疹鉴别。由链球菌引起者,一般在 2 岁以上,发病时全身症状较多,有高热、冷感、呕吐、头疼、腹痛等,以后咽痛或轻或重,吞咽困难,扁桃体大多呈弥散性红肿或同时显示滤泡性脓性渗出物,患者舌红苔厚,如治疗不及时,容易发生鼻窦炎、中耳炎和颈部淋巴结炎。

（五）病程

轻型病例发热时间自 1～2 天至 5～6 天不等,但较重者高热可达 1～2 周,偶有长期低热达数周者,由于病灶未清除,需较长时间才能痊愈。

四、检查

（1）血象:白细胞计数分类对区分病毒或细菌感染有一定意义,前者白细胞计数正常或偏低,后者白细胞总数大多增高,本病多为病毒感染,一般白细胞偏低或在正常范围,但在早期白细胞和中性粒细胞百分数较高;细菌感染时白细胞总数多增高,严重病例也可减低,但中性粒细胞百分数仍增高。

（2）血生化检查。

（3）心电图:必要时做心电图检查,以明确有无心肌损害。

（4）X 线检查:做胸部 X 线检查,明确有无并发支气管炎或肺炎等。

五、诊断及鉴别诊断

（一）诊断

应注意下列几方面。

1.流行情况

了解当地疾病的流行情况对诊断和鉴别诊断均有帮助,患某种急性上呼吸道感染时,不但患者症状相似,其并发症也大致相同。

2.临床特点

全面体格检查以排除其他疾病,观察咽部包括扁桃体、软腭和咽后壁,如扁桃体及咽部黏膜明显红肿,咽后壁淋巴滤泡增生,婴幼儿时期的急性上呼吸道感染往往以突然高热,甚至发生高热惊厥为突出表现,同时有呕吐、腹泻等,较长儿童以鼻咽炎症状为主,表现接近成人,但常伴有腹痛。

3.血象

发热较高,白细胞较低时应考虑常见的急性病毒性上呼吸道感染,并根据当地流行情况和患儿的接触史排除流感、麻疹、疟疾、伤寒、结核病等,白细胞持续增高时,一般考虑细菌感染,但在病毒感染早期也可以高达 $15 \times 10^9/L$ 左右,但中性粒细胞很少超过 75% ,白细胞特别高时,应排除细菌性肺炎、传染性单核细胞增多症和百日咳等,急性咽炎伴有皮疹、全身淋巴结肿大及肝脾肿大者,应检查异常淋巴细胞,排除传染性单核细胞增多症。

(二)鉴别诊断

1.急性传染病

根据临床表现和体征一般均可做出诊断,但某些急性传染病如幼儿急疹、麻疹、百日咳、猩红热、流行性脑膜炎等,前驱症状与急性上呼吸道感染相似,因此应仔细询问病史,注意当地流行情况,结合流行病学、体征及观察病情发展才能及时做出诊断,如扁桃体上有较大的膜性渗出物或超出扁桃体范围,需认真排除白喉,当扁桃体上有脓性分泌物时应考虑链球菌感染,一般以咽涂片检查细菌,必要时培养。

2.败血症和脑膜炎

如在急性咽炎同时还有出血性皮疹,则必须排除败血症和脑膜炎。

3.与流感鉴别

流感有明显的流行病史,多有全身症状如高热、四肢酸痛、头痛等,可有衰竭状态,一般鼻咽部症状如鼻分泌物多和咳嗽等较全身中毒症状为轻。

4.与消化系统疾病鉴别

婴幼儿时期的急性上呼吸道感染往往有消化道症状,如呕吐、腹痛、腹泻等,可误诊为原发性胃肠病,上呼吸道感染伴有腹痛,可由于蛔虫骚动,肠系膜淋巴结炎引起,需与急腹症,急性阑尾炎相鉴别。

5.过敏性鼻炎

有些"感冒"患儿的全身症状不重,常为喷嚏、流涕、鼻黏膜苍白水肿,病程较长且反复发作,则应考虑过敏性鼻炎,在鼻拭子涂片检查时,如见到嗜酸性粒细胞增多,可助诊断,此病在学龄前和学龄儿多见。

6.传染性单核细胞增多症

急性咽炎伴有皮疹,全身淋巴结肿大及肝脾肿大者应检查血象,如白细胞特别高,异常淋巴细胞高时,应除外传染性单核细胞增多症。

六、并发症

急性上呼吸道感染如不及时治疗,可引起很多并发症,在婴幼儿时期常并发急性心肌炎、支气管炎、肺炎等,较长儿童可并发肾炎、风湿热、鼻窦炎等,并发症分三大类:

(一)感染蔓延至附近器官

感染自鼻咽部蔓延至附近器官,较为常见的有急性结膜炎、鼻窦炎、口腔炎、喉炎、中耳炎和颈淋巴结炎,其他如咽后壁脓肿、扁桃体周围脓肿、上颌骨骨髓炎、支气管炎和肺炎等。

(二)感染播散到全身

病原通过血液循环播散到全身,细菌感染并发败血症时,可导致化脓性病灶,如皮下脓肿、脓胸、心包炎、腹膜炎、关节炎、骨髓炎、脑膜炎、脑脓肿和泌尿系感染等。

(三)变态反应性疾病

由于感染和变态反应对机体的影响,可发生风湿热、肾炎、肝炎、心肌炎、紫癜、类风湿病及其他结缔组织病等。

七、治疗

治疗原则为对症治疗。

(1)一般治疗包括休息、多饮水,注意呼吸道隔离,预防并发症发生。

(2)病因治疗

①常用抗病毒药物:三氮唑核苷(病毒唑)具有广谱抗病毒作用,疗程3～5天;也可肌内注射α干扰素(利分能)3～5天。

②应用抗生素指征:年龄小、病情重、有继发细菌感染或并发症者可选用抗生素,常用复方磺胺甲 唑、青霉素,疗程3～5天。

(3)对症处理

①降温:可根据需要使用物理降温,如冷敷。药物降温可口服对乙酰氨基酚或布洛芬类退热药。

②烦躁不安者可口服水合氯醛、异丙嗪镇静。

③发生高热惊厥可用苯巴比妥、地西泮止惊。

八、预防

加强体格锻炼,增强身体抵抗力;保持居住条件清洁卫生,经常消毒、通风,防止病原体入侵;按时添加辅食,加强营养,防治佝偻病、缺铁性贫血等疾病;注意预防隔离,勿与其他患者密切接触,避免交叉感染。

第二节 急性喉炎

一、概述

小儿急性喉炎好发于 6 个月~3 岁的儿童,是以声门区为主的喉黏膜的急性炎症,可因病毒或细菌感染引起,多继发于上呼吸道感染,也可成为某些急性传染病的前驱症状或并发症。以声音嘶哑、咳声如犬吠为主要特征,重者可导致喉梗阻而危及生命。

二、病因

可因病毒或细菌感染引起,常继发于上呼吸道感染如普通感冒、急性鼻炎、咽炎,也可继发于某些急性传染病如流行性感冒、麻疹、百日咳等。大多数由病毒引起,最易分离的是副流感病毒,占 2/3。此外还有腺病毒、流感病毒、麻疹病毒等。病毒入侵之后,为继发细菌感染提供了条件。感染的细菌多为金黄色葡萄球菌、乙型链球菌、肺炎双球菌等。

病变主要发生于声门下腔,炎症向下发展可累及气管。声门下腔黏膜水肿,重者黏膜下可发生蜂窝织炎,化脓性或者坏死性变。黏膜因溃疡可大面积缺损,表面有假膜形成者罕见。

小儿营养不良、抵抗力低下、变应性体质、牙齿拥挤重叠,以及上呼吸道慢性病,如慢性扁桃体炎、腺样体肥大、慢性鼻炎、慢性鼻窦炎,极易诱发喉炎。

小儿急性喉炎与成人相比更易发生呼吸困难,原因如下:

(1)小儿喉腔狭小,喉内黏膜松弛,肿胀时更易导致声门阻塞。

(2)喉软骨柔软,黏膜与黏膜下层附着松弛,炎症时肿胀较重。

(3)喉黏膜下淋巴组织及腺体组织丰富,炎症易发生黏膜下肿胀,而使喉腔变窄。

(4)小儿咳嗽功能不强,不易排出喉部及下呼吸道分泌物,更使呼吸困难加重。

(5)小儿对感染的抵抗力及免疫力不如成人,故炎症反应较重。

(6)小儿的神经系统不稳定,容易受激惹而发生喉痉挛。

(7)喉痉挛除可以引起喉梗阻外,又使充血加重,喉腔更加狭小。

因此,小儿急性喉炎的病情常比成人严重,若不及时诊治,可危及生命。

三、临床表现

起病常较急,患儿多有发热,常伴有咳嗽、声嘶等。早期以喉痉挛为主,声嘶多不严重,表现为阵发性犬吠样咳嗽或呼吸困难,继而炎症侵及声门下区则出现"空空"样咳嗽声,夜间症状加重。声门下黏膜水肿加重,可出现吸气性喉喘鸣。病情重者可出现吸气期呼吸困难,患儿鼻翼扇动、胸骨上窝、锁骨上窝、肋间隙及上腹部软组织吸气时下陷(三凹征),烦躁不安,出冷汗,脉搏加快等症状。

四、辅助检查

纤维或电子喉镜检查可见喉黏膜充血肿胀,尤以声门下区为重,使声门下区变窄。声带由白色变为粉红色或红色,黏膜表面有时附有黏稠性分泌物。

五、诊断

本病起病急,根据其病史、发病季节及特有症状,有声嘶,"空空"样咳嗽应立即想到本病,如出现吸气性喉喘鸣和吸气性呼吸困难即可做出诊断。

对较大能配合的小儿可行间接喉镜检查。如有条件可行纤维/电子喉镜检查,以协助诊断。

六、鉴别诊断

应与下列疾病相鉴别:

(一)气管支气管异物

起病突然,多有异物吸入史。患儿有剧烈的咳嗽及呼吸困难等症状,胸部听诊、X线检查及支气管镜检查可以鉴别两种疾病。

(二)喉痉挛

常见于较小婴儿,起病急,有吸气性喉喘鸣,声调尖而细,发作时间短,症状可骤然消失,无声嘶。

(三)先天性喉部疾病

如先天性喉软骨软化病等。各种喉镜检查和实验室血常规、咽喉拭子涂片或分泌物培养等检查均有助于鉴别。

此外,还应注意与喉白喉、麻疹、水痘、百日咳、猩红热、腮腺炎的喉部表现相鉴别。

七、治疗

小儿急性喉炎病情发展快,易并发喉梗阻,应及时治疗。使用抗生素及肾上腺皮质激素治疗,疗效迅速良好。

(一)给氧

缺氧或发绀患儿应给氧,以缓解缺氧。

(二)肾上腺皮质激素疗法

激素有抗炎、抗病毒及控制变态反应的作用,治疗喉炎效果良好,用量要大,否则不易生效。凡有二度以上喉梗阻均用激素治疗。常用泼尼松、地塞米松或氢化可的松;病情较轻者,可口服泼尼松 $1\sim2mg/kg$,每 $4\sim6$ 小时 1 次。一般服药 $6\sim8$ 次后,喉鸣及呼吸困难多可缓解或消失,呼吸困难缓解后即可停药。二度以上喉梗阻者可用地塞米松 $0.1\sim0.3mg/kg$ 或 $0.6mg/kg$ 或氢化可的松 $5\sim10mg/kg$ 静脉滴注,共 $2\sim3$ 天或甲泼尼龙,至症状缓解。

（三）镇静剂

急性喉炎患儿因呼吸困难缺氧,多烦躁不安,宜用镇静剂,如异丙嗪每次 1～2mg/kg 有镇静和减轻喉头水肿的作用。氯丙嗪则使喉肌松弛,加重呼吸困难,不宜使用。

（四）雾化吸入

现多用雾化泵雾化吸入,将布地奈德吸入溶液 1～2mg 加入雾化器中,雾化吸入后加速喉部炎症及水肿的消退,并稀释分泌物。另外,可用肾上腺素雾化吸入,可有效减轻呼吸道梗阻。剂量为 0.5mg,用 2.5mL 生理盐水稀释,此种溶液可按需给予,严重病例甚至可持续给药。

（五）直接喉镜吸痰

三度呼吸困难患儿,由于咳嗽反射差,喉部或支气管内有分泌物潴留,可在直接喉镜下吸出,除去机械性梗阻,减轻因分泌物刺激所引起的喉痉挛,多可立即缓解呼吸困难。在进行直接喉镜检查吸痰的同时,还可喷雾 1％～3％的麻黄碱和肾上腺皮质激素,以减轻喉部肿胀,缓解呼吸困难。吸痰后,应严密观察病情变化,必要时进行气管切开术。

（六）抗生素疗法

急性喉炎病情进展迅速,多有细菌感染,应及早选用适当足量的抗生素控制感染。常用者为青霉素、头孢菌素、红霉素和交沙霉素等。一般患儿,用一种抗生素即可。病情严重者可用两种以上抗生素。应取咽拭子做细菌培养及药物敏感试验,以选用适当抗生素。

（七）气管切开术

四度呼吸困难者,应立即行气管切开术抢救。三度呼吸困难经治疗无效者也应做气管切开。

（八）其他对症疗法

体温高者,应用物理或药物降温。进流质或半流质易消化食物,多饮水,必要时输液。中毒症状重者,可输全血或血浆。痰黏稠干燥者用雾化吸入。

第三节　急性支气管炎

急性支气管炎是指由于各种致病原引起的支气管黏膜炎症,由于气管常同时受累,故称为急性气管支气管炎,是婴幼儿时的多发病、常见病,多继发于上呼吸道感染,也常为某些传染病(如麻疹、百日咳、白喉等)的一种临床表现。

一、病因

急性支气管炎的病原体是各种细菌或病毒或为混合感染。凡可引起上呼吸道感染的病原体均可引起急性支气管炎。在病毒感染的基础上,可继发细菌感染。常见的致病菌为肺炎链球菌、流感嗜血杆菌及 β 溶血性链球菌 A 组等。营养不良、佝偻病、特应体质等是本病发生的诱因。

二、临床表现

(1)发病可急可慢,多先有上呼吸道感染症状,逐渐出现明显的咳嗽。轻者无明显病容,重者可有发热、头痛、乏力、食欲缺乏、精神萎靡等,也可伴有腹痛、呕吐、腹泻等消化道症状。咳嗽一般持续7~10天。如不及时治疗感染,可向下蔓延导致肺炎。

(2)胸部听诊有或多或少不固定的干性啰音及大、中湿啰音,咳嗽或体位变化后可减少或消失。

三、辅助检查

血常规白细胞计数正常或偏低,继发细菌感染者可升高。胸部X线检查多阴性或仅见双肺纹理增粗、紊乱。

四、鉴别诊断

支气管炎主要依据咳嗽,痰鸣,肺部有不固定的干、湿啰音等做出诊断。需与下列疾病相鉴别。

(一)流行性感冒

起病急骤,发热较高,全身中毒症状,如全身酸痛、头痛、乏力等明显。常有流行病史,并依据病毒分离和血清学检查,可供鉴别。

(二)支气管肺炎

重症支气管炎与支气管肺炎早期有时难以区别,但一般支气管肺炎有气促、呼吸困难,两肺可闻及固定的细小湿啰音,尤以肺底、脊柱旁、腋下为明显。

(三)支气管哮喘

本病有反复发生的哮喘病史,哮喘发作可与感染无关,也可由感染诱发。一般不发热,常在清晨或夜间突然发作,应用支气管扩张药能迅速缓解。

(四)毛细支气管炎

主要由呼吸道合胞病毒感染所致,多见于6个月以内小婴儿。常突然起病,病初时呼吸道症状远较中毒症状严重,表现为发作性喘憋,呼气性呼吸困难,明显三凹征及发绀,一般体温不高,双肺闻及明显哮鸣音,肺底部可有细湿啰音。

另外,反复发作的支气管炎要与支气管异物、先天性上呼吸道畸形、右肺中叶综合征等疾病鉴别。

五、治疗

(一)一般治疗

(1)房间注意清洁、安静,保持光线充足、通风。但避免对流风直接吹患儿。

(2)高热时卧床休息。婴儿须经常调换卧位,使呼吸道分泌物易于排出。

（3）咳嗽频繁时可给镇咳药，但避免给药过量以致抑制分泌物的咳出。

（4）给予易消化物，供给足够水分。

（5）注意口腔、鼻及眼的局部清洁。并注意呼吸道隔离。

（6）发生痉挛而致呼吸困难时，轻者参考以下中医疗法"实热喘"处理，重者参考毛细支气管炎及支气管哮喘的治疗处理。

（二）其他治疗

（1）10％氯化铵溶液，使痰液易于咳出。剂量为每次 0.1～0.2mL/kg。

（2）用适量的吐根糖浆，使痰液易于咳出。婴幼儿每次 2～15 滴，年长儿每次 1～2mL，每日 4～6 次。

（3）并发细菌感染时，可选用适当抗菌药物。

（4）迁延性支气管炎可加用超短波或紫外线照射。

第四节　毛细支气管炎

毛细支气管炎是一种婴幼儿较常见的下呼吸道感染，多见于 1～6 个月的小婴儿，以喘憋、三凹征和气促为主要临床特点。微小的呼吸道管腔易因黏稠分泌物阻塞、黏膜水肿及平滑肌痉挛（1 岁半以内）而发生梗阻，并可引起肺气肿或肺不张。本病多发于冬、春两季，呈散发性或流行性发病，后者称为流行性毛细支气管炎，又因该病是以喘憋为主要特征的一种特殊类型肺炎，故又称喘憋性肺炎。

一、病因

最常见的病原体为呼吸道合胞病毒（RSV），90％的婴幼儿 2 岁内感染过 RSV，其中约40％发展为下呼吸道感染。因为 RSV 感染后机体不能产生长期或永久的免疫力，所以常可重复感染。其他如人类偏肺病毒、流感病毒、腺病毒和副流感病毒等及肺炎支原体也可导致毛细支气管炎。

二、临床表现

（一）症状

（1）本病发生于 2 岁以下小儿，多数在 6 个月以内，喘憋和肺部哮鸣音为其突出表现。

（2）主要表现为下呼吸道梗阻症状，出现呼气性呼吸困难，呼气相延长伴喘鸣。呼吸困难可呈阵发性，间歇期呼气性哮鸣音消失。

（3）严重发作者，可见面色苍白、烦躁不安，口周和口唇发绀。

（4）全身中毒症状较轻，可无热、低热、中度发热，少见高热。

（5）本病高峰期在呼吸困难发生后的 48～72 小时，病程一般为 1～2 周。

（二）体征

（1）体格检查：呼吸浅而快，60～80/min，甚至 100/min，伴鼻翼扇动和三凹征；心率加快，可达 150～200/min。

(2)肺部体征:主要为呼气相哮鸣音,亦可闻及中、细湿啰音,叩诊可呈鼓音。肝、脾可由于肺气肿而推向肋缘下,因此可触及肝和脾。

(3)由于过多换气引起不显性失水量增加,加之入量不足,部分患儿多发生较严重脱水,小婴儿还可能发生代谢性酸中毒。

(4)其他症状包括:轻度结膜炎,程度不等的喉炎,少数病例有中耳炎。

三、辅助检查

(1)外周血白细胞总数及分类大多在正常范围内。

(2)采集鼻、咽拭子或分泌物使用免疫荧光技术、免疫酶技术及分子生物学技术可明确病原。

(3)X 线胸部检查:大部分病例表现有全肺程度不等的阻塞性肺气肿,约 50% 有支气管周围炎影像或有肺纹理增厚,可出现小点片阴影。10% 的病例出现肺不张。

(4)肺功能:RSV 感染后多可检测到肺功能异常,常表现为小气道限制性通气障碍。

(5)血气分析:可了解患儿缺氧和 CO_2 潴留程度。典型病儿可显示 PaO_2 下降和 $PaCO_2$ 正常或增高。pH 与疾病严重性相关。病情较重者可有代谢性酸中毒,由于通气/灌流(V/Q)不均而出现低氧血症。严重者可发生 I 型或 II 型呼吸衰竭。

四、鉴别诊断

根据本病发生在小婴儿,具有典型的喘憋及喘鸣音,一般诊断不难,但须与以下疾病相鉴别。

(一)儿童哮喘

婴儿的第一次感染性喘息发作,即为毛细支气管炎,但若多次反复发作,则应考虑有发展为婴幼儿哮喘的可能。毛细支气管炎发展为哮喘的危险因素包括过敏体质、哮喘家庭史、抗 RSV-IgE 升高、先天性小气道、被动吸烟等。

(二)原发型肺结核

常伴有喘息,可闻及哮鸣音,可根据结核接触史、结核中毒症状、结核菌素试验和胸部 X 线改变予以鉴别。

(三)其他疾病

如纵隔占位、充血性心力衰竭、心内膜弹性纤维增生症、异物吸入及先天性气管支气管畸形等均可发生喘息,应结合病史和体征及必要的检查做出鉴别。

五、治疗

(一)一般治疗

1.吸氧

既往体健的患儿若血氧饱和度降至 90% 以下,则为氧疗指征;若持续低于 90%,则应通过足够的氧疗使血氧饱和度升至90%或以上;若患儿的血氧饱和度≥90%且进食良好、仅有轻微呼吸困难,则可停用氧疗。对于有明显血流动力学异常的心肺疾病史或早产史的患儿,在准备停用氧疗时应给予密切监测。

2.镇静

极度烦躁时应用。可用5%水合氯醛每次1mL/kg,口服或灌肠;或复方氯丙嗪肌内注射(异丙嗪和氯丙嗪每次各1mg/kg)。应用镇静剂时要密切注意呼吸节律的变化。

3.保持呼吸道通畅

有痰随时吸出;痰液黏稠者可予以盐酸氨溴索治疗以稀释痰液,给药途径可为静脉注射或雾化吸入。雾化吸入时,应使用吸入型盐酸氨溴索,静脉剂型慎用。应注意,由于本病患儿可能存在气道高反应性,因此,如病情需要以吸入途径给药时,应使用以压缩空气(或气流量>6L/min氧气)为动力的雾化器装置通过面罩吸入,忌用对气道有较大刺激作用的超声雾化吸入装置。

(二)控制喘憋

吸入支气管扩张剂和糖皮质激素治疗喘憋尚存一定的争议。国外许多有循证医学证据的研究显示,上述两药物对喘憋的疗效有限。不过,鉴于吸入治疗的安全性,通过空气压缩装置吸入支气管扩张剂(如沙丁胺醇、异丙托溴铵等)和糖皮质激素(如布地奈德等)可在临床早期试验性应用,如有效可继续给予,如果临床症状无改善则不继续使用。全身性糖皮质激素应慎用。近年来,对于中、重度毛细支气管炎患儿推荐使用高渗盐水和肾上腺素雾化吸入的治疗方法。

1.高渗盐水雾化吸入

3%盐水雾化吸入(压缩空气或气流量>6L/min氧气为动力的雾化器装置),每次2~4mL,4~6次/天,疗程1~3天。研究表明,应用高渗盐水雾化吸入治疗中度毛细支气管炎,可明显减轻临床评分、减少住院率、缩短住院时间,安全性良好。但如果吸入过程中患儿不耐受或诱发气道痉挛时(如出现喘憋加重),需及时停用。

2.肾上腺素雾化吸入

收缩气管黏膜小动脉,减轻黏膜水肿、降低支气管黏膜厚度,从而提高气道直径而改善通气。用法:肾上腺素每次0.5mg(1岁以下)、每次1mg(1岁以上),加入2mL生理盐水中,雾化吸入(压缩空气或气流量>6L/min氧气为动力的雾化器装置),2~4次/天,疗程1~3天。应用肾上腺素雾化吸入时,应密切观察心率及血压变化。如果治疗无效不再增加剂量应用。

3.其他

静脉注射氨茶碱或硫酸镁可尝试使用,但尚缺乏确切的循证证据。

(三)抗病毒及其他病原体治疗

(1)利巴韦林静脉注射或雾化吸入。由于尚缺乏确切的循证依据,故不推荐常规应用。

(2)明确或疑似肺炎支原体感染可予以大环内酯类抗生素治疗。

(3)有继发细菌感染时需酌情加用其他抗生素。

(四)生物制品治疗

(1)静脉注射免疫球蛋白(IVIG)可在重症患儿或上述治疗方法无效时考虑应用。研究表明,IVIG可缓解临床症状,减少患儿排毒量和缩短排毒期限。应用方法为每天400mg/kg,连续3~5天。

（2）静脉注射抗RSV单克隆抗体对高危婴儿（早产儿、支气管肺发育不良、先天性心脏病、免疫缺陷病）和毛细支气管炎后反复喘息发作者有确切的预防作用;RSV单克隆抗体上市后研究也显示,预防治疗可显著降低住院率。但值得注意的是,该药不能治疗RSV感染。

（五）其他治疗

及时纠正酸碱失衡及离子紊乱;有心力衰竭时积极强心、利尿、减轻心脏负荷;出现脑水肿时及时降颅压及保护脑细胞;有呼吸衰竭时需要气管插管,人工通气治疗。

六、预防

近年研究表明,毛细支气管炎与哮喘的关系十分密切。多年追踪观察发现,婴儿急性毛细支气管炎所表现的喘息往往是哮喘的第一次发作。如喘息反复发作（有人认为超过3次）,除外其他肺部疾病后应考虑支气管哮喘的诊断。国内外研究显示,有30%~70%的毛细支气管炎患儿日后发展成哮喘;有过敏体质、家族有哮喘、过敏性鼻炎等遗传病史及父母吸烟的患儿,哮喘发生率较无以上因素者显著增高。研究显示,对存在哮喘危险因素的毛细支气管炎患儿出院后采用激素吸入治疗可明显减低其日后哮喘的发生率。因此,对诊断为毛细支气管炎的患儿,一定要定期随访;如果日后再有喘息发生（无论是感染或是运动、吸入冷空气等）,特别是对支气管扩张剂及激素治疗敏感,即可能是哮喘,笔者认为不必非得发作3次以上。有人认为,毛细支气管炎患儿如果同时有哮喘的危险因素,即应按哮喘予以早期干预治疗。

第五节 支气管扩张

一、概述

支气管扩张是各种原因引起的支气管树的病理性、永久性扩张,导致反复发生化脓性感染的气道慢性炎症,临床表现为持续或反复性咳嗽、咳痰,有时伴有咯血,可导致呼吸功能障碍及慢性肺源性心脏病。本病多见于儿童和青年,多数为获得性,继发于急、慢性呼吸道感染和支气管阻塞后。新西兰儿童支气管扩张症的患病率为3.7/10万。在我国并非少见病,但目前尚无相关的流行病学资料。

二、病因

支气管扩张症是由多种疾病引起的一种病理性改变,明确原发病因不但有助于采取针对性的诊疗措施,而且还可避免不必要的侵袭性、昂贵或费时的辅助检查,是临床评估的重要组成部分。关于各种病因引起的支气管扩张症的发生率,文献报道不一,但多数儿童和成人支气管扩张症继发于肺炎或其他呼吸道感染（如结核）。儿童支气管扩张症常见免疫功能缺陷,但在成人少见。其他原因均属少见甚至罕见。

（一）下呼吸道感染

为儿童及成人支气管扩张症最常见的病因,特别是细菌性肺炎、百日咳、支原体及病毒感染(麻疹病毒、腺病毒、流感病毒和呼吸道合胞病毒等),占41%～69%。询问病史时应特别关注感染史,尤其是婴幼儿时期呼吸道感染病史。

（二）结核和非结核分枝杆菌

支气管和肺结核是我国支气管扩张症的常见病因,尤其是肺上叶支气管扩张,应特别注意询问结核病史或进行相应的检查。非结核分枝杆菌感染也可导致支气管扩张。支气管扩张症患者(尤其是中老年女性)气道中易分离出非结核分枝杆菌,但并不表明一定合并非结核分枝杆菌感染,须由结核专科或呼吸科医师进行评估和随访,以明确是定植还是感染。

（三）异物和误吸

下气道异物吸入是儿童气道阻塞最常见的原因,成人也可因吸入异物或气道内肿瘤阻塞导致支气管扩张,但相对少见。文献报道,吸入胃内容物或有害气体后可出现支气管扩张,心肺移植后合并胃食管反流及食管功能异常的患者中支气管扩张症的患病率也较高,因此,对于支气管扩张症患者均应注意询问有无胃内容物误吸史。

（四）大气道先天性异常

对于所有支气管扩张症患者都要考虑是否存在先天性异常,可见于先天性支气管软骨发育不全、巨大气管-支气管症、马方综合征及食管气管瘘。

（五）免疫功能缺陷

对于所有儿童和成人支气管扩张症患者均应考虑是否存在免疫功能缺陷,尤其是抗体缺陷。病因未明的支气管扩张症患者中有6%～48%存在抗体缺陷。免疫功能缺陷者并不一定在婴幼儿期发病,也可能在成人后发病。最常见的疾病为普通变异型免疫缺陷病、X连锁无丙种球蛋白血症及IgA缺乏症。严重、持续或反复感染,尤其是多部位感染或机会性感染者,应怀疑免疫功能缺陷的可能,对于疑似或明确合并免疫功能缺陷的支气管扩张患者,应由相关专科医师共同制订诊治方案。

（六）纤毛功能异常

原发性纤毛不动综合征患者多同时合并其他有纤毛部位的病变,几乎所有患者均合并上呼吸道症状(流涕、嗅觉丧失、鼻窦炎、听力障碍、慢性扁桃体炎)及男性不育、女性宫外孕等。上呼吸道症状多始于新生儿期。儿童支气管扩张症患者应采集详细的新生儿期病史;儿童和成人支气管扩张症患者,均应询问慢性上呼吸道病史,尤其是中耳炎病史。成人患者应询问有无不育史。

（七）其他气道疾病

对于支气管扩张症患者应评估是否存在变应性支气管肺曲霉病;支气管哮喘也可能是加重或诱发成人支气管扩张的原因之一;弥散性泛细支气管炎多以支气管扩张为主要表现,虽然在我国少见,但仍需考虑。欧美国家的支气管扩张症患者,尤其是白色人种,均应排除囊性纤维化,此病在我国则相对罕见。

（八）结缔组织疾病

2.9%～5.2%的类风湿关节炎患者肺部高分辨率 CT 检查可发现支气管扩张,因此对于支气管扩张症患者均要询问类风湿关节炎病史,合并支气管扩张的类风湿关节炎患者预后更差。其他结缔组织疾病与支气管扩张症的相关性研究较少,有报道干燥综合征患者支气管扩张的发生率为 59%,系统性红斑狼疮、强直性脊柱炎及复发性多软骨炎等疾病也有相关报道。

（九）炎性肠病

支气管扩张与溃疡性结肠炎明确相关,炎性肠病患者出现慢性咳嗽、咳痰时,应考虑是否合并支气管扩张症。

（十）其他疾病

α_1-抗胰蛋白酶缺乏与支气管扩张症的关系尚有争议,除非影像学提示存在肺气肿,否则无须常规筛查是否存在 α_1-抗胰蛋白酶缺乏。应注意是否有黄甲综合征的表现。

三、病理

（一）支气管扩张的发生部位

通常情况下,支气管扩张发生于中等大小的支气管。支气管扩张可呈双肺弥散性分布,亦可为局限性病灶,其发生部位与病因相关。由普通细菌感染引起的支气管扩张以弥散性支气管扩张常见,并以双肺下叶多见。后基底段是病变最常累及的部位,这种分布与重力因素引起的下叶分泌物排出不畅有关。支气管扩张左肺多于右肺,其原因为左侧支气管与气管分叉角度较右侧为大,加上左侧支气管较右侧细长,并由于受心脏和大血管的压迫,这种解剖学上的差异导致左侧支气管引流效果较差。左舌叶支气管开口接近下叶背段,易受下叶感染波及,因此临床上常见到左下叶与舌叶支气管扩张同时存在。另外,右中叶支气管开口细长,并有 3 组淋巴结环绕,引流不畅,容易发生感染并引起支气管扩张。上叶支气管扩张一般以尖、后段常见,多为结核所致。变应性支气管肺曲霉病患者常表现为中心性支气管扩张。

（二）形态学改变

支气管扩张存在着几个分类系统,大多数都是以支气管镜和尸检所见到的支气管的解剖异常为基础。目前常用的是 Reid 在 1950 年提出的分类系统。Reid 对 45 个尸检所得的支气管扩张肺叶的病理和支气管造影的结果进行了对比,根据支气管镜和病理解剖形态不同,分为 3 种类型:①柱状支气管扩张:支气管管壁增厚,管腔均匀平滑扩张,并延伸至肺周边;②囊柱状支气管扩张:柱状支气管扩张基础上存在局限性缩窄,支气管外观不规则,类似于曲张的静脉;③囊状支气管扩张:越靠近肺的外周,支气管扩张越明显,最终形成气球样结构,末端为盲端,表现为成串或成簇囊样病变,可含气液面。

支气管扩张常常是位于段或亚段支气管管壁由于慢性炎症而遭到破坏,受累管壁的结构,包括软骨、肌肉和弹性组织破坏被纤维组织替代,导致支气管持久扩张、变形。扩张的支气管内可积聚稠厚的脓性分泌物,其外周气道也往往被分泌物阻塞或被纤维组织闭塞所替代。黏膜表面常有慢性溃疡,柱状纤毛上皮鳞状化生或萎缩,杯状细胞和黏液腺增生,支气管周围结缔组织常受损或丢失,并有微小脓肿。炎症可致支气管壁血管增多或支气管动脉和肺动脉的终末支扩张与吻合,形成血管瘤,压力较高的小支气管动脉破裂可造成咯血,多数为少量咯血,少数患者可发生致命性大咯血,出血量可达数百甚至上千毫升,出血后血管压力降低而收缩,出血可自动停止。咯血量与病变范围和程度不一定成正比。支气管扩张易发生反复感染,炎症可蔓延到邻近肺实质,引起不同程度的肺炎、小脓肿或肺小叶不张,以及伴有慢性支气管炎的病理改变。

因气道炎症和管腔内黏液阻塞,多数支气管扩张症患者肺功能检查提示不同程度阻塞性通气功能受损。当病变严重而广泛,且累及胸膜时,则表现为以阻塞性为主的混合性通气功能障碍。病程较长的支气管扩张,因支气管和周围肺组织纤维化,可引起限制性通气功能障碍,伴有弥散功能减低。通气不足、弥散障碍、通气-血流失衡和肺内分流的存在,导致部分患者出现低氧血症,引起肺动脉收缩,同时存在的肺部小动脉炎症和血管床毁损,导致肺循环横截面积减少并导致肺动脉高压,少数患者会发展成为肺心病。

四、临床表现

支气管扩张可发生于任何年龄,但以青少年为多见。大多数患者在幼年曾有麻疹、百日咳或支气管肺炎迁延不愈病史,一些支气管扩张患者可能伴有慢性鼻窦炎或家族性免疫缺陷病史。

(一)症状

典型的症状为慢性咳嗽、大量脓痰和反复咯血。

1.慢性咳嗽、大量脓痰

咳嗽是支气管扩张症最常见的症状($>90\%$),且多伴有咳痰($75\%\sim100\%$),系支气管扩张部位分泌物积储,改变体位时分泌物刺激支气管黏膜所致。故与体位改变有关,常在晨起或夜间卧床转动体位时咳嗽、咳痰量增多。痰液可为黏液性、黏液脓性或脓性。合并感染时咳嗽和咳痰量明显增多,可呈黄绿色脓痰,重症患者痰量可达每天数百毫升。引起感染的常见病原体为铜绿假单胞菌、金黄色葡萄球菌、流感嗜血杆菌、肺炎链球菌和卡他莫拉菌。如痰有臭味,提示合并有厌氧菌感染。感染时痰液收集于玻璃瓶中静置后出现分层的特征:上层为泡沫,下层为脓性成分,中层为混浊黏液,下层为坏死组织沉淀物。但目前这种典型的痰液分层表现较少见。

2.反复咯血

$50\%\sim70\%$的患者有程度不等的咯血,可从痰中带血至大量咯血,咯血量与病情严重程度、病变范围并不完全一致。部分患者以反复咯血为唯一症状,平时无咳嗽、咳脓痰等症状,临床上称为"干性支气管扩张",其支气管扩张多位于引流良好的部位。

3.反复肺部感染

其特点是同一肺段反复发生肺炎并迁延不愈。常由上呼吸道感染向下蔓延所致,出现发热、咳嗽加剧、痰量增多、胸闷、胸痛等症状。约三分之一的患者可出现非胸膜性胸痛。

4.慢性感染中毒症状

反复继发感染可有全身中毒症状,如发热、乏力、食欲减退、消瘦、贫血等。由于支气管持续的炎症反应,部分患者可出现可逆性的气流阻塞和气道高反应性,表现为喘息、呼吸困难和发绀。72％～83％患者伴有呼吸困难,这与支气管扩张的严重程度相关及痰量相关。重症支气管扩张患者由于支气管周围肺组织化脓性炎症和广泛的肺组织纤维化,可并发阻塞性肺气肿、肺心病、右心衰竭,继而出现相应症状。

(二)体征

早期或干性支气管扩张可无异常肺部体征,病变重或继发感染时常可闻及下胸部、背部固定而持久的局限性粗湿性啰音,是支气管扩张症的特征性表现,多自吸气早期开始,吸气中期最响亮,持续至吸气末。约三分之一的患者可闻及哮鸣音或粗大的干性啰音。部分慢性患者伴有杵状指(趾),出现肺气肿、肺心病等并发症时有相应体征。

五、辅助检查

(1)实验室检查:血常规、尿常规、大便常规;肝、肾功能,电解质,红细胞沉降率,C反应蛋白(CRP);痰液涂片、痰培养＋药敏、痰液涂片找抗酸菌。

(2)心电图、血气分析、肺功能、超声心动图等检查。

(3)影像学检查:是确诊的根据。①常规X线胸片,缺乏特征性改变,不能确定病变范围。若有大小不等蜂窝状、圆形、卵圆形透明区或有液平面,有一定诊断价值。②支气管造影,是诊断支气管扩张的金标准。③胸部CT,特别是高分辨薄层CT,是目前支气管扩张的最佳检测方法。④支气管镜检查,对于明确阻塞或出血部位、清除分泌物有益。

六、诊断依据

(1)慢性咳嗽、大量脓痰、反复咯血及肺部感染等病史。

(2)肺部闻及固定而持久的局限性湿啰音。

(3)肺高分辨率薄层CT或支气管造影显示支气管腔扩张和管壁增厚。

七、治疗

(一)一般治疗

1.护理

给予支持疗法增加营养,补充维生素以改善全身营养状况,酌情输血、血浆等。出现发绀、呼吸困难者及时给氧;发热者应及时给予降温,出现烦躁不安可给予镇静等对症处理。

2.营养管理

由护士对患者的营养状况进行初始评估,记录在《住院患者评估记录》中。总分≥3分,有营养不良的风险,需在24小时内通知营养科医师会诊,根据会诊意见采取营养风险防治措施;总分<3分,每周重新评估其营养状况,病情加重应及时重新评估。

重症患儿进食困难者,可给予鼻饲或肠道外营养;注意适当补充白开水。

(二)病原学治疗

(1)解除诱发因素,积极根治合并的慢性鼻窦炎、慢性扁桃体炎等。

（2）经验治疗：抗生素选择的原则应兼顾球菌、杆菌及厌氧菌。

（3）病因治疗：根据痰培养结果选择抗生素。

（三）对因治疗

保持支气管通畅，积极排除痰液。

（1）体位引流。

（2）通过支气管镜引流。

（3）应用支气管扩张药。

（4）止血治疗、对症治疗。

第六节　肺炎

一、支气管肺炎

支气管肺炎是小儿的一种主要常见病，尤多见于婴幼儿，也是婴儿时期主要死亡原因。支气管肺炎又称小叶肺炎，肺炎多发生于冬春寒冷季节及气候骤变时，但夏季并不例外。甚至有些华南地区反而在夏天发病较多，患病后免疫力不持久，容易再受感染。支气管肺炎由细菌或病毒引起。

（一）病因及发病机制

1.好发因素（35%）

婴幼儿时期容易发生肺炎是由于呼吸系统生理解剖上的特点，如气管、支气管管腔狭窄、黏液分泌少、纤毛运动差、肺弹力组织发育差、血管丰富易于充血、间质发育旺盛、肺泡数少、肺含气量少、易为黏液所阻塞等。在此年龄阶段免疫学上也有弱点，防御功能尚未充分发展，容易发生传染病、营养不良、佝偻病等疾患，这些内在因素不但使婴幼儿容易发生肺炎，并且比较严重。1岁以下婴儿免疫力很差，故肺炎易于扩散，融合并延及两肺，年龄较大及体质较强的幼儿，机体反应性逐渐成熟，局限感染能力增强，肺炎往往出现较大的病灶，如局限于一叶则为大叶肺炎。

2.病原菌感染（35%）

凡能引起上呼吸道感染的病原均可诱发支气管肺炎，但以细菌和病毒为主，其中肺炎链球菌、流感嗜血杆菌、RSV最为常见。20世纪90年代以后美国等发达国家普遍接种b型流感嗜血杆菌（Hib）疫苗，因而流感嗜血杆菌所致肺炎已明显减少，一般支气管肺炎大部分由于肺炎球菌所致，占细菌性肺炎的90%以上。其他细菌，如葡萄球菌、链球菌、流感杆菌、大肠埃希杆菌、肺炎杆菌、铜绿假单胞菌则较少见，肺炎球菌至少有86个不同血清型，都对青霉素敏感，所以目前分型对治疗的意义不大，较常见肺炎球菌型别是第14、18、19、23等型。

有毒力的肺炎球菌均带荚膜，含有型特异性多糖，因而可以抵御噬菌作用。而无症状的肺炎球菌致病型的携带者在散播感染方面起到比肺炎患者更重要的作用，此病一般为散发，但在集体托幼机构有时可有流行。β溶血性链球菌往往在麻疹或百日咳病程中作为继发感染出现,凝固酶阳性的金黄色葡萄球菌是小儿重症肺炎的常见病原菌,但白色葡萄球菌肺炎近几年来有增多趋势,流感杆菌引起的肺炎常继发于支气管炎,毛细支气管炎或败血症,3岁以前较为多见。大肠埃希杆菌所引起的肺炎主要见于新生儿及营养不良的婴儿,但在近年来大量应用抗生素的情况下,此病与葡萄球菌肺炎一样,可继发于其他重病的过程中,肺炎杆菌肺炎及铜绿假单胞菌肺炎较少见,一般均为继发性,间质性支气管肺炎大多数由于病毒所致,主要为腺病毒、呼吸道合胞病毒、流感病毒、副流感病毒、麻疹病毒等,麻疹病程中常并发细菌性肺炎,但麻疹病毒本身亦可引起肺炎,曾自无细菌感染的麻疹肺炎早期死亡者肺内分离出麻疹病毒,间质性支气管肺炎也可由于流感杆菌、百日咳杆菌、草绿色链球菌中某些型别及肺炎支原体所引起。

3.发病机制

由于气道和肺泡壁的充血,水肿和渗出,导致气道阻塞和呼吸膜增厚,甚至肺泡填塞或萎陷,引起低氧血症和(或)高碳酸血症,发生呼吸衰竭,并引起其他系统的广泛损害,如心力衰竭、脑水肿、中毒性脑病、中毒性肠麻痹、消化道出血、稀释性低钠血症、呼吸性酸中毒和代谢性酸中毒等。一般认为,中毒性心肌炎和肺动脉高压是诱发心力衰竭的主要原因,但近年来有研究认为,肺炎患儿并无心肌收缩力的下降,而血管紧张素Ⅱ水平的升高,心脏后负荷的增加可能起重要作用,重症肺炎合并不适当抗利尿激素分泌综合征亦可引起非心源性循环充血症状。

(二)临床表现

1.一般肺炎

典型肺炎的临床表现包括:

(1)一般症状:起病急骤或迟缓,骤发的有发热、呕吐,烦躁及喘憋等症状。发病前可先有轻度的上呼吸道感染数天,早期体温多在38~39℃,亦可高达40℃左右,大多为弛张型或不规则发热,新生儿可不发热或体温不升,弱小婴儿大多起病迟缓、发热不高、咳嗽与肺部体征均不明显,常见呛奶、呕吐或呼吸困难,呛奶有时很显著,每次喂奶时可由鼻孔溢出。

(2)咳嗽:咳嗽及咽部痰声,一般在早期就很明显,早期为干咳,极期咳嗽可减少,恢复期咳嗽增多、有痰,新生儿、早产儿可无咳嗽,仅表现为口吐白沫等。

(3)气促:多发生于发热,咳嗽之后,呼吸浅表,呼吸频率加快(2个月龄内>60次/分,2~12个月>50次/分,1~4岁>40次/分),重症者呼吸时呻吟,可出现发绀,呼吸和脉搏的比例自1:4上升为1:2左右。

(4)呼吸困难:常见呼吸困难,口周或指甲青紫及鼻翼扇动,重者呈点头状呼吸、三凹征、呼气时间延长等,有些病儿头向后仰,以便较顺利地呼吸,若使患儿被动地向前屈颈时,抵抗很明显,这种现象应和颈肌强直区别。

(5)肺部固定细湿啰音:胸部体征早期可不明显或仅呼吸音粗糙或稍减低,以后可闻及固定的中、细湿啰音或捻发音,往往在哭闹、深呼吸时才能听到,叩诊正常或有轻微的叩诊浊音或减低的呼吸音,但当病灶融合扩大累及部分或整个肺叶时,可出现相应的肺实变体征,如果发现一侧肺有明显叩诊浊音和(或)呼吸音降低则应考虑有无合并胸腔积液或脓胸。

2.重症肺炎

重症肺炎除呼吸系统严重受累外,还可累及循环、神经和消化等系统,出现相应的临床表现:

(1)呼吸衰竭:早期表现与肺炎相同,一旦出现呼吸频率减慢或神经系统症状应考虑呼吸衰竭可能,及时进行血气分析。

(2)循环系统:较重肺炎病儿常见心力衰竭,表现为以下几点:

①呼吸频率突然加快,超过60次/分。

②心率突然加快,超过160次/分。

③骤发极度烦躁不安,明显发绀,面色发灰,指(趾)甲微血管充盈时间延长。

④心音低钝,奔马律,颈静脉怒张。

⑤肝脏显著增大或在短时间内迅速增大。

⑥少尿或无尿,颜面眼睑或双下肢水肿,以上表现不能用其他原因解释者即应考虑心力衰竭,指端小静脉网充盈或颜面、四肢水肿,则为充血性心力衰竭的征象,有时四肢发凉、口周灰白、脉搏微弱,则为末梢循环衰竭。

(3)神经系统:轻度缺氧常见表现为烦躁、嗜睡,很多幼婴儿在早期发生惊厥,多由于高热或缺钙所致,如惊厥之同时有明显嗜睡和中毒症状或持续性昏迷,甚至发生强直性痉挛、偏瘫或其他脑征,则可能并发中枢神经系统病变如脑膜脑炎或中毒性脑病,脑水肿时出现意识障碍、惊厥、呼吸不规则、前囟隆起、脑膜刺激征等,但脑脊液化验基本正常。

(4)消化系统:轻症肺炎常有食欲缺乏、呕吐、腹泻等,重症可引起麻痹性肠梗阻,表现为腹胀、肠鸣音消失。腹胀可由缺氧及毒素引起,严重时膈肌上升,可压迫胸部,可更加重呼吸困难,有时下叶肺炎可引起急性腹痛,应与腹部外科疾病鉴别,消化道出血时可呕吐咖啡渣样物,大便隐血阳性或排柏油样便。

(三)检查

1.血象

外周血白细胞计数和分类计数对判断细菌或病毒有一定价值,细菌感染以上指标大多增高,而病毒感染多数正常。支原体感染者外周血白细胞总数大多正常或偏高,分类以中性粒细胞为主,但在重症金黄色葡萄球菌或革兰阴性杆菌肺炎,白细胞可增高或降低。

2.特异性病原学检查

(1)鼻咽部吸出物或痰标本

①病毒检测:病毒性肺炎早期,尤其是病程在5天以内者,可采集鼻咽部吸出物或痰(脱落上皮细胞),进行病毒检测,目前大多通过测定鼻咽部脱落细胞中病毒抗原、DNA 或 RNA 进行早期快速诊断。

②细菌检查:肺炎患儿的细菌学检查则较为困难,由于咽部存在着大量的正常菌群,而下呼吸道标本的取出不可避免地会受到其污染,因而呼吸道分泌物培养结果仅供参考,从咽拭或消毒导管吸取鼻咽部分泌物做细菌培养及药物敏感试验,可提供早期选用抗生素的依据。

(2)血标本:血和胸腔积液培养阳性率甚低,如同时还有败血症的症状,应做血培养,病程相对较长的患儿则以采集血标本进行血清学检查,测定其血清特异 IgM 进行早期快速病毒学诊断,病毒分离与急性期/恢复期双份血清抗体测定是诊断病毒感染最可靠的依据,但因费时费力,无法应用于临床。

(3)胸腔积液检查:出现胸腔积液时,可作胸穿,取胸腔积液培养及涂片检查,一般有30%肺炎双球菌肺炎病例。

(4)其他:通过纤维支气管镜取材,尤其是保护性毛刷的应用,可使污染率降低至2%以下,有较好的应用前景,肺穿刺培养是诊断细菌性肺炎的金标准。但患儿和医生均不易接受,最近VuoriHolopainen对肺穿刺进行了综述评价,认为该技术有着其他方法无法比拟的优点,而且引起的气胸常无症状,可自然恢复,在某些机构仍可考虑使用。

3.支原体检测

支原体检测与病毒检测相似,早期可直接采集咽拭子标本进行支原体抗原或DNA检测,病程长者可通过测定其血清特异IgM进行诊断。

4.非特异性病原学检查

如外周血白细胞计数和分类计数、血白细胞碱性磷酸酶积分、四唑氮蓝试验等,对判断细菌或病毒可能有一定的参考价值。细菌感染以上指标大多增高,而病毒感染多数正常,支原体感染者外周血白细胞总数大多正常或偏高,分类以中性粒细胞为主,血C反应蛋白(CRP)、前降钙素(PCT)、白细胞介素-6(IL-6)等指标,细菌感染时大多增高,而病毒感染大多正常,但两者之间有较大重叠,鉴别价值不大,如以上指标显著增高,则强烈提示细菌感染,血冷凝集素试验>1:32对支原体肺炎有辅助诊断价值。

5.血气分析

对肺炎患儿的严重度评价、预后判断及指导治疗具有重要意义。

6.X线检查

支气管肺炎的病因不同,因此在X线上所表现的变化,既有共同点,又各有其特点,早期见肺纹理增粗,以后出现小斑片状阴影,以双肺下野,中内带及心膈区居多,并可伴有肺不张或肺气肿,斑片状阴影亦可融合成大片,甚至波及整个节段。

(1)病灶的形态:支气管肺炎主要是肺泡内有炎性渗出,多沿支气管蔓延而侵犯小叶、肺段或大叶。X线征象可表现为非特异性小斑片状肺实质浸润阴影,以两肺、心膈角区及中内带较多,这种变化常见于2岁以下的婴幼儿。小斑片病灶可部分融合在一起成为大片状浸润影,甚至可类似节段或大叶肺炎的形态,若病变中出现较多的小圆形病灶时,就应考虑可能有多种混合的化脓性感染存在。

(2)肺不张和肺气肿征:由于支气管内分泌物和肺炎的渗出物阻塞,可产生部分性肺不张或肺气肿,在小儿肺炎中肺气肿是早期常见征象之一,中毒症状越重肺气肿就越明显,在病程中出现泡性肺气肿及纵隔气肿的机会也比成人多见。

(3)肺间质X线征:婴儿的肺间质组织发育好,患支气管肺炎时,可以出现一些肺间质的X线征象,常见两肺中内带纹理增多、模糊,流感病毒性肺炎、麻疹病毒性肺炎、百日咳杆菌肺炎所引起的肺间质炎性反应都可有这些X线征象。

(4)肺门X线征:肺门周围局部的淋巴结大多数不肿大或仅呈现肺门阴影增深,甚至肺门周围湿润。

(5)胸膜的 X 线征:胸膜改变较少,有时可出现一侧或双侧胸膜炎或胸腔积液的现象,尽管各种不同病因的支气管肺炎在 X 线表现上有共同点,但又不尽相同,因此,必须掌握好各种肺炎的 X 线表现,密切结合临床症状才能做出正确诊断。

7.B 超及心电图检查

B 超检查:有肝脏损害或肝瘀血时,可有肝脏肿大。心电图检查:有无心肌损害。

(四)诊断及鉴别诊断

1.诊断

根据典型临床症状,结合 X 线胸片所见,诊断多不困难,根据急性起病,呼吸道症状及体征,必要时可做 X 线透视、胸片或咽拭、气管分泌物培养或病毒分离。白细胞明显升高时能协助细菌性肺炎的诊断,白细胞减低或正常,则多属病毒性肺炎。

2.鉴别诊断

需与肺结核、支气管异物、哮喘伴感染相鉴别,同时应对其严重度、有无并发症和可能的病原菌做出评价。

(1)肺结核:活动性肺结核的症状及 X 线胸片,与支气管肺炎有相似之处,鉴别时应重视家庭结核病史,结核菌素试验及长期的临床观察,同时应注意肺结核多见肺部病变而临床症状较少,二者往往不成比例。

(2)发生呼吸困难的其他病症:喉部梗阻的疾病一般表现为嘶哑等症状,如病儿的呼吸加深,应考虑是否并发酸中毒,哮喘病的呼吸困难以呼气时为重,婴儿阵发性心动过速虽有气促、发绀等症状,但有心动过速骤发骤停的特点,还可借助于心电图检查。

(五)并发症

若延误诊断或病原体致病力强者(如金黄色葡萄球菌感染)可引起并发症,如心肌炎、心包炎、溶血性贫血、血小板减少、脑膜炎、肝炎、胰腺炎、脾肿大、消化道出血、肾炎、血尿、蛋白尿等,如在肺炎治疗过程中,中毒症状或呼吸困难突然加重,体温持续不退或退而复升,均应考虑有并发症的可能,如脓胸、脓气胸、肺大疱等。

(六)治疗

1.氧气疗法

氧气疗法是纠正低氧血症,防止呼吸衰竭和肺、脑水肿的主要疗法之一。因此,有缺氧表现时应及时给氧。最常用鼻前庭导管持续吸氧,直至缺氧消失方可停止。新生儿或鼻腔分泌物多者,以及经鼻导管给氧后缺氧症状不缓解者,可用口罩、鼻塞、头罩或氧帐给氧。给氧浓度过高,流量过大,持续时间过长,容易导致不良反应,如弥散性肺纤维化或晶体后纤维增生症等。严重缺氧出现呼吸衰竭时,应及时用呼吸器间歇正压给氧或持续正压给氧以改善通气功能。

2.抗菌药物治疗

抗生素主要用于细菌性肺炎、支原体肺炎、衣原体肺炎及有继发细菌感染的病毒性肺炎。治疗前应做咽部分泌物或血液、胸腔穿刺液培养加药敏试验,以便于针对性选用有效药物。在病原菌未明时,对未用过抗生素治疗的患儿,应首选青霉素,每次 20~40 万 U,每日肌内注射 2 次,直至体温正常后 5~7 天为止。重症者可增加剂量 2~3 倍,静脉给药。年龄小或病情严重者需用广谱抗生素联合治疗,可用氨苄西林,每日 50～100mg/kg,分 2 次肌内注射或静脉注射,加用庆大霉素或卡那霉素等。青霉素疗效不佳或对青霉素过敏的患儿改用红霉素,每日 15～30mg/kg,用 10% 葡萄糖溶液稀释成 0.5～1mg/mL,分 2 次静滴。疑为金葡菌感染可用新青霉素 Ⅱ、Ⅲ 加庆大霉素或氯霉素等,亦可应用头孢菌素、万古霉素等。疑为革兰阴性杆菌感染可用加氨苄西林庆大霉素或卡那霉素等。病原体已明确者,根据药敏试验选择有效抗生素治疗。支原体、衣原体感染首选红霉素。真菌感染应停止使用抗生素及激素,选用制霉菌素雾化吸入,每次 5 万 U,4～6 小时/次,亦可用克霉唑、氟康唑或两性霉素 B。

3.抗病毒药物治疗

国内用利巴韦林治疗早期腺病毒肺炎有一定疗效,对晚期的病例疗效不明显。该药尚可试用于流感病毒性肺炎。对呼吸道合胞病毒上药疗效不明显。

近年来国内运用免疫制剂治疗病毒性肺炎,如特异性马血清治疗腺病毒肺炎,对早期无合并感染者疗效较好。干扰素可抑制细胞内病毒的复制,提高巨噬细胞的吞噬能力,治疗病毒性肺炎有一定疗效。

用乳清液雾化剂气雾吸入治疗合胞病毒性肺炎,对减轻症状缩短疗程均有一定作用。

4.对症治疗

咳嗽有痰者,不可滥用镇咳剂,因抑制咳嗽而不利于排痰。为避免痰液阻塞支气管,可选用祛痰剂如复方甘草合剂、10% 氯化铵溶液、吐根糖浆、敌咳糖浆等。

痰液黏稠可用 n-糜蛋白酶 Smg 加生理盐水 15～20mL 超声雾化吸入,也可用鱼腥草雾化吸入。干咳影响睡眠和饮食者,可服用 0.5% 可待因糖浆,每次 0.1mL/kg,每日用 1～3 次,该药能抑制咳嗽反射,亦能抑制呼吸,故不能滥用或用量过大。右美沙芬每次 0.3mg/kg,每日 3～4 次,有镇咳作用,但不抑制呼吸。

(七)预防

1.加强护理和体格锻炼

婴儿时期应注意营养,及时增添辅食,培养良好的饮食及卫生习惯,多晒太阳。防止佝偻病及营养不良是预防重症肺炎的关键。从小锻炼体格,室内要开窗通风,经常在户外活动或在户外睡眠,使机体耐寒及对环境温度变化的适应能力增强,就不易发生呼吸道感染及肺炎。

2.防止急性呼吸道感染及呼吸道传染病

对婴幼儿应尽可能避免接触呼吸道感染的患者,尤以弱小婴儿受染后易发展成肺炎。注意防治容易并发严重肺炎的呼吸道传染病,如百日咳、流感、腺病毒及麻疹等感染。尤其对免疫缺陷性疾病或应用免疫抑制剂的患儿更要注意。

3.预防并发症和继发感染

已患肺炎婴幼儿抵抗力弱,易染他病,应积极预防可能引起的并发症,如脓胸、脓气胸等。在病房中应将不同病原患儿尽量隔离。恢复期及新入院患儿也应尽量分开。医务人员接触不同患儿时,应注意消毒隔离操作。近年来有用苍术、艾叶等中药香薰烟以减少空气中病原体的报道,此法可用以预防交叉感染。

二、细菌性肺炎

（一）肺炎链球菌肺炎

肺炎链球菌常引起以肺大叶或肺节段为单位的炎症,但在年幼儿童,由于免疫功能尚不成熟,病菌沿支气管播散形成以小气道周围实变为特征的病变（支气管肺炎）。

年长儿童肺炎链球菌肺炎的临床表现与成人相似。可先有短暂轻微的上呼吸道感染症状,继而寒战、高热,伴烦躁或嗜睡、干咳、气急、发绀及鼻扇、锁骨上、肋间隙及肋弓下凹陷等。可伴有铁锈色痰。早期常缺乏体征,多在2～3天后出现肺部实变体征。重症患儿可并发感染性休克、中毒脑病、脑水肿甚至脑疝。

婴儿肺炎链球菌肺炎的临床表现多变。常先有鼻塞、厌食等先驱症状,数天后突然发热、烦躁不安、呼吸困难、发绀,伴气急、心动过速、三凹征等。体格检查常无特征性,实变区域可表现叩诊浊音、管性呼吸音,有时可闻啰音。肺部体征在整个病程中变化较少,但恢复期湿啰音增多。右上叶累及时可出现颈强直。

外周血白细胞计数常增高,达 $15 \times 10^9 \sim 40 \times 10^9$/L,以中性粒细胞为主。多数患儿鼻咽分泌物中可培养出肺炎链球菌,但其致病意义无法肯定。如能在抗生素应用前进行血培养或胸水培养,具有一定的诊断意义。X线改变与临床过程不一定平行,实变病灶出现较肺部体征早,但在临床缓解后数周仍未完全消散。年幼儿童实变病灶并不常见。可有胸膜反应伴渗出。

肺炎链球菌肺炎患儿 $10\% \sim 30\%$ 存在菌血症,但由于抗生素的早期应用,国内血培养阳性率甚低。血清学方法,如测定患儿血清、尿液或唾液中的肺炎链球菌抗原可协助诊断,但也有研究者认为此法无法区别肺炎链球菌的感染和定植。最近有报道通过测定血清 Pneumolysin 抗体或含有针对肺炎链球菌种特异荚膜多糖、型特异荚膜多糖复合物、蛋白抗原 Pneumolysin 抗体的循环免疫复合物进行诊断,但在婴儿,其敏感性尚嫌不足。亦可通过聚合酶链反应检测胸水或血中的肺炎链球菌 DNA 协助诊断。

肺炎链球菌肺炎的临床表现无法与其他病原引起的肺炎相鉴别。此外,年长儿右下叶肺炎常由于刺激横膈引起腹痛,需与急性阑尾炎鉴别。

肺炎链球菌耐药性问题已引起普遍关注。对青霉素敏感株仍可选用青霉素 G10 万 U/(kg·d)治疗,但青霉素低度耐药株(MIC 2.0～4.0μg/mL)应加大青霉素剂量至 10 万～30 万 U/(kg·d),以上治疗无效、病情危重或高度耐药者(MIC>4.0μg/mL)应选用第三代头孢霉素,如头孢噻肟、头孢曲松或万古霉素。

（二）流感嗜血杆菌肺炎

流感嗜血杆菌(Hi)肺炎常见于 5 岁以下婴儿和年幼儿童。应用特异性免疫血清可将 Hi 分为 a～f 6 型,其中以 b 型(Hib)致病力最强。由于 Hib 疫苗的接种,20 世纪 90 年代以后美国等发达国家 Hib 所致肺炎下降了 95%。近年来也有较多非 b 型 Hi 感染的报道。

本病临床表现无特异性。但起病多较缓慢,病程可长达数周之久。幼婴常伴有菌血症,易出现脓胸、心包炎等化脓性并发症。外周血白细胞计数常中度升高。多数患儿 X 线表现为大叶性或节段性病灶,下叶多受累。幼婴常伴胸膜受累。本病诊断有赖于从血、胸水或肺穿刺液中分离到病菌。由于 Hi 在正常人群的咽部中有一定的携带率,托幼机构中更高,因而呼吸道标本诊断价值不大。

治疗时必须注意 Hi 的耐药问题。目前分离的 Hi 主要耐药机制是产生 β-内酰胺酶,美国、我国香港等地 Hi 菌株产酶率已高达 30% 以上。国内各地关于氨苄西林耐药率和产酶率差异较大。如对病菌不产酶,可使用氨苄西林,如不能明确其是否产酶,首选头孢噻肟、头孢曲松等。如最初反应良好,可改为口服,疗程为 10~14 天。在大环内酯类中,阿奇霉素、克拉霉素对 Hi 有较好的敏感性。

(三)葡萄球菌肺炎

葡萄球菌肺炎多发生于新生儿和婴儿。Goel 等报道 100 例患儿中,1 岁以内占 78%,平均年龄 5 个月。金黄色葡萄球(金葡菌)和表皮葡萄球菌均可致病,但以前者致病最强。由于金葡菌可产生多种毒素和酶,具有高度组织破坏性和化脓趋势,因而金葡菌肺炎以广泛出血性坏死、多发性小脓疡形成为特点。

临床上以起病急、发展快、变化大、化脓性并发症多为特征。一开始可有 1~2 天的上呼吸道感染症状或皮肤疖肿史,病情迅速恶化,出现高热、咳嗽、呻吟、喘憋、气急、发绀,肺部体征出现较早。易出现脓胸、脓气胸、肺大疱等并发症。外周血白细胞计数常明显升高,以中性粒细胞为主。可伴轻至中度贫血。胸片改变特点:发展快、变化多、吸收慢。肺部病灶可在数小时内发展成为多发性小脓疡或肺大疱,并出现脓胸、脓气胸等并发症。X 线改变吸收缓慢,可持续 2 个月或更久。

1 岁以下、尤其是 3 月龄以内的小婴儿,如肺炎病情发展迅速,伴肺大疱、脓胸或肺脓疡形成者应高度怀疑本病。在抗生素使用前必须进行痰、鼻咽拭子、浆膜腔液、血液或肺穿刺物的培养。痰或胸水涂片染色可发现中性粒细胞和革兰阳性球菌呈葡萄串链状排列。血清中磷壁酸抗体测定可作为病原学诊断的补充。

合适的抗生素治疗和脓液的引流是治疗的关键。在获取培养标本后应立即给予敏感的杀菌药物,并足量、联合、静脉用药。疗程不少于 4~6 周,有并发症者适当延长。宜首选耐青霉素酶窄谱青霉素类,如苯唑西林等,可联合头孢霉素类使用。如为耐甲氧西林金葡菌(MRSA)引起,应选用万古霉素治疗。

(四)链球菌性肺炎

A 组链球菌(GAS)主要引起咽炎等上呼吸道感染,但在出疹性疾病、流感病毒感染等情况下可发生链球菌肺炎,多发生于 3~5 岁的儿童。B 组链球菌(GBS)则是新生儿肺炎的主要病原。

GAS 所致肺炎与肺炎链球菌肺炎的症状体征相似。常起病突然,以高热、寒战、呼吸困难为特点,也可表现为隐袭起病,过程轻微,表现咳嗽、低热等。

外周血白细胞计数常升高,血抗 O 抗体滴度升高有助于诊断。确定诊断有赖于从胸水、血或肺穿刺物中分离出链球菌。

首选青霉素 G 治疗,临床改善后改口服,疗程 2~3 周。

(五)其他革兰阴性杆菌肺炎

常见的革兰阴性杆菌包括大肠埃希菌、肺炎克雷伯杆菌、铜绿假单胞菌等。主要见于新生儿和小婴儿,常有以下诱因:①广谱抗生素的大量应用或联合应用;②医源性因素如气管插管、血管插管、人工呼吸机等的应用;③先天性或获得性免疫功能缺陷,如营养不良、白血病、恶性淋巴瘤、长期使用皮质激素或免疫抑制剂等。因而本病多为院内感染。

本病临床过程难以与其他细菌性肺炎鉴别。原有肺炎经适当治疗好转后又见恶化或原发病迁延不愈,应怀疑此类肺部感染。诊断主要依靠气管吸出物、血或胸水培养结果。

多数革兰阴性杆菌耐药率较高,一旦诊断此类感染,宜首选第三代头孢霉素或复合 β-内酰胺类(含 β-内酰胺酶抑制剂)。如致病菌株产生超广谱 β-内酰胺酶(ESBL),应选用头孢霉素类、复合 β-内酰胺类,严重者选用碳青霉烯类抗生素如亚胺培南。

(六)沙门菌肺炎

由伤寒、副伤寒、鼠伤寒或其他非伤寒沙门菌引起,发生于沙门菌感染的病程中,较为少见。多发于幼小婴儿。

可表现为大叶性肺炎或支气管肺炎症状。较为特殊的表现为痰常呈血性或带血丝。在沙门菌感染的病程中,如发生呼吸道症状如咳嗽、气急,即使无肺部体征,也应进行摄片。如有肺炎改变应考虑为沙门菌肺炎。

在美国,约 20% 沙门菌株对氨苄西林耐药。如病情严重、耐药情况不明,宜首选第三代头孢霉素,如头孢曲松、头孢噻肟等,如为敏感株感染则可用氨苄西林,或 SMZ-TMP 治疗。

(七)百日咳肺炎

百日咳肺炎由百日咳杆菌引起,多为间质性肺炎,亦可因继发细菌感染而引起支气管肺炎。患儿在百日咳病程中突然发热、气急,呼吸增快与体温不成比例,严重者可出现呼吸困难、发绀。肺部可闻及细湿啰音或出现实变体征。剧烈咳嗽有时可造成肺泡破裂引起气胸、纵隔气肿或皮下气肿。

有原发病者出现肺炎症状较易诊断。继发细菌感染者应送检痰培养及血培养。

治疗首选红霉素,10~14 天为一疗程。必要时加用氨苄西林或利福平等。有报道用阿奇霉素 10mg/(kg·d)5 天或克拉霉素 10mg/(kg·d)7 天亦取得了良好疗效。百日咳高价免疫球蛋白正处于研究阶段,常规免疫球蛋白不推荐使用。

(八)军团菌肺炎

军团菌病可暴发流行,散发病例则以机会感染或院内感染为主。多见于中老年人,但年幼儿也可发生。

军团菌肺炎是一种严重的多系统损害性疾病,主要表现为发热和呼吸道症状。外周血白细胞计数常明显升高,伴核左移。但由于其临床表现错综复杂,缺乏特异性,与其他肺炎难以区别。确诊必须依靠特殊的化验检查,如应用特殊培养基从呼吸道标本或血、胸水中分离出病菌;应用免疫荧光或免疫酶法测定上述标本中的军团菌抗原或血清标本中的特异抗体。β-内酰胺类抗生素治疗无效有助于本病的诊断。

首选大环内酯类,如红霉素及阿奇霉素、克拉霉素、罗红霉素等,疗程为 2~3 周。可加用利福平。喹诺酮类和氨基糖苷类虽有较好的抗菌活性,但儿童期尤其是年幼儿童禁用。

(九)厌氧菌肺炎

厌氧菌肺炎主要为吸入性肺炎,多发生于小婴儿或昏迷患者。起病大多缓慢,表现为发热、咳嗽、进行性呼吸困难、胸痛,咳恶臭痰是本病的特征。也可有寒战、消瘦、贫血、黄疸等。本病表现为坏死性肺炎,常发生肺脓疡和脓胸、脓气胸。当患儿咳恶臭痰、X 线有肺炎或肺脓疡或脓胸时应考虑到本病可能。化验检查常有外周血白细胞计数和中性粒细胞比例的升高。确诊需做气管吸出物厌氧菌培养。

抗生素可选用青霉素 G、克林霉素、甲硝唑等。应加强支持治疗。脓胸者需及时开放引流。

(十)L 型菌肺炎

L 型菌肺炎是临床上难治性呼吸道感染的病原体之一。患儿常有肺炎不能解释的迁延发热或原发病已愈,找不到继续发热的原因。病情多不重,β-内酰胺类抗生素治疗无效。外周血白细胞计数大多正常。X 线改变无特异性,多呈间质性肺炎改变。普通培养阴性,L 型高渗培养基上培养阳性可确诊。治疗应采用兼治原型和 L 型菌的抗生素,如氨苄西林或头孢霉素类加大环内酯类。一般需治疗至体温正常后 10～14 天,培养阴性为止。

(十一)肺脓疡

肺脓疡又称肺化脓症,由多种病原菌引起。常继发于细菌性肺炎,亦可为吸入性或血源性感染。由于抗生素的广泛应用,目前已较少见。

起病急剧,有畏寒、高热,伴阵咳、咳出大量脓痰,病程长者可反复咯血、贫血、消瘦等。外周血白细胞计数和中性粒细胞升高,结合 X 线后前位及侧位胸片,诊断多不困难。痰培养、血培养可明确病原。

怀疑金葡菌者宜首选苯唑西林或万古霉素;厌氧菌感染给予青霉素 G、克林霉素、哌拉西林钠、甲硝唑等。最好根据细菌培养和药物敏感试验结果选用。疗程要足,一般需 1～2 个月。

三、病毒性肺炎

(一)概述

病毒性肺炎是指各种病毒感染引起的肺部炎症,通常累及肺间质,X 线表现为间质性肺炎。引起肺炎的常见病毒包括呼吸道合胞病毒(RSV)、副流感病毒、流感病毒、腺病毒等,其中最常见和临床表现最具特征性的病毒性肺炎是 RSV 肺炎和腺病毒肺炎。

(二)呼吸道合胞病毒肺炎

1.概述

呼吸道合胞病毒(RSV)肺炎是最常见的病毒性肺炎。RSV 只有一个血清型,但有 A、B 两个亚型,我国不同地区呈现 A、B 亚型交替流行趋势。本病多见于婴幼儿,尤其多见于 1 岁以内的小儿。一般认为其发病机制是 RSV 对肺的直接侵害,引起间质性炎症,而非变态反应所致,与 RSV 毛细支气管炎不同。

2.病因

RSV 为副黏病毒科肺炎病毒属、单负链 RNA 病毒,大小约 150nm,为球形或丝状,病毒表面有脂蛋白组成的包膜,包膜上有由糖蛋白组成的长 12～16nm 突出物。包膜表面的 G 和 F 蛋白介导病毒入侵气道上皮细胞,具有免疫原性,能使机体产生中和抗体。

在婴儿体内,RSV首先繁殖于咽部,以后延及支气管、细支气管,引起支气管和细支气管的上皮细胞坏死,最后侵犯肺泡:纤毛功能和保护黏液膜受到破坏,最后侵犯肺泡。在气管黏膜层充满着空泡样环状细胞,上皮层内有淋巴细胞和浆细胞的渗出,支气管周围单核细胞浸润,细支气管被黏液、纤维素及坏死的细胞碎屑堵塞;小支气管、肺泡间质及肺泡内亦有炎症细胞浸润。由于支气管梗死,可继发肺气肿、肺不张。

3.临床表现

RSV感染临床表现与年龄关系密协。新生儿常呈不典型上呼吸道症状,伴嗜睡、烦躁;2~6个月婴儿常表现为毛细支气管炎、喘憋性肺炎;儿童、成人则多见上呼吸道症状;大部分感染RSV的患儿可以在家里观察治疗,当出现呼吸频率增加(尤其是>60次/分),吸气性三凹征、发绀或鼻翼扇动,尿量减少,则提示病情加重或全身恶化,需要及时就诊。

本病在临床上可分为潜伏期、前驱期、喘憋期、肺炎期及恢复期,病程3~7天。潜伏期3~5天,可出现上呼吸道的症状如鼻炎、咽炎。发热一般不高,很少超过39℃,甚至可不发热。经1~2天出现呼吸困难,表现为阵发性喘息,以呼气性呼吸困难为主,唇周发绀和烦躁不安,严重时呼吸可达60~80次/分,有鼻翼扇动和吸气时三凹现象,两肺可闻及喘鸣音和中细湿啰音。甚至出现阻塞性肺气肿,表现为胸廓膨隆,肋间隙增宽;叩诊呈过清音,阻塞严重时呼吸音降低。由于肺部膨胀,膈肌下移,肝、脾被推向下方,而被误诊为心力衰竭引起的瘀血性肝大。由于过度换气加上喘息,呼吸困难,不能吮乳,常伴有脱水。较大年龄儿患RSV肺炎时,以非喘息型为主,其临床表现与其他病毒性肺炎相似。

4.辅助检查

(1)血常规:一般在正常范围内,50%以上的患儿白细胞总数低于10×10^9/L。70%以上患儿中性粒细胞少于50%。

(2)血气分析:主要表现为PaO_2减低。

(3)肺部X线检查胸片多数有小点片状阴影或条絮影,部分患儿有不同程度的肺气肿。

(4)病原学检查

①免疫荧光法:目前已有免疫荧光试剂盒早期、快速检测患儿鼻咽抽吸物中脱落上皮细胞的RSV抗原。

②反转录聚合酶链反应(RT-PCR):RT-PCR是目前诊断RSV的方法之一。

③病毒分离及鉴定:鼻咽部抽吸采样法(NPA)和床边接种比鼻咽拭子(NPS)和非床边接种的分离阳性率高。组织培养常用HeLa、Hep2、KB、人胚肾或羊膜细胞、猴肾细胞等,细胞病变的特点是出现融合区和融合细胞,HE染色可见数十个核聚集在一起或围绕在多核巨细胞周围,胞质内可见嗜酸性包涵体,抗RSV血清可抑制细胞病变的出现,可用CF、IFA等鉴定病毒。

5.诊断

根据临床表现和患儿的年龄以及发病季节、流行病史,胸片表现为支气管肺炎和间质性肺炎的改变,尤其是实验室检查获得RSV感染的证据,不难做出诊断。

6.鉴别诊断

RSV肺炎症状与其他呼吸道病毒肺炎如副流感病毒肺炎、轻症流感病毒肺炎在临床上无法区别,诊断主要依据病毒学检测结果。

7.治疗

(1)RSV肺炎的基本处理原则:监测病情变化保持病情稳定,供氧以及保持水电解质内环境稳定。

(2)至今尚无抗RSV的特效药物,可酌情采用利巴韦林(三氮唑核苷)雾化吸入抗病毒治疗。

8.预防

目前尚无预防RSV感染的有效疫苗。帕利珠,一种单克隆抗体,作为被动免疫方式逐渐发展并取代RSV免疫球蛋白,可降低RSV感染导致的住院率,同时能明显降低重症发生率。预防感染的方法包括:洗手;尽量避免暴露于被动吸烟环境与环境污染;避免接触感染者及感染物品;提倡母乳喂养;针对高危患儿预防性使用帕利珠单抗。

空气和尘埃并非院内感染的主要途径,在呼吸道疾病高发季节,有效预防院内感染依靠对该问题的高度重视以及积极遵守综合防止交叉感染策略。

RSV肺炎一般较轻,单纯病例6~10天临床恢复,极少死亡。

(三)腺病毒肺炎

1.概述

腺病毒肺炎为腺病毒感染所致,目前腺病毒共有64个血清型,引起婴幼儿肺炎最常见的为3、7型,7型有15个基因型,其中7b所致的肺炎临床表现典型而严重,可引起闭塞性细支气管炎。从20世纪80年代后期至今7b已渐被7天取代,而7天引起的肺炎相对较轻。腺病毒肺炎曾是我国小儿患病率和死亡率最高的病毒性肺炎,占20世纪70年代前病毒性肺炎的第一位,现被RSV肺炎取代。

2.病因

由腺病毒,主要是3、7型腺病毒引起,11型及21型也可引起。冬春两季多发。病理改变重,范围广,病变处支气管壁各层均有破坏,肺泡亦有炎性细胞浸润,致使通换气功能障碍,终而导致低氧血症及二氧化碳潴留。病情迁延者,可引起严重的肺功能损害。

3.临床表现

本病多见于6个月~2岁婴幼儿。

(1)潜伏期3~8天。一般急骤发热,往往自第1~2天起即发生39℃以上的高热,至第3~4天多呈稽留或不规则的高热;3/5以上的病例最高体温超过40℃。

(2)呼吸系统症状:大多数患儿自起病时即有咳嗽,往往表现为频咳或轻度阵咳。呼吸困难及发绀多数开始于第3~6天,逐渐加重;重症病例出现鼻翼扇动、三凹征、喘憋(具有喘息和憋气的梗阻性呼吸困难)及口唇指甲青紫。初期听诊大都先有呼吸音粗或干啰音,湿啰音于发病第3~4天后出现。重症患儿可有胸膜反应或胸腔积液(多见于第2周)。

(3)神经系统症状:一般于发病3~4天以后出现嗜睡、萎靡等,有时烦躁与萎靡相交替。在严重病例中晚期出现半昏迷及惊厥。部分患儿头向后仰,颈部强直。

(4)循环系统症状:面色苍白较为常见,重者面色发灰。心律增快。重症病例的35.8%于发病第6~14天出现心力衰竭。肝脏逐渐肿大,可达肋下3~6cm,质较硬,少数也有脾大。

(5)消化系统症状：半数以上有轻度腹泻、呕吐，严重者常有腹胀。

(6)其他症状：可有卡他性结膜炎、红色丘疹、斑丘疹、猩红热样皮疹，扁桃体上石灰样小白点的出现率虽不高，但是也是本病早期比较特殊的体征。

4.辅助检查

(1)血常规：白细胞总数在早期均减少或正常，小部分病例可超过 $10\times10^9/L$，以淋巴细胞为主。有继发细菌感染时，白细胞可升高，且中性粒细胞也增加。

(2)血液气体分析主要表现为 PaO_2 减低，$PaCO_2$ 有增高的现象，在缺氧程度较明显的病例中表现显著。

(3)在肺部体征不明显时，X 线胸片已有改变。轻症仅表现为支气管周围炎。一般病例以大病灶改变为主，右侧多于左侧；小病灶改变分布于两肺的内中带及两侧下部。随着病情发展，病灶密度增高，病变也增多，分布较广，有的互相融合成大病灶状。部分病例在病的极期可有胸膜反应或胸膜积液，量不多。个别可见到肺气肿、肺不张；部分轻症病例肺部阴影在 $1\sim$ 2 周吸收。严重者病变大都在 2 周后开始消退，$3\sim6$ 周后才完全吸收。腺病毒肺炎的轻症病例，肺部 X 线表现与一般支气管肺炎相似。病程为 10 天左右。

(4)病原学检查

①分离培养：标本应尽早从感染部位采集。采集患者咽喉、眼分泌物，粪便和尿液等，加抗生素处理过夜，离心取上清接种敏感细胞(293、Hep-2 或 HeLa 细胞等)，37℃孵育后可观察到典型 CPE，即细胞变圆、团聚、有拉丝现象，最突出的表现是许多病变细胞聚在一起呈葡萄串状。

②病毒鉴定：用荧光标记的抗六邻体抗体与分离培养细胞作用来鉴定腺病毒，也可用血凝抑制(HI)试验或中和试验(NT)检测属和组特异性抗原并鉴定病毒的血清型。

③PCR 可用于腺病毒感染的诊断，引物设计主要根据腺病毒六邻体、VAI 和 VAII 编码区序列，能检测所有血清型。

④血清学检查：常用血清学方法包括 IF、CF、EIA、HI 及 NT 等试验，采取患者急性期和恢复期双份血清进行检测，若恢复期血清抗体效价比急性期增长 4 倍或以上，即有诊断意义。快速检测血清可用 ELISA 法或乳胶凝集试验。

5.诊断

根据临床症状：①持续高热、咽峡炎、结膜炎和麻疹样的皮疹；②肺部体征往往在高热 $4\sim$ 5 天后出现，可听到中细湿啰音；③在肺部体征不明显时，X 线改变即可出现；④用抗生素治疗不见好转，病情逐渐加重。出现以上临床表现时可疑为腺病毒肺炎。

诊断困难的病例，实验室检查可能有帮助。常用的实验室诊断方法有：①从患儿咽拭子或鼻洗液标本培养腺病毒，后者的阳性率较咽拭子培养的阳性率要高，方法可靠，但需 $7\sim14$ 天方有结果；②早期快速诊断，常用的有效方法是免疫荧光法和 PCR 法。

6.鉴别诊断

本病需与麻疹肺炎、肺结核病等鉴别。早期临床症状为发热、咽峡炎、结膜炎和麻疹样皮疹，需与麻疹鉴别。如有麻疹的接触史，发热 $3\sim4$ 天后口腔黏膜出现 Koplik 斑。咽部脱落细胞直接、间接免疫荧光抗体检查和免疫酶标抗体法检测患儿的咽部脱落细胞中腺病毒抗原，均为阴性时,则应考虑为麻疹感染。

此外肺结核原发综合征、粟粒型肺结核、干酪样肺炎需与腺病毒肺炎鉴别。在以上结核感染时,临床表现如高热持续不退,有时也可出现呼吸困难、发绀,用抗生素治疗无效等,需与腺病毒肺炎鉴别。在肺结核时,肺部物理检查体征不如腺病毒肺炎明显,并可结合结核接触史及结核菌素试验等来鉴别。

7.治疗

至今尚无抗腺病毒的药物。综合治疗是治疗腺病毒肺炎的主要治疗措施,包括对症治疗以及治疗在病情发展中不断出现并发的危重症状。减轻呼吸道阻塞、缓解呼吸困难及缺氧等都很重要。

8.预后

病情的严重程度与病毒型的毒力有关,如 7 型较 3 型为重,有免疫功能缺陷的患儿,感染腺病毒时,病情较重。有许多报道关于腺病毒和流感病毒、麻疹病毒和其他病毒之间有交相感应,相互影响的作用。在流感流行时,常可见腺病毒感染的病例出现。麻疹感染时易合并腺病毒感染,实际上一部分麻疹肺炎由腺病毒感染所致,此时病情较严重,预后不良。年龄与严重程度也有关系,一般情况下年幼儿腺病毒感染往往较年长儿为重。

腺病毒肺炎后的肺组织受到严重破坏,病变的恢复、吸收过程需要数周至数个月。少数可延长至数年尚留有肺部后遗症,如闭塞性毛细支气管炎、支气管扩张、肺气肿、肺心病、肺不张、肺纤维化等。集体机构有腺病毒感染时,需采取隔离措施。对咽部病毒阳性持续时间进行观察,患儿的隔离期应为 2 周或延至热退。

四、支原体肺炎

支原体肺炎由肺炎支原体(MP)引起。多见于儿童和青少年,但近年来发现婴幼儿并非少见。全年均可发病,以秋、冬季多见。某儿科研究所报道,MP 肺炎占住院儿童肺炎的 19.2%～21.9%。北美和欧洲的研究表明,MP 占肺炎的 15.0%～34.3%,并随年龄增长而增多。

(一)病因

该病病原体为 MP,它是介于细菌和病毒之间的一种微生物,能在细胞外独立生活,具有 RNA 和 DNA。但没有细胞壁。

(二)临床表现

潜伏期一般为 2～3 周。一般起病较缓慢,但亦有急性起病者。患儿常有发热、畏寒、头痛、咽痛、咳嗽、全身不适、疲乏、食欲缺乏、恶心、呕吐、腹泻等症状,但鼻部卡他症状少见。体温多数在 39℃ 左右,热型不定。咳嗽多较严重,初为干咳,很快转为顽固性剧咳,有时表现为百日咳样咳嗽,咳少量黏痰,偶见痰中带血丝或血块。婴幼儿可表现为憋气,年长儿可感胸闷、胸痛。年长患儿肺部常无阻性体征,这是本病的特点之一。少数病例呼吸音减弱,有干、湿啰音,这些体征常在 X 线改变之后出现。此外,可发生肺脓疡、胸膜炎、肺不张、支气管扩张症、弥散性间质性肺纤维化等。本病尚可并发神经系统、血液系统、心血管系统、皮肤、肌肉和关节等肺外并发症,如脑膜脑炎、神经根神经炎、心肌炎、心包炎、肾炎、血小板减少、溶血性贫血、噬血细胞综合征及皮疹,尤其是 Stevens-Johnson 综合征。多发生在呼吸道症状出现后 10 天左右。

(三)实验室检查

X 线胸部摄片多表现为单侧病变,大多数侵犯下叶,以右下叶为多,常呈淡薄片状或云雾状浸润,从肺门延伸至肺野,呈支气管肺炎的改变。少数呈均匀的实变阴影,类似大叶性肺炎。有时两肺野可见弥散性网状或结节样浸润阴影,呈间质性肺炎的改变。大部分患儿有肺门淋巴结肿大或肺门阴影增宽。有时伴胸腔积液。肺部 X 线变化较快也是其特点之一。

外周血白细胞计数大多正常,但也有白细胞减少或偏高者。血沉轻、中度增快。抗"O"抗体滴度正常。部分患儿血清转氨酶、乳酸脱氢酶、碱性磷酸酶增高。早期患儿可用 PCR 法检测患儿痰等分泌物中 MP-DNA,亦可从痰、鼻分泌物、咽拭子中分离培养出 MP。血清抗体可通过补体结合试验、间接血球凝集试验、酶联免疫吸附试验、间接免疫荧光试验等方法测定或通过检测抗原得到早期诊断。冷凝集试验>1:32 可作为临床诊断的参考。

(四)诊断与鉴别诊断

根据以下临床特征可初步诊断:①多发年龄 5~18 岁;②咳嗽突出而持久;③肺部体征少而 X 线改变出现早且严重;④用青霉素无效,红霉素治疗效果好;⑤外周血白细胞计数正常或升高;⑥血清冷凝集阳性。确诊必须靠呼吸道分泌物中检出 MP 及特异性抗体 IgM 检查阳性。早期诊断法有 ELISA 法、单克隆抗体法检测 MP 抗原,特异 IgM 及 PCR 法检测 DNA 等。

(五)治疗

首选大环内酯类抗生素如红霉素,疗程一般较长,不少于 2 周,停药过早易于复发。近年来研究表明新合成的大环内酯类抗生素阿奇霉素、克拉霉素等具有与红霉素同等的抗菌活性,而且耐受性较好。

对难治性患儿应关注并发症如胸腔积液、阻塞性甚至坏死性肺炎的可能,及时进行胸腔穿刺或胸腔闭锁引流,必要时进行纤维支气管镜下支气管灌洗治疗。近年来有人认为重症 MP 肺炎的发病可能与人体免疫反应有关,因此,对急性期病情较重者或肺部病变迁延而出现肺不张、肺间质纤维化,支气管扩张者或有肺外并发症者,可应用肾上腺皮质激素口服或静脉用药,一般疗程为 3~5 天。

五、衣原体肺炎

(一)概述

衣原体肺炎是指由衣原体引起的急性肺部炎症。引起人类肺炎的衣原体有沙眼衣原体(CT)、肺炎衣原体(CP)和鹦鹉热衣原体(CPs)3 种,其中沙眼衣原体感染可导致沙眼、关节炎和泌尿生殖系统感染等多种疾病,其引起的肺炎多由受感染的母亲在分娩时传染,约 20% 受感染的婴儿发生肺炎,为 6 个月以内婴儿肺炎的主要病原之一。鹦鹉热是由鹦鹉热衣原体引起的人畜共患性疾病,受感染主要是吸入含有鹦鹉热衣原体的鸟粪、粉尘或与病鸟接触而致病,一般可导致肺炎,少数病例可导致全身感染。肺炎衣原体是近 10 余年得到证实的一种新的病原体,是 5 岁以上儿童及成人支气管炎和肺炎的常见病原之一,占 5 岁以上社区肺炎的 5%～20%,是仅次于肺炎支原体的非典型病原体。近年的流行病学和病原学研究显示,肺炎衣原体感染与心血管疾病相关,已引起各国学者的高度重视。

血清流行病学调查显示,肺炎衣原体在人群中的感染非常普遍,在世界范围内有 40%～90% 的人群肺炎衣原体抗体阳性。研究发现,肺炎衣原体感染率随着年龄的增加迅速上升,且没有性别差异,儿童感染率在 20% 左右,青壮年可达 50%～60%,老年人则高达 70%～80%,考虑到人群中肺炎衣原体阳性率很高,感染后抗体逐渐下降,估计所有的人一生某个时期都有可能感染肺炎衣原体,且再感染也很常见。肺炎衣原体感染具有散发和流行交替出现的周期性,散发通常持续 3～4 年,有 2～3 年的流行期,在流行期间可有数月的短暂暴发。患者之间传播间隔期平均为 30 天,在密集人群中流行可持续 6 个月。无症状的感染者在本病的传播上比患者更为重要。

(二)病因

沙眼衣原体有 9 个血清型,其中 12 个血清型与沙眼和生殖道的感染有关;肺炎衣原体只有一个血清型,即 TWAR。肺炎衣原体与沙眼衣原体和鹦鹉热衣原体的 DNA 同源性在 95% 以上,具有相同的生活周期。

衣原体是一种介于病毒和细菌之间的微生物,既具有细菌又具有病毒的特点,与细菌相同的是其具有细胞壁,以二次分裂方式繁殖,有 DNA、RNA 和核糖体;与病毒相同的是其只在细胞内生长。衣原体属于严格细胞内寄生菌,因其不能合成三磷酸腺苷(ATP)或三磷酸鸟苷(CTP),必须依赖宿主细胞的 ATP,与其他细菌不同的是衣原体具有独特的两阶段生活周期,即具有感染性的原体(EB)和具有代谢活性的网状体(RB)两种形式。EB 是一种直径为 200～400nm 的圆形成小体,具高度传染性,与宿主细胞黏附以后,以内吞的方式进入宿主细胞,8～18 小时以后,EB 经过分化形成直径为 700～1000nm 的 RB,EB 和 RB 能够利用宿主细胞的能量,合成自己的 DNA、RNA 和蛋白质,以二分裂方式进行繁殖,36～72 小时以后,RB 经过第 2 次分化,形成 EB。RB 和 EB 在宿主细胞囊泡内聚集形成胞质内包涵体,新增殖的 EB 以下面 3 种方式排出宿主细胞外:①受感染细胞裂解,释放新的 EB;②宿主细胞胞吐 EB;③宿主细胞外排完整包涵体,其中后两种排出方式可以保留受感染细胞的完整,这是衣原体形成无症状感染和亚临床感染的主要原因。新排出的 EB 具有强的感染性,可以再次感染其他细胞,进入下一个感染周期。在经过抗菌药物、干扰素-γ 的治疗或营养物质缺乏的情况下,衣原体的代谢降低,可以长期在细胞内存在。以上衣原体的特殊的二阶段、较长时间的生活周期有利于病原体的生存,同时也是衣原体感染容易长期持续、亚临床感染多的基础,这也是针对衣原体治疗需要长疗程的原因。

由于衣原体肺炎很少引起死亡,其病理学变化所知甚少。活检显示衣原体肺炎主要为小叶性和间质性肺炎,肺泡和细支气管有单核细胞、嗜酸细胞浸润,局部可有中性粒细胞聚集,可以伴有胸膜炎反应。严重的鹦鹉热肺炎可以出现细支气管及支气管上皮脱屑和坏死,肺组织坏死和肺门淋巴结肿大。

沙眼衣原体感染是发达国家最常见的性病之一,亦可引起非淋菌尿道炎或宫颈炎、盆腔炎,婴儿可以通过母亲产道时直接感染或眼部感染衣原体后通过鼻泪管侵入呼吸道引起肺炎。

宫颈沙眼衣原体感染者其阴道产儿中,60%～70%新生儿可以受累,其中 20%～50%发生包涵体结膜炎,10%～20%发生沙眼衣原体肺炎。国外报道 6 个月以下因下呼吸道感染住院婴儿 1/4 为沙眼衣原体感染,国内研究证实沙眼衣原体肺炎占婴儿肺炎的 18.4%,成为婴儿肺炎的重要病原。

肺炎衣原体是 1986 年发现的病原体,主要感染人类,通过呼吸道分泌物人与人之间传播,可以引起上、下呼吸道感染,包括咽炎、喉炎、鼻窦炎、支气管炎和肺炎等。在人群聚集场所如学校、军营和家庭可以引起暴发流行,但 3 岁以下儿童患病较少,年老体弱、营养不良和免疫抑制人群易被感染,且感染后免疫力较弱,易于复发。

鹦鹉热衣原体主要寄生于鹦鹉及禽类等动物体内,病原体自分泌物及排泄物排出,可带菌很久。人通过与禽类接触或吸入鸟粪或被分泌物污染的羽毛而得病,罕见人与人之间传播。鹦鹉热衣原体侵入呼吸道后经血液侵入肝脾等网状内皮细胞。在单核-吞噬细胞内繁殖并释放毒素后,由血行播散到肺及其他组织器官,在肺内引起间质肺炎及肺门淋巴结肿大,在肝脏可引起局部坏死,脾常肿大,心、肾、神经系统和消化系统等均可受累。

(三)临床表现

1.沙眼衣原体肺炎

多见于 3 个月内婴儿,通常在出生后 8 周内发病,也可以引起新生儿期肺炎。起病隐匿,病初只有轻度的呼吸道症状,如流涕、鼻塞、口吐白沫和咳嗽,咳嗽可持续且逐渐加重,出现断续性阵咳,类似百日咳,但无吸气回声。呼吸增快为典型症状,重症患儿可有呼吸暂停。一般无发热或仅有低热,如有明显的发热提示非衣原体或合并其他感染,一般情况较好,无明显感染中毒症状。有资料显示 3 个月内婴儿无热肺炎中 3/4 由沙眼衣原体引起。查体双肺听诊呼吸音粗或可闻及湿啰音或捻发音,很少有呼气性喘鸣音。外周血白细胞计数一般正常或轻度升高,约 75%的患儿出现嗜酸细胞增多。血液 IgM、IgG 和 IgA 均增高,以 IgM 增高显著。PaO_2 轻度降低但 $PaCO_2$ 正常。沙眼衣原体肺炎一般病情不严重,经过合理治疗,预后多良好。但可以合并心肌炎、胸膜炎、胸腔积液、脑炎、贫血、DIC 等,还可出现肝大、黄疸、肝功能损害等,出现并发症者病程迁延,常达数周,多可自愈。早产儿和支气管肺发育不良患儿如果同时感染沙眼衣原体肺炎病情较严重。

伴随或有结膜炎病史有助于诊断,约 50%的沙眼衣原体感染者在出生 5～14 天出现结膜炎症状,2/3 的患儿单侧发病,大多再波及另一眼,主要侵犯下眼睑,急性期有滤泡和黏液性分泌物,很快发展成脓性,常见眼睑水肿,结膜明显充血,偶见角膜血管翳及瘢痕形成。此外分泌性中耳炎也较常见,但比较轻。

2.肺炎衣原体肺炎

多见于 5 岁以上年长儿,起病多隐袭,潜伏期为 15～23 天。初期有上呼吸道感染症状,表现为流涕、咽痛、声音嘶哑、发热,发热以低热为主,偶有中等度发热。继之咳嗽加重,以干咳为主,且持续时间长,多可持续 3 周以上,少数可伴有肌痛、胸痛等。肺部体征常不明显,可闻及干、湿性啰音。常伴淋巴结肿大,还可合并中耳炎和鼻窦炎。外周血白细胞计数和 C 反应蛋白一般正常或轻度升高。肺炎衣原体肺炎的临床表现与其他非典型病原体如支原体、呼吸道病毒肺炎相比无明显特异性,一般病情较轻,有自限性。但在肺功能欠佳、粒细胞缺乏、急性白血病、镰状细胞病和囊性纤维化患儿,肺炎衣原体感染可能会引起重症肺炎,甚至威胁生命。

少数患儿可合并心肌炎、川崎病、脑炎、脑膜炎、吉兰-巴雷综合征、反应性关节炎、甲状腺炎等肺外疾病。最近发现肺炎衣原体感染与支气管哮喘的急性发作、加重、较难控制有关。

3.鹦鹉热衣原体肺炎

常见于成年人,儿童以年长儿多见。通常有鸟类密切接触史,人与人之间感染少见。潜伏期1~2周,起病多隐袭,病情轻时表现为一过性流感样症状。亦可急性起病,常有高热,体温高达40℃,寒战、头痛、咽痛、肌痛、乏力、咳嗽明显、咳少量黏痰或血痰,呼吸困难或轻或重,可伴有食欲缺乏、恶心、呕吐、腹痛等消化道症状。肺部常无明显体征,可闻及少许湿啰音,严重者可有肺实变体征。肺部体征较少而影像学表现较重是其特点。外周血白细胞计数正常或降低,C反应蛋白一般正常或轻度升高,血沉早期稍增快。可以并发贫血、反应性肝炎、肝脾大、蛋白尿、结节性红斑、心肌炎、心内膜炎、DIC等肺外表现。轻症患儿3~7天发热渐退,中症8~14天,重症者发热可持续20~25天。病后免疫力减弱,可复发,有报道复发率达21%,再感染率在10%左右。

(四)辅助检查

1.衣原体分离培养及抗原检测

分离培养是公认的诊断衣原体感染的金标准,其敏感性为80%~90%,特异性为100%,此外培养法能检出患儿是否存在活的病原体,可作为疗效判定的标准,为所有非培养方法所不及。检测的标本包括鼻咽拭子、鼻咽抽吸液、痰、支气管肺泡灌洗液和胸腔积液等,其中鼻咽拭子最不敏感。对沙眼衣原体肺炎合并结膜炎或直肠炎的患儿,还可采用眼部分泌物或眼拭子和直肠拭子检测。由于衣原体是严格的胞内菌,需要使用细胞培养法作病原体分离培养,一般实验室难以常规进行,并且采取的标本应该含有上皮细胞,对标本的转运、储存和处理有较高的要求,培养需要48~72小时,因此依赖于非培养技术的检测方法如血清学检测及PCR检测越来越受到重视。

采用酶免疫试验(EIA)或直接荧光抗体试验(DFA)检测呼吸道各种标本中的衣原体抗原是一种快速的检测技术,但采取的标本中一定要有受感染的上皮细胞,这些方法的敏感性较低,为60%~70%。

2.血清学检查

血清学检测衣原体特异性抗体是目前诊断衣原体肺炎应用最广泛的快速诊断方法,包括应用补体结合试验、微量免疫荧光试验(MIF)和酶联免疫吸附试验(ELISA)检测衣原体特异性IgM、IgG和IgA抗体,其中IgA抗体对诊断的价值尚没有确定。补体结合试验只能检测种衣原体属特异性抗体,不能区分3种衣原体,并且敏感性不高,对诊断帮助不大;MIF能够检测3种衣原体特异性IgM和IgG抗体,有较高的敏感性和特异性,是目前美国CDC推荐的诊断方法。MIF法检测单份血清沙眼衣原体(CT)或肺炎衣原体(CP)特异性抗体,如果CT-IgM≥1:64或CP-IgM≥1:16或CP-IgG≥1:512或检测双份IgM和IgG抗体滴度上升≥4倍,提示急性期感染;如果IgG≥1:16但<1:512,仅提示既往感染。对于鹦鹉热衣原体感染,MIF法单份血清IgM≥1:16或双份血清抗体滴度有4倍增加,结合接触史和临床过程即可诊断。

3.核酸扩增实验

核酸扩增实验(NAATs)是近年发展最快的检测衣原体感染的方法,包括聚合酶链反应(PCR)、转录介导的扩增方法和链置换扩增。核酸扩增实验无须培养,有很高的敏感性和特异性,对早期快速诊断有重要意义,其中 PCR 方法简便快速,应用最多,但目前此方法尚未标准化,各个实验室的技术方法不同导致实验室之间结果存在一定的差异,有待进一步确定。

4.影像学检查

(1)沙眼衣原体肺炎:以双肺过度充气和弥散性结节状或网织颗粒影为主要表现。结节影分布广泛、不均匀、大小不等,可呈粟粒肺样弥漫分布,也可呈多发或散在分布,很少有胸膜渗出,无纵隔淋巴结肿大。

(2)肺炎衣原体肺炎:表现多样化,无特异性,多为单侧节段性或肺叶浸润、实变,以下叶及周边多见;少数严重者为广泛双侧肺炎表现,可呈网状、云雾状、粟粒状或间质浸润;胸膜渗出可有少到中量积液。影像学所见往往经过 1 个多月才消失。

(3)鹦鹉热衣原体肺炎:表现为由肺门向外放射的浸润病灶,常侵及两肺下叶,可见毛玻璃样阴影中间有点状影,呈弥散性间质性肺炎或支气管肺炎改变,偶见粟粒样结节或实变灶或有胸腔积液征象。

(五)诊断

沙眼衣原体、鹦鹉热衣原体和肺炎衣原体引起的肺炎尽管在发病年龄、高发人群、临床表现和影像学改变方面有一定的特点,但是与其他病原体引起的肺炎相比较,缺乏特异性,确切诊断依赖于病原学检查,关键是在进行肺炎的诊断和治疗过程中,始终把衣原体纳入肺炎的病原学鉴别中考虑。

对于 3 个月以内的小婴儿无热肺炎,应该首先考虑沙眼衣原体感染,如果同时伴有结膜炎或有结膜炎病史,则高度考虑,其他有意义的临床特点包括患儿一般情况好而影像学表现比较重和外周血嗜酸细胞增加。对于 5 岁以上年长儿肺炎,如果外周血白细胞没有明显增高,使用 β-内酰胺类抗生素治疗无效,需要考虑肺炎衣原体、肺炎支原体、嗜肺军团菌、流感病毒、腺病毒等非典型病原体肺炎,与流感病毒和腺病毒肺炎相比较,肺炎衣原体肺炎中毒症状轻,一般情况比较好,但无法与肺炎支原体肺炎区别。近年的资料显示,肺炎衣原体在 5 岁以下儿童中也并不少见。病史中有鸟类、禽类密切接触史者,要考虑鹦鹉热衣原体感染。此外观察对大环内酯类抗菌药物的治疗反应有助于衣原体肺炎的诊断,由于这一治疗比较安全有效,如果受制于条件无法进行病原学检查,可以进行经验性治疗。

病原学检测是确诊衣原体肺炎的唯一手段,方法有分离培养、特异性抗体检测和 PCR 检测。作为临床医师,在诊断衣原体感染时,应该熟悉这些检测方法本身的优点和局限性,特别是各种方法对诊断的敏感性、特异性和适用性,以便更好地选择恰当的检测方法和对检查结果进行合理的解释。虽然分离培养到衣原体是诊断的金标准,但由于衣原体属严格细胞内寄生菌,其培养需要细胞培养和荧光抗体鉴定,其敏感性受采集标本的影响,对技术要求高,并且费时,应用于临床常规诊断受到限制。特异性抗体检测对取材和检测技术要求不高,简便易行,是目前应用最广泛的方法,但最常用的 ELISA 技术敏感性和特异性并不理想,MIF 技术是目前公认和推荐的诊断方法。在选择特异性抗体进行诊断时应该理解原发性和再次感染中各种抗体的产生时间及其变化,衣原体原发性感染以后,特异性 IgM 抗体在 2～3 周出现,特异性 IgG 抗体在 6～8 周出现,再次感染时 IgG 出现早(1～2 周),不出现 IgM。此外还要考虑到母亲感染以后衣原体特异性 IgG 抗体可以通过胎盘传给婴儿,母传抗体一般在 6 个月时消失。因此在选择特异性抗体进行诊断评价时,需要考虑采血时机(病程)和年龄的影响,必要性应该重复检测。双份血清检测,恢复期抗体滴度上升≥4 倍可以明确为急性感染,但属于回顾性诊断,对早期治疗意义不大。PCR 检测具有简便、敏感、特异性高的优势,是值得推广和常规应用的诊断方法。

(六)鉴别诊断

衣原体肺炎主要需要与其他病原体引起的肺炎鉴别,由于沙眼衣原体和肺炎衣原体引起的肺炎临床特点不同,鉴别诊断的侧重点有一定的不同,同时应该注意衣原体肺炎也可能合并其他病原体感染,如肺炎链球菌、肺炎支原体和呼吸道合胞病毒。

1.沙眼衣原体肺炎

(1)巨细胞病毒肺炎:影像学表现为间质性肺炎,病变分布和特征与衣原体肺炎相似,有时单纯依靠影像表现鉴别较为困难,但巨细胞病毒肺炎通常伴其他器官受累的症状和体征,而衣原体肺炎肺部体征轻,影像表现相对重。

(2)腺病毒和副流感病毒肺炎:也可为间质性肺炎,但没有特征性断续咳嗽和嗜酸细胞增多。

(3)呼吸道合胞病毒肺炎:病初有发热,表现以呼气性喘息为主。

(4)细菌性肺炎:患儿病情通常比较重,多有发热和全身中毒症状,影像学以肺实变为主。

(5)百日咳:特征为阵发性痉挛性咳嗽伴有深长的"鸡鸣"样吸气性吼声,外周血象以淋巴细胞增多为特点,影像学一般无明显异常。

(6)急性血行播散性肺结核(粟粒性肺结核):一般发病时间在新生儿期后,多有密切接触史,常有结核感染中毒症状,临床结核菌素试验为阳性。影像特征为弥漫粟粒样结节影,其大小、密度及分布均匀,纵隔淋巴结肿大常见。

(7)新生儿吸入性肺炎:大量吸入时双肺可见广泛分布的粗结节和小斑片影,以中内带为主,伴一泛性或局灶性过度充气,可与衣原体肺炎表现类似。但吸入性肺炎有较明确的吸入病史,且主要为胎粪吸入,发病多在出生后,而衣原体肺炎发病时间为出生后 2～4 周,根据发病时间和临床特征可鉴别。

其他尚需要鉴别的疾病还有真菌性肺炎、卡氏肺孢子菌肺炎。

(8)肺炎衣原体肺炎:肺炎衣原体肺炎与肺炎支原体肺炎、军团菌肺炎及某些病毒性肺炎均属非典型性肺炎,临床表现及影像学相似,鉴别诊断基本上依赖病原学检查及对治疗的反应。

2.鹦鹉热衣原体肺炎

如为单纯肺炎,需与其他病原体引起的肺炎鉴别。如为全身感染,可有中枢神经系统感染症状或心肌炎表现,多有肝、脾大,需与伤寒、败血症、结核等鉴别。

(七)治疗

病情轻的患儿可以在门诊治疗,有明显呼吸困难、咳嗽严重或咳嗽后呼吸暂停者应住院治疗。

1.一般治疗

注意加强护理和休息,保持室内空气新鲜并保持适当室温及湿度,保持呼吸道通畅;经常翻身更换体位;烦躁不安可加重缺氧故可以给适量的镇静药物。有缺氧表现者,酌情给予吸氧及其他对症治疗。

2.抗菌药物治疗

β-内酰胺类抗生素对衣原体无效,有效的抗菌药物主要包括大环内酯类、四环素类和氟喹诺酮类。由于四环素类和氟喹诺酮类不推荐在儿童中使用,治疗衣原体感染主要为阿奇霉素、红霉素或克拉霉素。根据其药动学特征,临床使用方法为:红霉素 20~30mg/(kg·d),分 3~4 次口服连用 2 周,重症或不能口服者,可静脉给药;阿奇霉素 10mg/(kg·d),每天口服 1 次,首剂可以加倍,疗程 3~5 天;克拉霉素 15mg/(kg·d),分 2 次口服,疗程 10~14 天(12 岁以下儿童不推荐)。有研究显示阿奇霉素、克拉霉素对衣原体肺炎的效果与红霉素相当或甚至更好,但它们在细胞内及组织浓度较高,且胃肠道反应较红霉素轻,所以常常作为首选治疗。临床上衣原体耐药并不多见,但考虑到在常规疗程治疗后衣原体肺炎的症状容易复发,建议延长疗程至少 2 周。

肺炎衣原体感染可以合并肺炎链球菌感染,此种情况下,应该联合使用 β-内酰胺类抗菌药物。此外在社区获得性肺炎的治疗过程中,对于病情相对较轻且有提示为非典型病原体感染病史者,如果不能排除肺炎衣原体感染的可能性,经验治疗的方案中应包括大环内酯类抗生素。

(八)预防

对新生儿和婴儿沙眼衣原体感染的预防,关键在于对母亲妊娠后 3 个月进行衣原体感染的筛查和治疗,推荐对沙眼衣原体感染的母亲,在产前使用阿奇霉素治疗 1 周,也可使用红霉素治疗 14 天。对鹦鹉热衣原体感染的预防,一方面要提高饲养和从事鸟类或禽类加工和运输的人员的意识,加强个人防护措施,避免与病鸟或死鸟接触;另一方面加强对观赏和食用鸟类或禽类的管理,特别是其粪便或排泄物、分泌物、羽毛等的处理,定期对鸟笼等设施进行清洁和消毒,衣原体对常用的消毒剂和加热敏感,但耐酸碱。人是肺炎衣原体的自然宿主,其传播方式主要是人-人通过飞沫传播,也可从环境中接触后通过手自体接种,其预防措施与其他呼吸道传染性疾病相同,如流行期不要在人群密集的地方停留时间过长,经常洗手等。

沙眼衣原体肺炎和肺炎衣原体肺炎预后比较好,但病程迁延,咳嗽可能长达数周。鹦鹉热衣原体肺炎重症病例死率高,未经治疗者可达 15%~20%,合理治疗以后死亡率降低至 1%以下。衣原体感染后,机体虽然能产生特异性细胞免疫和体液免疫,但通常免疫力不强,且为时短暂,因此容易造成持续性感染、隐性感染和反复感染。

护理篇

第五章　儿童基础护理

第一节　儿童生长发育

儿童发育是指从受精卵到成人的整个成熟过程,是儿童区别于成人的重要特点。生长是指儿童身体各器官、系统的长大,可有相应的测量值来表示其量的变化;发育是指细量的变化,可在一定程度上反映身体器官、系统的成熟状况。生长和发育两者是密切相关的,生长是发育的物质基础,生长量的变化可在一定程度上反映身体器官、系统的成熟状况。

儿童生长发育过程是非常复杂的,受许多因素的影响。临床上许多问题涉及生长发育,异常的生长发育可能是某些疾病的主要临床表现。监测和促进儿童生长发育是儿科护理的重要职责之一。

一、生长发育规律

儿童生长发育是由量变到质变的复杂过程,有连续性、阶段性;发育的不平衡性;个体差异性和一般规律的四大特点。

(一)生长发育是连续、有阶段性的过程

儿童出生后第一年体重和身长增长很快,出现第一个生长高峰;第二年以后生长速度逐渐减慢;到了青春期生长速度又开始加快,出现第二个生长高峰。由此可见生长发育在整个儿童时期是不断进行的,但各年龄阶段生长发育有一定的特点,不同年龄阶段生长速度不同。

(二)各系统、器官生长发育的不平衡性

人体各器官、系统的发育顺序遵循一定规律,儿童身体各系统发育是不平衡的。

(1)神经系统发育较早,大脑在生后2年内发育较快。

(2)淋巴系统在学龄期发育迅速,12岁达高峰,以后逐渐下降至成人水平。如扁桃体在2岁以后明显增大,近青春期开始萎缩至成人水平。

(3)生殖系统发育最晚,在青春期前处于幼稚期,青春期迅速发育。

(4)心脏、肝脏、肾脏、肌肉的发育与体格生长平行。

各系统发育速度的不同与其在不同年龄的生理功能有关,从整体看是统一、协调的,也是相互影响的。

(三)生长发育的个体差异

儿童生长发育虽然按一定总规律发展,但是在一定范围内受遗传、环境的影响,存在相当

大的个体差异,每个人生长的"轨道"不会完全相同。

(四)生长发育的一般规律

儿童的生长发育是遵循由上到下、由近到远、由粗到细、由低级到高级的规律。

(1)生后运动发育的规律是:先会抬头、然后抬胸,再会坐、立、行,这就是由上到下的发育规律。

(2)活动时,从臂到手、从腿到脚都会慢慢伸展开,就其方向来看遵循由近到远的规律。

(3)抓取物品时,先会用全掌抓握,再发展到以手指端摘取,遵循由粗到细的规律。

(4)从低级的看、听、感觉事物、认识事物,发展到拥有高级的记忆、思维、分析、判断等能力是低级到高级的发展。

二、影响生长发育的因素

儿童体格生长从受精卵开始到出生后,一直受到体内外各种因素的影响。

(一)遗传和性别因素

1.遗传基因

父母的遗传基因决定儿童体格生长的"轨迹"、特征、潜力和趋势。父母身材的高矮对子代的影响较大。而遗传性代谢缺陷病、染色体畸变则严重影响儿童的生长发育。

2.性别因素

男、女儿童生长发育各有特点,除青春早期外,一般女童平均身长(身高)、体重较同年龄男童小,因此在评价儿童体格发育时男、女儿童各有标准。

(二)营养因素

营养是最重要的影响因素,年龄越小越重要。长期营养摄入不足,会导致体重不增或下降,严重者最终影响身高的增长。研究表明,20世纪50年代初至60年代中期,日本儿童身高曲线与牛奶、鸡蛋的消费增长曲线一致,两者的相关系数为0.76(男)和0.66(女)。1990年以来,我国大幅度提高母乳喂养率及儿童泥糊状食品的质量,对儿童体格生长水平提高起到了关键的作用。八省的"中国健康与营养调查"追踪性调查也显示,儿童的身高变化与动物性食物提供的能量呈很好的正相关。

(三)疾病因素

1.孕妇疾病

孕妇的某些疾病会直接影响胎儿的生长。孕妇患风疹、带状疱疹、巨细胞病毒感染及弓形虫病,可影响胎儿的发育;孕妇患糖尿病,胎儿易成为巨大儿;孕妇严重营养不良,可导致胎儿宫内发育迟缓;甲状腺功能亢进的孕妇生育的后代,小头畸形要比一般人高出13倍。

2.出生后疾病

这是不可忽视的影响因素,尤其是内分泌疾病。如甲状腺功能减退,基础代谢缓慢,造成患儿体格矮小、智能障碍;垂体功能不全,生长激素不足引起侏儒症;性腺过早发育可促使骨骺提前愈合,故青春期开始较早者身材矮小;急性感染性疾病常使患儿体重减轻、生长迟缓,但只要在疾病恢复阶段为儿童提供良好的营养和生活条件,则可"追赶生长";长期慢性疾病,如哮喘反复发作、先天性心脏病,则会对患儿体格发育产生不可逆的影响。

3.药物

某些药物如细胞毒性药物、激素、抗甲状腺药物等,均可直接或间接地影响生长。如长期应用肾上腺皮质激素,会使身高增长的速度减慢。

(四)环境因素

1.社会与自然环境

(1)经济发展水平:社会经济发展水平的提高是促进儿童体格生长的重要因素,通常通过促进营养、安全饮水、健康服务条件改善、疾病减少而发生作用。20世纪50年代初至1985年30余年间,某市身高、体重值与工业总产值的相关系数达0.91(男)和0.96(女),说明国民收入及工农业生产等社会经济条件对儿童体格生长有直接的影响。目前,城市儿童体格生长水平明显优于农村。

(2)环境卫生:良好的生活环境能减少疾病,促进儿童生长发育。而不良环境如贫困、环境污染、教养不良等均会对儿童的体格和心理发育带来负面影响。儿童应充分利用日光、新鲜空气、水进行体格锻炼。

2.家庭环境

(1)家庭经济水平:家庭经济收入是与儿童营养较为密切相关的因素之一。家庭经济收入的增加,儿童基本营养条件的改善,可促进儿童体格生长。

(2)家庭气氛:家庭和睦、平等民主的氛围,有利于儿童身心健康;如果长期处于高压力、压抑的家庭环境中,如父母离异、家庭暴力等,则对体格生长有抑制作用。

三、体格生长

(一)体格生长常用指标

应选用易于测量、有较好人群代表的指标来表示。常用的指标有体重、身高(长)、坐高、头围、胸围、上臂围、皮下脂肪厚度等。

(二)出生至青春前期体格生长发育

1.体重的增长

体重是身体各器官、组织及体液的总重量。因体脂和体液变化较大,体重在体格生长指标中最易波动,是反映儿童体格生长,尤其是营养状况的最易获得的敏感指标,也是儿科临床计算药量、输液量等的重要依据。

新生儿出生体重与胎次、胎龄、性别及宫内营养状况有关。我国2005年九市城区调查结果显示平均男婴出生体重为(3.3 ± 0.4)kg,女婴为(3.2 ± 0.4)kg,与世界卫生组织的参考值一致。

出生后体重增长应为胎儿宫内体重增长曲线的延续。部分新生儿在生后数天内,由于摄入不足,胎粪及水分排出,可致生理性体重下降。一般下降原有体重的$3\%\sim9\%$,多在生后$3\sim4$天达到最低点,以后逐渐上升,至第$7\sim10$天恢复到出生时的水平。早产儿的体重恢复比较慢。

儿童年龄越小,体重增长越快。出生后前 3 个月体重增长最快,一般每月增长 600g～1000g,生后 3 个月末时体重约为出生体重的 2 倍;出生后 9 个月体重的增长约等于前 3 个月体重的增长,即 12 个月龄时体重约为出生体重的 3 倍;出生后第一年是体重增长最快速的时期,为"第一个生长高峰";生后第 2 年后到青春前期体重稳步增长,年增长为 2～3kg;进入青春期后体格生长再次加快,呈现"第二个生长高峰"。

估算体重的公式:

可选公式:1～6 个月:体重(kg)=出生体重+月龄×0.7

7～12 个月:体重(kg)=6+月龄×0.25

2 岁至青春期:体重(kg)=年龄×2+7(或 8)

或用公式:3～12 月:体重(kg)=(月龄+9)/2

1～6 岁:体重(kg)=年龄(岁)×2+8

7～12 岁:体重(kg)=[年龄(岁)×7−5]/2

2.身高(长)的增长

身高指头、躯干与下肢长度的总和。3 岁以下儿童立位测量不易准确,应仰卧位测量,称体长;3 岁以后立位测量,称为身高。

身高(长)的增长规律与体重增长相似,也是在出生后第一年增长最快,也呈现婴儿期和青春期 2 个生长高峰。新生儿出生时身长平均为 50cm;生后第一年身长平均增长约为 25cm,其中前 3 个月增长 11～13cm,约等于 9 个月的增长,故 1 岁时身长约 75cm;第二年增长速度减慢,平均为 10cm,到 2 岁时身长约为 85cm;2 岁后身长(高)稳步增长,平均每年增加 5～7cm,至青春期出现第二个身高增长高峰。

2～12 岁身长(高)的估算公式为:身高(cm)=年龄(岁)×7+77

身高(长)包括头、躯干(脊柱)和下肢的长度。这三部分的增长速度并不一致。生后第一年头部生长最快,躯干次之,而青春期身高增长则以下肢为主,故各年龄期儿童头、躯干和下肢所占身高(长)的比例在生长过程中发生变化,头占身长(高)的比例从婴幼儿的 1/4 减为成人的 1/8。

3.坐高的增长

坐高是指头顶至坐骨结节的长度,3 岁以下取仰卧位测量,称顶臀长。坐高代表头颅与脊柱的生长。由于下肢增长的速度随年龄增长而加快,坐高占身高的百分数则随年龄增加而下降。

4.头围的增长

头围(HC)指自眉弓上缘经枕骨结节绕头一周的长度,是反映脑发育和颅骨生长的一个重要的指标。胎儿时期脑发育居各系统的领先地位,故出生时头围相对较大,平均 33～34cm。头围在 1 岁以内增长较快,前 3 个月和后 9 个月均增长 6～7cm,故 1 岁以后头围增长明显减慢,2 岁时约 48～50cm;15 岁时 54～58cm,基本同成人。所以头围测量在 2 岁以内最有价值。头围过小常提示脑发育不良;头围过大或增长过快则提示脑积水、脑肿瘤的可能。

5.胸围的增长

胸围(CC)平乳头下缘经肩胛角下缘平绕胸一周为胸围。胸围代表肺与胸廓的生长。出生时胸围 32～33cm,略小于头围 1～2cm。1 岁左右胸围等于头围。1 岁至青春期胸围应大于头围。

6.上臂围的增长

上臂围(UAC)经肩峰与鹰嘴连线中点绕臂一周即为上臂围。上臂围代表肌肉、骨骼、皮下脂肪和皮肤的生长。1 岁以内上臂围的增长迅速,1～5 岁增长缓慢,为 1～2cm。因此,有学者认为在无条件测量体重和身高的场合,可用测量左上臂围来筛查 1～5 岁小儿的营养状况:>13.5cm 为营养良好,12.5～13.5cm 为营养中等,<12.5cm 为营养不良。

(三)青春期体格生长规律

青春期是儿童到成人的过渡期,受性激素等因素的影响,体格生长出现出生后的第二个高峰,有明显的性别差异,尤其身高增长迅速。男孩的身高增长高峰约晚于女孩 2 年,且每年身高的增长值大于女孩,因此最终的身高一般来说男孩比女孩高。

青春期体重的增长与身高平行,同时内脏器官增长。女性耻骨与骨骼下部的生长与脂肪堆积使臀围加大。男性则有肩部增宽、下肢较长、肌肉增强的不同体型特点。

四、与体格生长有关的各系统发育

(一)骨骼发育

1.颅骨发育

颅骨随脑的发育而增长,故其发育较面部骨骼(包括鼻骨、下颌骨)为早。可根据头围大小,骨缝及前、后囟门闭合迟早来评价颅骨的发育。颅骨缝出生时可略微分开,3～4 个月时闭合。前囟为顶骨和额骨边缘形成的菱形间隙,其对边中点连线长度在出生时为 1.5～2.2cm,后随颅骨发育而增大,6 个月后逐渐骨化而变小,1～1.5 岁时闭合,最迟不超过 2 岁。

前囟检查在儿科非常重要,大小及张力的变化均提示某些疾病的可能。前囟早闭、头围小提示脑发育不良、小头畸形;前囟迟闭、过大见于佝偻病、甲状腺功能减退症等;前囟张力增加常提示颅内压增高,而前囟凹陷则见于极度消瘦或脱水者。

2.脊柱发育

脊柱的增长反映脊椎骨的发育。出生后第一年脊柱增长先于四肢,以后四肢增长快于脊柱。新生儿时脊柱仅轻微后凸,3 个月左右随婴儿抬头出现第一个弯曲——颈椎前凸;6 个月左右会坐时出现第二个弯曲——胸椎后凸;1 岁左右开始行走时出现第三个弯曲——腰椎前凸。6～7 岁时韧带发育完善,这 3 个脊柱自然弯曲被韧带所固定。

3.长骨发育

长骨的生长主要依靠其干骺端软骨骨化和骨膜下成骨作用使之增长、增粗。干骺端骨融合,标志长骨生长结束。

随着年龄的增长,长骨干骺端的软骨次级骨化中心按一定的顺序和骨解剖部位有规律地出现。骨化中心出现的多少可反映长骨的生长成熟程度。通过 X 线检查不同年龄小儿长骨骨骺端骨化中心的出现时间、数目、形态变化,并将其标准化,即为骨龄。

(二)牙齿发育

牙齿的发育与骨骼发育有一定的关系,但因胚胎来源不完全相同,故发育速度也不平衡。

人一生有 2 副牙齿,即乳牙(20 个)和恒牙(28～32 个)。出生时在颌骨中已有骨化的乳牙牙孢,被牙龈覆盖,生后 4～10 个月乳牙开始萌出,2～2.5 岁出齐,2 岁以内乳牙的数目为月龄减 4～6,但乳牙的萌出时间也存在较大的个体差异,12 个月后未出牙为乳牙萌出延迟。乳牙萌出顺序一般下颌先于上颌、自前向后。

出牙为生理现象,但个别小儿可有低热、流涎、睡眠不安、烦躁等反应。牙的生长与蛋白质、钙、磷、维生素 C 和维生素 D 等营养素及甲状腺激素有关,较为严重的营养不良、佝偻病、甲状腺功能减退症等患儿可有出牙迟缓、牙釉质差等。

(三)生殖系统发育

受下丘脑-垂体-性腺轴的调节,生殖系统迟至青春期才开始发育,在伴有体格生长明显加速,出现生长发育第二个高峰的同时,性器官迅速增长,出现第二性征。青春期持续 7～10 年,可划分为 3 个阶段:①青春前期(2～3 年):女孩 9～11 岁,男孩 11～13 岁,体格生长明显加速,出现第二性征;②青春中期(2～3 年):出现生长发育的第二个高峰,第二性征全部出现,性器官在解剖和生理功能上均已成熟;③青春后期(3～4 年):体格生长停止,生殖系统发育完全成熟。

青春期开始和持续时间受多种因素的影响,个体差异较大。女孩在 8 岁以前,男孩在 9 岁以前出现第二性征,为性早熟,即青春期提前出现;女孩 14 岁以后,男孩 16 岁以后无第二性征出现,为性发育延迟。

1.女性生殖系统发育

女性生殖系统发育包括女性生殖器官的形态、功能发育和第二性征发育。第二性征发育以乳房、阴毛、腋毛发育为标志,乳房发育是第二性征中出现最早的征象。出生时卵巢发育已较完善,但其卵泡处于原始状态。进入青春前期后,在腺垂体促进腺激素的作用下,卵巢内滤泡发育,乳房出现硬结,随着卵巢的迅速增长,雌激素水平不断上升,促进女性器官发育及第二性征的出现。

2.男性生殖系统发育

男性生殖系统发育包括男性生殖器官的形态、功能发育和第二性征发育。第二性征主要表现为阴毛、腋毛、胡须、变声及喉结的出现。出生时睾丸大多已降至阴囊,约 10% 尚位于下降途中某一部位,一般于 1 岁内都会下降到阴囊,少数未降者即为隐睾。在青春期以前,男孩外阴处于幼稚状态,进入青春前期后,睾丸进一步发育,睾丸增大是男性青春期的第一征象,其分泌的雄激素促进第二性征的出现。

五、神经心理发育

小儿神经心理的发育大量反映为日常的行为,故此期的发育也称为行为发育。小儿神经心理功能发育的基础是神经系统的发育,尤其是脑的发育。除先天因素外,神经心理的发育与环境和教养密切相关。

(一)神经系统的发育

小儿的神经系统发育最早,出生时脑的重量约为 370g,为体重的 10%～12%,6 个月时为

600～700g,2 岁时为 900～1000g,10 岁已达成人脑重的 90%(成人脑的重量为 1500g 左右)。出生时大脑已有全部主要沟回,新生儿神经细胞数目已与成人相同,但大脑皮层薄,细胞分化不全,缺乏树突。3 岁时神经细胞分化基本完成,8 岁时接近成人。神经纤维髓鞘化到 4 岁才完成,故婴儿期当外界刺激传入大脑时,神经传导速度慢,且易于泛化。

胎儿的脊髓发育相对较成熟,到 2 岁已接近成人。出生后即有觅食、吞咽、吸吮等一些先天性反射和对强光、寒冷、疼痛等的反应,其中有些无条件反射如吸吮、握持、拥抱等反射随年龄增长而消失。脊髓随年龄增长而加长,新生儿脊髓下端位于第二腰椎的下缘,4 岁时上移至第一腰椎,做腰椎穿刺时应注意。

(二)感知发育

感知是通过各种感觉器官从环境中选择性地获取信息的能力。感知的发育对小儿运动、语言、社会适应能力的发育起着重要促进作用。

1.视感知

新生儿已有视觉感应功能,瞳孔有对光反应,强光可引起闭目,但眼球运动不协调,能看到 15～20cm 以内的物体,3 个月时出现头眼协调运动,4～5 个月时开始认识母亲的面容,并能初步分辨颜色。

2.听感知

新生儿已有听觉,能听到 50～90dB 的声响及 500～1000Hz 的音频,3 个月时可将头转向声源,6 个月时对母亲的语言有明显的反应,1 岁可听懂自己的名字。

3.味觉及嗅觉

出生时味觉发育已很完善,对甜与酸等不同味道可产生不同的反应,出生后 4～5 月对食物的任何改变都很敏感。小儿的嗅觉发育较慢,6 个月以后才能分辨好闻与难闻的气味。

(三)运动发育

小儿运动发育的规律是从不协调到协调、从泛化到集中、从粗大动作到精细动作。粗大动作发育过程可归纳为:

"二抬四翻六会坐,七滚八爬十会走"。精细运动是指手指的精细动作,如小儿 4 个月时两手可以握物,9～10 个月时示指和拇指可捏起细小的东西,1 岁时可用笔在纸上乱画,2～3 岁会用筷子,并能解衣扣,4 岁后能穿衣、剪纸、绘画及书写等。

(四)语言发育

语言是人类特有的高级神经活动,与智能关系密切,是儿童全面发育的标志。语言的发育要经过发音、理解和表达 3 个阶段。新生儿会用哭声表达饥饿和疼痛,2～4 个月是咿呀发音阶段,6～7 个月发出单字唇音,8 个月后能发出双字重音如"爸爸"、"妈妈",但无意识,1 岁时才会叫"爸爸"、"妈妈",1.5 岁到 2 岁能讲 2～3 个字的词组,能认识和指出身体的部位,能用代词你、我等。3～4 岁会用形容词、副词等,并会唱歌,5～6 岁能讲完整的故事。

(五)神经反射的发育

小儿出生后即有某些生理反射如角膜反射、吞咽反射、瞳孔对光反射等,这些反射终生存在,若减弱或消失,表示神经系统出现病理变化。吸吮反射 1 岁后消失,握持反射、拥抱反射 2～4 个月后消失,若长期存在表示大脑发育不全或病理现象。4 个月以内的婴儿,因四肢的屈肌张力高,一般克氏征、布氏征可呈阳性,为正常现象。巴氏征为病理反射,但2岁以内的小儿亦可呈阳性,无临床意义,但若不对称则有意义。

(六)神经精神发育的评价

儿童神经心理发育的水平表现在感知、运动、语言及心理过程等各种能力和性格方面,对这些能力和特征的检查称为心理测试,以了解小儿智能发育情况是否合乎正常发育规律,有无神经精神发育障碍。心理测试仅能检查障碍的程度,没有诊断疾病的意义,不可代替其他学科的检查,只能反映被测者当时情况,不能预测将来智能水平。要对发育做出评价必须要综合考虑各方面情况,有时还需多次随访复查才能确定。

目前国内外采用的心理测试方法很多,按测试目的可分为两大类,即筛查性测试和诊断性测试。

1.筛查性测试

方法简单、快速,短时间内可粗筛出正常者或异常者,异常者尚需作进一步的诊断性测试。常用的筛查测试有:①丹佛发育筛查测试:主要用于6岁以下,尤其是4.5岁以下小儿智能筛查。其内容可分为大运动、语言、精细运动与适应性行为、个人-社会等四方面的功能测试,共103个项目。②图片词汇测试:适用于4～9岁个人与集体的一般智能筛查,尤其适用于语言或运动障碍者。用150张图片,每张有黑白线条画四幅,讲一个词语,要求指出其中相应的一幅画。可测试儿童听觉、视觉、知识、推理、综合分析、语言词汇、注意力和记忆力等。③绘人测试:适用于5～9.5岁儿童。其结果与其他智能测试的相关系数在0.5以上,不需语言交流,与推理、空间概念、感知能力的相关性更显著。

2.诊断性测试

包括范围广,内容多而详细,测试时间长,评定也复杂,但较精确,可得出发育商或智商。

(1)Bayley婴儿发育量表:适用于2～30个月婴儿。包括精神发育量表(163项)、运动量表(81项)和婴儿行为记录(24项)。

(2)Gesell发育量表:适用于4周～3岁的婴幼儿。从大运动、精细动作、个人-社会、语言和适应性行为5个方面进行测试,其结果以发育商(DQ)表示。

(3)斯坦福-比奈智能量表:适用于2～18岁儿童及青少年。测试内容包括幼儿的具体智能如感知、辨别和记忆,以及年长儿的抽象知识如思维、逻辑、数量和词汇,用以评价小儿学习能力和对智能迟滞者作诊断及程度分类,其结果以智商(IQ)表示。

(4)Wechsletr学前及初小儿童智能量表(WPPSI):适用于4～6.5岁小儿。测试内容包括词语类及操作类两大部分,两者智商的均数为总智商。年龄增长后,Wechsler儿童智能表修订版(WISC-R)可衔接应用至16岁。

六、发育行为与心理异常

大多数小儿在良好的生活环境下,遵循一定的规律正常生长发育,但由于受到体内外各种因素的影响,有的小儿在发展过程中可能出现偏离现象。因此必须定期检测,及早发现问题,找寻原因,加以干预,只有这样,才有可能纠正偏离,使之回到正常发展轨道。如不重视,任其发展下去,则有害小儿的身心健康。

(一)体格生长障碍

1.体重过重

是指小儿体重超出同年龄、同性别正常儿童体重平均数加 2 个标准差。体重过重的常见原因为营养素摄入过多,活动量过少。干预原则为减少热能性食物的摄入和增加机体对热能的消耗。

2.低体重

是指小儿体重低于同年龄、同性别正常儿童体重平均数减 2 个标准差。凡在生长监测过程中发现小儿年龄性别体重曲线上升幅度不如前阶段,即体重增长速度减慢呈低平或下降趋势时,就应注意追查原因,积极处理。低体重常见原因为喂养不当、摄食过少、挑食偏食、神经心理压抑等所致的热能和蛋白质摄入不足;急慢性疾病所致的消化吸收障碍和代谢消耗增加。干预原则为补充营养物质,积极治疗原发病,去除有关心理因素,培养良好的饮食习惯。

3.矮身材

是指小儿身高(长)低于同龄正常儿童身高平均数减 2 个标准差。矮身材的原因较复杂,可受父母身材矮小的影响或由于宫内营养不良所致,某些内分泌疾病如生长激素缺乏症、甲状腺功能减低症等以及遗传性疾病如唐氏综合征、Turner 综合征、黏多糖病、糖原积累症等都可导致矮身材。但常见的原因仍是长期摄入不足、喂养不当、慢性疾病以及严重畸形。在纵向生长监测中必须随访身高,及早发现矮身材,查找分析原因,早期干预。

4.消瘦

小儿体重低于同年龄、同身高儿童体重中位数减 2 个标准差属中重度消瘦;在 P_{10} 以上为轻度消瘦,即应引起重视。消瘦者身高大多属正常。干预原则是增加饮食摄入量,纠正喂养方法,治疗原发病。

(二)心理行为障碍

儿童神经心理发育随年龄增长而逐渐成熟,在发展过程中,如受到体内外各种不同因素的影响,可使其偏离正常,出现心理行为障碍,多见的有注意力缺陷多动症、儿童学习困难、吸吮拇指、遗尿症等。

1.屏气发作

为呼吸运动暂停的一种异常行为,6~18 个月的婴幼儿多见,5 岁前会自动消失。多在儿童发怒、恐惧、悲伤、剧痛、剧烈叫喊等情绪急剧变化时发生。表现为哭喊时屏气,脑血管扩张,脑缺氧致昏厥,意识丧失,口唇发绀,躯干及四肢挺直,甚至四肢抽动,连续 0.5~1 分钟后呼吸恢复,症状缓解,唇指返红。全身肌肉松弛而入睡,一日可发作数次。这样的小儿性格倔强、任性、好发脾气。纠正此种行为,应创造良好的家庭环境,家长采取正确的教养方法,既不溺爱、娇纵小儿,也不粗暴、打骂小儿,尽量减少小儿发脾气的机会,但要关心小儿并坚持说服教育,减少屏气发作。

2.吮拇指癖、咬指甲癖

吮拇指癖是指小儿自主或不自主地反复吸吮拇指、示指或其他手指的行为。吸吮是原始反射,3~4 个月的婴儿生理上有吸吮要求,随年龄增长而消失。但如小儿心理需要没有得到满足而寂寞、紧张、恐惧、焦急或父母对小儿缺乏关心,缺少足够的玩具或孤独无伴,经常独处,则常常会吮吸指甲或咬指甲自娱,自我安慰。有的小儿表现为吸吮被角、衣物等,这种行为在寂寞、饥饿、疲劳时和睡前发生最多。如果这种行为经常存在并得不到及时纠正,则逐渐形成顽固性习惯。长期吮手指可影响牙齿.牙龈及下颌发育,导致下颌前突、牙齿不齐,妨碍咀嚼,并可影响小儿的心理健康,导致自卑退缩行为。纠正这种不良行为,最好给小儿充分的关心和爱护,让小儿感受到父母的照顾和关爱,消除其紧张、焦急的情绪。根据小儿年龄阶段的特点,提供合适的玩具,鼓励其参加有趣的游戏活动,将其注意力引到其他事物上,同时帮助小儿建立改正不良习惯的信心,切勿采取训斥、责骂的方式。

3.遗尿症

正常小儿2～3岁起已能控制膀胱排尿,如在5岁后还发生不自主排尿即为遗尿症,常在夜间熟睡时排尿称为夜间遗尿症。遗尿症可分为原发性和继发性两类:原发性遗尿症多因控制排尿的能力迟滞所致,无器质性病变,常常有遗尿阳性家族史,男多于女(2:1～3:1);继发性遗尿症大多由于全身性疾病或泌尿系统疾病如糖尿病、尿崩症等引起,其他有智力低下、神经精神创伤、泌尿系统畸形、感染等也可引起遗尿现象。但以原发性遗尿症占绝大多数。

对有遗尿症的小儿在诊断之前,应仔细询问病史,了解遗尿的程度和病程特点及家族史,了解其家庭、学校、周围环境等情况以及训练小儿排尿的过程,首先排除全身或局部疾病;分析遗尿的原因,找出可能导致遗尿的精神和心理因素,并加以解决。指导家长正确对待,态度应和蔼、耐心,消除小儿紧张、恐惧、羞愧的情绪,解除其心理压力,帮助小儿建立信心。指导家长仔细观察,掌握其遗尿的规律,建立合理作息制度,如熟睡后父母定时唤醒其排尿,避免过度疲劳;午后适当控制饮水量,排尿间隔时间逐渐延长,每次排尿应排尽,晚餐控制饮水量,避免兴奋活动,这样能有效地减少夜尿量,促进患儿逐步掌握排尿的规律,恢复正常的排尿功能。

必要时给予药物治疗,效果仅50%左右,停药易复发,一定要慎重。一般可用:①丙咪嗪:6岁以下不服用,6岁以上可用$10\mu g/d$,睡前1小时口服,渐增至$25\mu g/d$,10岁以上可用$50\mu g/d$。②去氨加压素:为抗利尿药,以减少膀胱尿量。9岁以上服用每次$40\mu g$,从$10\mu g$开始以鼻内吹入法给药,睡前1次。此外,还可采用行为疗法及中医药进行治疗。

4.学习困难

学习困难又称学习障碍,是由于小儿在精神心理发育过程中某些心理功能如认识、理解、记忆、语言、阅读、书写、计算等能力发生障碍,导致学习成绩明显落后。病因较复杂,包括:先天遗传因素、围产期产伤窒息、器质性疾病等,造成视觉、听觉、发音等障碍及大脑发育不良等。可表现为学习能力低下;协调运动障碍;听觉辨别能力差,分不清近似音;理解和语言表达能力缺乏,交流困难;知觉转换障碍;视觉-空间知觉障碍,辨别形状能力差。对学习困难小儿应仔细了解情况,分析其原因,针对每个小儿具体的情况采取综合的疗法,如家庭治疗、特殊教育治疗、心理治疗及药物治疗相结合。同时需取得家长、学校的理解和密切配合。

5.智力低下

智力低下又称智能发育滞迟,小儿智力发育明显低于同龄儿平均水平,智商(IQ)在均值减2个标准差以下。小儿智能落后包括认知、记忆、理解、言语、运动、思维、想象、综合分析和解决问题各方面。可分为轻度(IQ50～70);中度(IQ30～50);重度(IQ<30);一般(IQ70～80)

为边缘状态。病因较多,有遗传性、代谢性疾病,如唐氏综合征、苯丙酮尿症、甲状腺功能减退症;颅内出血,出生时窒息、缺氧、脑膜炎等。中枢神经系统疾病可引起智力低下后遗症,重度营养不良、社会环境因素缺乏、外界刺激,均可引起智力低下。诊断需依据病史,体检可发现先天畸形、特殊面容,神经反应、运动、语言等功能检查异常。还可进行智能心理测试,经筛查可发现可疑者,用诊断量表复查,可做出初步诊断。对智力低下小儿应尽早进行病因治疗,结合持久的功能心理训练,改善周围环境,提高智能,培养自理生活及从事简单劳动的能力。小儿智力低下危害严重,需采取积极措施进行预防,措施包括:防止近亲结婚;孕期有怀疑时可作羊水、绒毛膜活检,进行染色体基因检测,有遗传性疾病者可考虑终止妊娠;孕期保健应预防病毒感染,不吸烟、不饮酒、不乱吃药;改进接产技术,防止产时颅脑损伤。

第二节　儿童保健

儿童保健属于预防医学范畴,专门研究儿童生长发育规律及其影响因素,从而采取有效的预防措施,保证和促进儿童正常发育、健康成长。

目前,我国已建立了较完整的妇幼卫生保健网以及相应的保健机构,完善了各种工作制度和预防保健制度,通过各级儿童保健组织对不同年龄阶段的儿童及其家庭进行预防保健指导、计划免疫和健康监测,以达到增强儿童体质、促进儿童身心健康以及降低儿童发病率和死亡率的目的。

一、各年龄期儿童的保健特点

(一)胎儿期及围生期的保健

胎儿在母体中发育成长,因此胎儿期保健以孕母的保健为主。

1.预防遗传性疾病与先天畸形

引起先天畸形的原因很多,有遗传、射线、化学物质、药物、营养障碍以及感染等多方面的因素。为了儿童的健康成长,应采取以下措施,预防和减少先天畸形的发生。

(1)预防遗传性疾病:有遗传性疾病家族史者婚前应进行遗传咨询;如已怀孕,可通过产前诊断以决定是否保留胎儿。同时,禁止近亲结婚,以减少遗传性疾病的可能性。

(2)预防孕期感染:孕期预防感染很重要,尤其在妊娠早期。孕妇如感染风疹病毒、巨细胞病毒、肠道病毒以及弓形虫等可影响胎儿的生长发育,引起流产或畸形,如先天性心脏病、聋哑、白内障、小头畸形、智力低下等。风疹病毒所致的先天畸形在最初 3 个月内的发生率可达50%,而以后则降为 14%。其他病毒感染如流行性感冒、流行性腮腺炎等也可影响胎儿正常发育,故孕妇应尽可能避免接触各类患者,避免去人多、空气浑浊的场所,以降低孕期病毒感染的机会。

(3)避免接触射线:胎儿对射线十分敏感,尤其在胎龄 16 周之前。射线可引起神经系统、眼部及骨骼系统等畸形,甚至导致死亡。故妇女一旦怀孕,应尽量避免接触各种射线,尤其在妊娠早期禁止 X 线照射,以免伤害胎儿。

(4)避免化学物质的污染:烟、酒以及铅、苯、汞、有机磷农药等化学物质可引起孕妇急、慢性中毒,导致胎儿生长发育障碍,发生先天畸形。因此,孕妇应避免接触有毒化学物质,不饮酒、吸烟。家属也应戒烟,以免孕妇被动吸烟,从而影响胎儿发育。

(5)及时治疗慢性病:孕妇健康状况对胎儿影响极大,患有心、肝、肾疾病以及糖尿病、甲状腺功能亢进或低下、结核病等慢性疾病的孕妇应在医生指导下进行治疗,对高危产妇应定期做产前检查,必要时终止妊娠。

(6)慎用药物:不少药物及其代谢产物可通过胎盘进入胎儿体内,由于胎儿排泄功能差,解毒能力低下,故易引起中毒而影响胎儿的正常生长发育。此类药物有链霉素、卡那霉素、皮质激素、性激素、抗癫痫药物及免疫抑制剂等。

2.孕妇营养

胎儿生长发育所需要的营养物质完全依赖孕妇供给。对先天性佝偻病、缺铁性贫血等疾病的预防,应着重注意妊娠后三个月,因此既要保证孕妇与胎儿的营养,又要准备产后哺乳,充分地储备新生儿的营养需要;且胎儿最后三个月内生长发育速度加快,对营养物质的需求量也相应增加。因此要保证孕妇充足营养,注意膳食搭配,保证各种营养物质的摄入,尤其是铁、锌、钙、维生素 D 等重要营养素的补充。

3.生活环境

保证孕妇生活规律,心情愉快,休息充足,注意劳逸结合,减少精神负担,以避免妊娠期发生合并症,预防流产、早产的发生。

4.产时保健

选择正确的分娩方式,权衡各种助产方式的利弊,合理使用器械助产。凡有胎膜早破、羊水污染、宫内窒息、胎粪吸入、脐带脱垂以及产程延长、滞产、难产等情况,胎儿感染机会会增加,应及时预防性使用抗生素,以预防感染的发生。接生时严格执行无菌操作制度。

5.产后保健

预防并及时处理围生期缺氧、窒息、低体温、低血糖、低血钙和颅内出血等疾病。产房温度保持在 22℃～24℃;新生儿娩出后迅速清除口、鼻腔内黏液,保证呼吸道通畅;擦干全身皮肤,用柔软的包被包裹;严格消毒、结扎脐带;记录出生时 Apgar 评分、体温、呼吸、心率、体重与身长;设立母婴同室,尽早母乳喂养。对早产儿、低出生体重儿、宫内感染、产时异常等高危儿应予以特殊监护。

(二)新生儿期的保健

新生儿脱离母体后需要经历一系列重要的调整和复杂变化,才能适应新环境,维持其生存和健康发展。由于新生儿各器官和组织发育不成熟,调节功能差,此期发病率和死亡率是儿童期最高的。第一年婴儿死亡中有 2/3 死于出生后 28 天内,尤以第一周最高,占新生儿死亡数的 70%。新生儿死亡率和婴儿死亡率是评价妇幼卫生工作的一个重要指标,也是衡量一个国家经济文化和卫生状况的重要指标之一。

1.喂养

母乳喂养是最佳的喂养方法。访视时应评估母亲乳汁分泌及乳头、乳房的保护情况。宣传母乳喂养的优点,教授哺乳的方法和技巧,鼓励和支持母亲坚持母乳喂养。如确系无母乳或母乳不足者,则指导采取正确的人工喂养方法。低体重儿吸吮力强者可按正常新生儿的喂养方法进行按需授乳。吸吮力弱者可将母乳挤出,用滴管哺喂。

2.保暖

新生儿房间应阳光充足,温度和湿度适宜。有条件者室内温度保持在 22℃～24℃,湿度 55%～65%。北方寒冷季节要特别注意保暖,预防硬肿症的发生。低体重儿的体温调节功能比较差,对外界环境适应力低,体温常在 36℃ 以下,更要注意保暖。访视时应指导家长正确使用热水袋或代用品保温,防止烫伤。

3.日常护理

指导家长为婴儿沐浴。介绍正确的眼睛、口腔黏膜、鼻腔、外耳道、臀部和脐部的护理方法。指导家长观察小儿的精神状态、面色、体温和大小便情况等。让家长了解新生儿的生活方式。新生儿每日睡眠平均为 20 小时,每次睡眠时间为 3～4 小时。出生至第 7 周,每日哭闹的时间平均约为 2 小时。护士应帮助家长逐步适应这些情况。低体重儿的护理要注意事先做好准备工作,集中进行各项护理,尽量少暴露婴儿。动作要轻柔、敏捷,避免使婴儿疲劳。出生体重在 2000g 以下的婴儿应不予洗澡,只用消毒的植物油清洁皮肤皱处。

4.预防疾病和意外

保持室内空气清新,定时开窗通风,婴儿的用具要专用,食具每次用后消毒。衣服、被褥和尿布要柔软,并保持干燥和清洁。母亲在哺乳和护理前应用肥皂洗手。家人患感冒时必须戴口罩才能接触婴儿,特别是低体重儿。尽量减少亲友探视,避免交叉感染。此外,婴儿出生两周后应口服维生素 D,预防佝偻病。夏季要指导预防中暑和婴儿腹泻,冬季预防新生儿硬肿症以及一氧化碳中毒。同时,指导母亲注意防止新生儿窒息,例如,寒冷季节婴儿包被蒙头过严、哺乳姿势不适当,乳房堵塞婴儿口、鼻等均可导致窒息。

5.促进亲子间的情感联结

虽然母亲在腹中孕育了自己的婴儿,但大多数妇女分娩后第一次接触自己的孩子时,仍会对婴儿感到很陌生。父母最初只是小心、试探性地接触婴儿,然后逐步进入父母的角色,更多、更好地表达他们的爱抚。婴儿渐渐也会对父母的爱抚给予回报。

(三)婴儿期的保健

儿童出生后第一年生长发育非常迅速。但消化系统功能发育尚不完善,易出现营养消化功能紊乱;此期小儿从母体获得的免疫力逐渐消失,而后天的免疫力尚未产生,易患肺炎等感染性疾病和小儿传染病,此期小儿发病率和死亡率仍高。

1.喂养

4～6 个月内婴儿提倡母乳喂养。4 个月以上的婴儿要及时添加辅食。指导家长添加辅食,介绍辅食添加的顺序和原则,食物的选择和制作方法等,根据具体情况指导断奶。断奶应采用渐进的方式,以春、秋季节较为适宜。同时,注意断奶时婴儿可能出现焦躁不安、易怒、失眠或大声啼哭等表现,家长应特别给予关心和爱抚。

2.日常护理

(1)清洁:每日早晚应给小儿部分擦洗。条件适宜者每日沐浴,夏季应酌情增加沐浴次数。

小儿头部前囟处易形成鳞状污垢,可涂油24小时后用肥皂和热水洗净。给婴儿洗澡不仅是为了清洁,还提供了嬉戏和运动的机会。家长也可利用这一时间观察小儿的健康状况,更多地抚摸婴儿,并与之交谈、沟通。

(2)衣着:婴儿衣着应简单、宽松,以利穿脱和四肢活动,衣服和尿布须用柔软、吸水性强的棉布。注意按季节增减衣服和被褥,以婴儿两足暖和为适当。

(3)睡眠:婴儿睡眠方式个体差异较大,随年龄增长睡眠时间逐渐减少,且两次睡眠的间隔延长。为保证充足的睡眠,必须在出生后就培养良好的睡眠习惯。一般1～2个月小婴儿尚未建立昼夜生活节律,胃容量小,可夜间哺乳1～2次,但不应含奶头入睡;3～4个月后逐渐停止夜间哺乳,任其熟睡。小儿的睡眠环境不需要过分安静,光线可稍暗。婴儿睡前应避免过分兴奋,保持身体清洁、干爽和舒适。仰卧和俯卧都是安全的睡眠姿势,但通常侧卧是最安全和舒适的。小儿侧卧时要注意两侧经常更换,以免面部或头部变形。

(4)牙齿:4～10个月乳牙萌出时,婴儿会有一些不舒服的表现,如吸手指、咬东西,严重的会表现烦躁不安、无法入睡和拒食。可指导家长用软布帮助婴儿清洁齿龈和刚萌出的乳牙,并给较大婴儿提供一些较硬的饼干等食物咀嚼,使其感到舒适。由于婴儿会将所有能拿到的东西放入口中,家长应注意检查婴儿周围的物品是否能吃或安全。

(5)户外活动:家长应每周带婴儿进行户外活动,呼吸新鲜空气和晒太阳,以增强体质和预防佝偻病的发生。家长还应为婴儿提供活动的空间和机会,如让婴儿洗澡时练习踢腿,俯卧时抬头,鼓励爬行和行走,做被动体操等。通过游戏为婴儿提供视觉、触觉、听觉等刺激。

3.早期教育

(1)大小便训练:指导家长对婴儿进行大小便训练。婴儿3个月以后可以把尿,会坐后可以练习大小便坐盆,每次3～5分钟。小儿坐盆时不要分散其注意力。1岁时训练白天不兜尿布,逐渐训练晚上也不用尿布。小儿应穿易脱的裤子,以利培养排便习惯。

(2)动作的发展:家长应为婴儿提供运动的空间和机会。2个月时,婴儿可开始练习空腹俯卧,并逐渐延长俯卧的时间,培养俯卧抬头,扩大婴儿的视野。3～6个月,婴儿喜欢注视和玩弄自己的小手,应用玩具练习婴儿的抓握能力;训练翻身。7～9个月,用能够滚动的、颜色鲜艳的软球等玩具逗引婴儿爬行,同时练习婴儿站立、坐下和迈步,以增强婴儿的活动能力和扩大其活动范围。10～12个月,婴儿会玩"躲猫猫"的游戏,鼓励婴儿学走路。

(3)视、听能力的训练:对3个月内的婴儿,可以在婴儿床上悬吊颜色鲜艳、能发声及转动的玩具,逗引婴儿注意;每天定时放悦耳的音乐;家人经常面对婴儿说话、唱歌。3～6个月婴儿需进一步完善视听,可选择各种颜色、形状、发声的玩具,逗引婴儿看、摸和听。对6～12个月的婴儿应培养其稍长时间的注意力,引导其观察周围事物,促使其逐渐认识和熟悉常见的事物;以询问方式让其看、指、找,从而使其视觉、听觉与心理活动紧密联系起来。

(4)语言的培养:语言的发展是一个连续的有序过程。最先是练习发音,然后是感受语言或理解语言,最后才是用语言表达,也就是会说话。婴儿出生后,家长就要利用一切机会和婴儿说话和逗引婴儿"咿呀"学语,利用日常接触的人和物,引导婴儿把语言同人和物及动作联系起来。5、6个月开始培养婴儿对简单语言做出动作反应,如用眼睛找询问的物品,用动作回答简单的要求,以发展理解语言的能力。9个月开始注意培养有意识的模仿发音,如"爸爸"、"妈妈"等。

4.防止意外

婴儿最常见的死因之一是意外事故,包括异物吸入、窒息、中毒、烧伤和烫伤等,故应向家长特别强调意外的预防。婴儿可能吸入的异物如玩具上的小部件、纽扣和坚果等。可能造成婴儿窒息的原因包括包被过严、各种绳子或带子绕颈、溺水等,因此绝不可将婴儿单独留在澡盆中。注意防止灼伤和烫伤,让婴儿远离火源、热源和电源。应把婴儿放在安全的地方,防止跌倒或坠床。妥善放置药品或有毒物品,防止婴儿中毒。

5.预防疾病和促进健康

家长按时完成计划免疫,预防急性传染病的发生。增强儿童体质,避免交叉感染。减少感染性疾病的发病率。定期为婴儿做健康检查和体格测量,进行生长发育监测,以便及早发现问题。预防如佝偻病、营养不良、肥胖症和营养性缺铁性贫血等疾病的发生,并及时加以矫正。婴儿期常见的健康问题还包括婴儿腹泻、腹痛、营养物(如牛奶)过敏、湿疹、尿布疹和脂溢性皮炎等,保健人员应根据具体情况给予健康指导。

(四)幼儿期的保健

幼儿期儿童行走和语言能力增强,与外界环境接触机会增多,自主性和独立性不断发展。但是,免疫功能仍不健全,感染性和传染性疾病发病率仍较高。乳牙逐渐出齐,喂养逐步变为普通食物,如喂养不当仍易患营养消化紊乱等疾病。对危险事物的识别力差,易发生意外伤害。在发展过程中还会出现一些心理社会问题。幼儿期保健重点为:保证均衡的营养;合理安排小儿生活和培养良好生活习惯;预防疾病和意外;进行生长发育系统监测;完成计划免疫。保健的具体措施如下。

1.合理安排膳食

幼儿生长发育仍相当快,应注意供给足够的能量和优质蛋白。但由于幼儿期生长速度较婴儿期减缓,需要量随之下降;同时,幼儿对周围环境有极大兴趣,引起食欲减低。18个月左右可能出现生理性厌食,幼儿明显表现出对食物缺乏兴趣和偏食。保健人员应帮助家长了解儿童进食的特点。指导家长掌握合理的喂养方法和技巧。例如:幼儿自主性增加,喜欢自己进食,如果家长坚持喂孩子会引起拒食,因此,应鼓励孩子自己进食的行为,并为其提供小块的可以用手拿的食物。就餐前15分钟,让幼儿做好心理和生理上的就餐准备,以免由于幼儿兴奋或疲劳影响食欲。进食的时间应是愉快和享受的时间。家长不要把食物作为奖惩的手段。成人自己要注意不挑食、不偏食,为儿童树立好榜样。食物的种类和制作方法需经常变换,以增进食欲。在孩子碗中不要一次放入大量的食物,有效的办法是先放少量食物,吃完后再添加,使孩子吃完后有成就感,而不感到受家长的强迫。幼儿还喜欢将各种食物分开,先吃完一种再吃另一种。就餐时比较注重仪式,如喜欢用固定的碗、杯和汤匙等,并喜欢按固定时间进食。

2.日常护理

由于幼儿的自理能力不断增强,家长在日常照顾中应注意既要促进孩子的独立性,也要保证安全和卫生。

(1)衣着:幼儿衣着应宽松、保暖、轻便,以易于小儿活动。颜色应鲜艳,因为儿童喜欢明亮的颜色,而且可使小儿易被司机看到,预防交通事故的发生。幼儿末期,大多数孩子已能自己穿脱衣服,所以衣着应简便易于穿脱,鞋子要舒适,鞋底为平软的厚底,以便保护双脚。

(2)睡眠:幼儿的睡眠时间随年龄的增长而减少。早期幼儿每晚可睡12小时,幼儿末期每晚可睡10～11小时。幼儿睡前常需有人陪伴或带一个喜欢的玩具上床,以使他们有安全感。就寝前不要给孩子阅读紧张的故事书或与其做剧烈的游戏。

(3)口腔保健:幼儿期应开始口腔的保健。早期可用软布轻轻清洁幼儿牙齿表面,逐渐改用软毛牙刷。3岁后应能在父母的监督下自己刷牙。为保护牙齿应少吃易致龋齿的食物,如糖果等。有些幼儿习惯于含着奶瓶、喝着牛奶或果汁入睡,这会对牙齿造成极大危害,应去除这一习惯或改用杯子喂纯水。保健人员还应指导家长带幼儿做定期口腔检查。

3.早期教育

(1)大小便训练:大小便训练是幼儿期的主要保健工作之一。18～24个月时,幼儿开始能够自主控制肛门和尿道括约肌,而且认知的发展使他们能够理解应在什么时间和地方排泄,此时,幼儿也愿意学习控制大小便以取悦父母,这些为大小便训练做好了生理和心理的准备;大便训练常较小便训练先完成,因为它较有规律性,而且小儿对排大便的感觉更强烈。夜间的排尿训练则到4～5岁才能完成。在大小便训练过程中,家长应注意多采用赞赏和鼓励的方法,训练失败时不要表示失望或责备。已经形成排泄习惯的幼儿在环境突然变化时会出现退化反应行为,当小儿情绪安定后,排泄习惯会恢复。

(2)动作的发展:玩具可促进动作的发展,应根据不同的年龄选择合适的玩具。走路会使12～15个月幼儿感觉愉快,他们以扔、捡东西或放东西到袋中再取出为乐。18个月大的幼儿喜欢能推拉的玩具。因此,1～2岁幼儿要选择发展走、跳、投掷、攀登等能力和发展肌肉活动的玩具。2岁后的幼儿开始模仿成人的活动,故2～3岁幼儿要选择能发展动作、注意、想象、思维等能力的玩具。成人可从旁引导或帮助幼儿玩耍,鼓励幼儿独自活动,以发展动作的协调性。

(3)语言的发展:幼儿有强烈的好奇心、求知欲和表现欲,喜欢问问题、唱简单的歌谣、翻看故事书或看动画片等。成人应满足其欲望,经常与其交谈,鼓励其多说话,通过游戏、讲故事、唱歌等促进幼儿语言发育,并借助于动画片等电视节目扩大其词汇量,纠正其发音。

(4)卫生习惯的培养:培养幼儿养成饭前便后洗手、不吃生水和未洗净的瓜果、不吃掉在地上的食物、不随地吐痰和大小便、不乱扔果皮纸屑等习惯。

4.预防疾病和意外

继续加强预防接种和防病工作。定期为幼儿做健康检查,进行生长发育系统监测。指导家长防止意外发生,措施包括:幼儿在户外玩耍时应加以监督,过马路时要有成人带领;当孩子接近水源时要密切看护;远离热源和电源;所有可能引起中毒的物品都应锁在柜中;所有门窗、阳台、床都应牢固,应有栏杆,并选择安全的游戏场所,防止跌落。

5.教养

指导家长适时培养幼儿良好的卫生和生活习惯。鼓励和帮助小儿自己进食、洗手。3岁左右学习穿脱衣服、系鞋带、整理自己的用物等。同时,注意品德教育,如学习与他人分享、互助友爱、尊敬长辈、使用礼貌用语等。对小儿的努力和成功应及时奖励,对尝试性行为和失败要有耐心,多给予鼓励,避免要求过高。由于小儿模仿力极强,成人要给儿童树立好榜样。家人对小儿教育的态度和要求应一致,要平等对待每个孩子,当孩子破坏了家长一再强调的某些规则时,如安全注意事项,须给予适当的惩罚,但在惩罚时应保持小儿的自尊。

6.常见的心理行为问题

幼儿常见的心理行为问题包括违拗、发脾气和破坏性行为等,家长应针对原因采取有效措施。

(五)学龄前期的保健

学龄前期小儿活动范围扩大,智力发展快,自理能力增强,机体抵抗力逐渐增强,但仍易患小儿传染病。保健重点为:继续进行生长发育监测;加强早期教育,培养独立生活能力和良好的道德品质;加强体格锻炼,增强体质;防治传染病,防止意外发生;加强托幼机构的管理。

1.营养

学龄前期儿童饮食接近成人,每日三餐,可有 2～3 次加餐。小儿食欲受活动和情绪的影响较大。增进食欲的方法包括:进食前让小儿休息几分钟;进餐时保持愉快、宽松的气氛;使用小儿喜欢的餐具和舒适的桌椅等。成人应为儿童树立健康饮食习惯和良好进餐礼仪的榜样。学龄前期儿童喜欢参与食物的制作和餐桌的布置,家长可利用此机会进行营养知识、食品卫生和防止烫伤等健康教育。

2.日常活动

(1)自理能力:学龄前期儿童已有自我照顾的能力。他们在学习自己进食、洗脸、刷牙等自理行为时动作缓慢、不协调,常需他人帮助。这样可能会花费成人更多的时间和精力,但应给予小儿鼓励,使他们能更独立。

(2)睡眠:学龄前期儿童大约每日睡 11～12 小时。此期小儿想象力极其丰富,因此夜间常有怕黑和做噩梦的现象。家长需安抚小儿,可在室内点一盏小灯。入睡前可与小儿做一些轻松、愉快的活动以减轻紧张情绪。

3.预防疾病和意外

每年对小儿进行 1～2 次健康检查和体检测量,继续生长发育监测,预防接种可在此期加强 1 次。学龄前期儿童发生意外常由于活动范围扩大及其喜欢模仿成人的活动。此期小儿喜欢在街上追逐打闹、骑车、玩球等,因此容易发生车祸。他们可能学成人吃药而引起中毒,学母亲做饭而切伤手指或烫伤。家长应从学龄前儿童开始用适当的语言向小儿解释如何防止意外伤害,保证安全。

4.早期教育

(1)品德教育:培养儿童关心集体、遵守纪律、团结协作、热爱劳动等好品质。安排儿童学习手工制作、绘画、弹奏乐器、唱歌和跳舞,参观动物园、植物园和博物馆等,培养他们多方面的兴趣和想象力、思维能力,陶冶情操。

(2)智力发展:儿童教育应结合愉快的游戏,让他们的智力和体能得到发展。成人应有意识地引导儿童进行较复杂的智力游戏,增强其思维能力和动手能力。

5.常见的心理行为问题

学龄前期常见的心理行为问题包括吮拇指和咬指甲、遗尿、手淫、攻击性或破坏性行为等,家长应针对原因采取有效措施。

（六）学龄期的保健

学龄期儿童的认知和心理社会发展非常迅速,同伴、学校和社会环境对其影响较大。机体抵抗力已增强,急性传染病发病率逐渐减少。保健重点为:加强体格锻炼;培养良好的生活习惯和卫生习惯;培养良好的品格;加强学校卫生指导;促进德、智、体全面发展。保健的具体措施如下。

1.营养

为满足儿童体格生长、心理和智力发展、紧张学习和体力活动等需求,学龄期膳食要营养充分而均衡。由于此期儿童独立性更强,家长在安排饮食时,可让儿童参与制定菜谱和准备食物等工作,以增加食欲,并促进勤奋品质和责任感的发展。学龄期儿童的饮食习惯和方式受大众传媒、同伴和家人的影响较大。进餐时应保持良好的气氛,家长不要过分强调进餐礼仪,以免影响合理营养量的摄入。保健人员应对父母和儿童进行营养指导,而且学校有必要开设营养教育课程。

2.日常活动

学龄期儿童基本已能生活自理,但剪指甲、清洁耳朵和整理用物等方面仍需帮助。睡眠需求个体差异较大。6～7岁平均每日睡眠时间为10～12小时,7岁以上为9～10小时。睡前是孩子与家长相互沟通的好时间,家长应利用此机会更多地了解和帮助孩子,增加亲子情感。学龄期儿童每天需要有户外活动、体格锻炼的机会,如做体操、参加团体游戏或比赛等,还可进行空气浴、日光浴、温水浴或游泳等活动。

3.预防疾病和意外

继续按时进行预防接种和健康检查.预防传染性疾病。为学龄期儿童提供良好的学习环境,包括适当的光线、合适的桌椅等。培养儿童正确的坐、立、行走和读书、写字的姿势。预防脊柱异常弯曲等畸形的发生。开展做眼保健操的活动,预防近视眼。监督儿童正确清洁牙齿,限制吃含糖量高的零食,定期为儿童做口腔检查,预防龋齿。养成良好的卫生习惯,饭前便后洗手,生吃蔬菜瓜果要洗净。预防肠道寄生虫病。学龄期常发生的意外伤害包括车祸、溺水及在活动时发生擦伤。保健人员应对儿童、家长和教师进行预防疾病和意外伤害的健康教育。

4.品德教育

加强品德教育,培养良好的性情和品格,陶冶高尚情操。成人要以身作则,避免对儿童的不良影响。家庭成员对儿童教育的态度、要求、方法应一致,要互相配合。要坚持正面教育,对儿童的合理要求、言行给予鼓励,对儿童的进步和努力,及时给予表扬;避免责骂、体罚或威胁小儿,否则易使小儿产生自卑、孤僻、固执的性格或形成说谎的坏习惯。教育要一视同仁,不厚此薄彼,以免使小儿产生不安、自卑、嫉妒等。

5.常见的心理行为问题

学校恐怖症是指学龄儿童恐惧或拒绝上学。儿童在上学时经常表现出焦虑不安,易惊恐,以及恶心、呕吐、腹泻、头痛或腹痛等症状。当儿童被允许留在家中、放学、过周末或放假时,症状就会缓解或消失。学校恐怖症原因较多,例如不愿意与父母分离,上学时产生分离性焦虑;不喜欢学校的环境;害怕某位老师;与同伴关系紧张或害怕考试等。家长一定要查明原因,采取相应措施;同时需要学校和医护人员的相互配合,帮助孩子适应学校生活。重要的一点是对这样的儿童不能姑息,让孩子留在家中的时间越久,就越难使其重返学校。

6.学校卫生指导

(1)培养良好的生活习惯:包括注意饮食卫生,培养良好的饮食习惯;注意口腔卫生,预防龋齿发生;培养良好的睡眠习惯;按时参加户外活动;不吸烟、不饮酒等。

(2)培养正确的坐、立、走等姿势。

(3)小学应设课间加餐,以保证体格、智力的发育。

(4)保护视力,预防近视眼。

(5)按时预防接种,定期体格检查,预防常见传染病。

(6)安排适合的体育锻炼与劳动。

(七)青春期的保健

青春期是由儿童过渡到成年的时期。此期体格生长迅速,认知、心理社会和行为发展日趋成熟。但由于神经内分泌调节尚不稳定,以及要面对更多的社会压力,他们会遇到许多新问题。保健重点是:保证充足的营养;形成健康的生活方式;加强青春期生理和心理卫生教育;培养良好的品德。保健的具体措施如下。

1.营养

青春期为生长发育的第二个高峰期。需要增加热量、蛋白质、维生素及矿物质等营养物质的摄入。青少年的食欲通常十分旺盛,但由于缺乏营养知识及受大众传媒的鼓动和同伴间的相互影响,他们喜欢吃一些营养成分不均衡的流行快餐食品。另一个不良的饮食习惯是不吃早餐,以致造成营养不足。当少女开始关心自己的外貌和身材时,她们会对正常范围内的体重增加和脂肪增长担心,形成偏食的习惯,危及健康。家长、学校和保健人员均有责任指导青少年选择营养适当的食物和保持良好的饮食习惯。

2.日常活动

良好的个人卫生,充足的睡眠,以及体格锻炼对青少年的健康成长十分重要。

(1)养成良好卫生习惯:青少年已具备自理能力,但应加强少女的经期卫生指导,包括:保持生活规律,避免受凉、剧烈运动及重体力劳动,注意会阴部卫生,避免坐浴等。

(2)保证充足的睡眠:青少年需要充足的睡眠和休息以满足此期迅速成长的需求,但是,许多人晚上睡得很晚,早晨又很难起床。因此,家长和其他成人应起到榜样和监督的作用。

(3)坚持体育锻炼:青少年每天应坚持锻炼以保持体格健壮,并以此作为放松或减轻压力的方法。但在运动或比赛前应指导青少年做预备动作,以防止运动时受伤。

(4)不吸烟、不酗酒:抽烟的习惯往往在青少年时养成,因此应在他们形成吸烟习惯前进行健康教育。从小学高年级开始,可利用广告画、展览和视听资料等多种方法大力宣传吸烟、酗酒、吸毒及滥用药物的危害作用。健康教育时应强调青少年要开始对自己的生活方式和健康负有责任。

3.预防疾病和意外

继续防治儿童期的急性传染病及沙眼、龋齿、近视眼、寄生虫病和脊柱弯曲等疾患。由于青春期神经内分泌调节不稳定,痤疮、结核病、甲状腺肿、高血压、月经病等成为此期特殊的健康问题,需要积极预防。意外创伤和事故是青少年,特别是男性青少年的重要问题,他们体力充沛、反应灵敏,但好冒险、易冲动,常过高估计自己的能力,因此易发生意外,包括运动创伤、车祸、溺水,以及打架斗殴造成的意外伤害。此期应继续进行安全教育工作。

4.性教育

家长、学校和保健人员都有责任对青少年进行性教育。由于巨大的生理、心理变化,青少年经常对性和异性关系感到困惑和矛盾。他们所获得的性知识往往不完全,甚至不正确。性教育内容应包括介绍生殖器官的结构与功能、第二性征、月经和遗精等知识。对于青春期的自慰行为如手淫等应给予正确引导,避免夸大其对健康的危害,减少恐惧、苦恼和追悔的心理冲突和压力。青少年还应获得有关与异性正确交往、怀孕以及性传播疾病的知识,防止少女怀孕、性传播疾病蔓延等社会问题的增加。进行性教育的方式可包括宣传手册、展览、视听教学影片、分组讨论等。在解答青少年提出的问题时,注意用直接的、科学的语言。

5.常见的心理行为问题

此期最常见的心理行为问题是多种原因引起的出走、自杀及对自我形象不满而出现的心理问题。家庭及社会应给予重视,并采取积极的措施解决此类问题。

二、儿童保健的具体措施

(一)护理

1.居室

应通气良好、阳光充足。室温尽可能保持在 18℃～20℃,湿度保持在 55%～60%。患病者不应进入小儿居室,尤其是新生儿居室。

2.衣着(尿布)

应选择色浅、柔软的纯棉织物,宽松而少接缝,以免摩擦皮肤和便于穿脱。襁褓不应包裹过紧;婴儿最好穿连衣裤或背带裤,不用松紧腰裤,以利于胸廓发育;幼儿学会走路、会表达大小便时最好不穿开裆裤。

(二)营养

营养是保证儿童生长及健康的先决条件,必须及时对家长和有关人员进行有关母乳喂养、断乳期婴儿的辅食添加、幼儿期正确的进食行为培养、学前及学龄期儿童的膳食安排等内容的宣教和指导。

(三)儿童心理卫生

1.培养良好的生活习惯

(1)睡眠:养成有规律的睡眠习惯,保证小儿充足的睡眠时间。1～2月小婴儿可夜间哺乳1～2次,但不应含奶头入睡;3～4月后逐渐停止夜间哺乳。不要随意改变孩子的睡眠时间和地点。睡眠前不拍、不摇,不可用喂哺催眠,避免兴奋,可以固定乐曲催眠,对幼儿可用低沉声音重复讲故事助其入睡。根据不同年龄保证睡眠时间,年龄越小睡眠时间越长,新生儿为 20～22小时/天,婴幼儿为 12～13 小时/天,学龄前儿童为 11 小时左右/天,7 岁以上儿童为 9～10小时/天。

（2）饮食：夜间哺乳会影响白天的食欲，因此 3～4 月后应逐渐停止夜间哺乳。4～6 月婴儿添加辅食使其适应多种食物味道，避免以后发生挑食和偏食，9～10 月应训练婴儿主动摄食能力。从婴儿期即开始养成有规律的饮食习惯，不吃零食，不偏食，细嚼慢咽，勿强迫进食，也不要边玩边进食，更不要暴饮暴食。

（3）大小便：婴儿大便次数减少到 1～2 次时，即可训练坐便盆、定时排便。3～4 岁可以培养自主去厕所，入睡后可让其定时排尿以防发生夜间遗尿。

（4）卫生：定时洗澡，勤换衣服，1 岁开始训练小儿自己洗手、洗脸，2～3 岁以后培养早晚刷牙、饭后漱口、饭前便后洗手的卫生习惯。不随地吐痰，不随地大小便，不乱扔东西，不吃生食和脏食等。

2.社会适应性的培养

从小培养儿童有良好适应社会的能力是促进儿童健康成长的重要内容之一。儿童的社会适应性行为是各年龄阶段相应神经心理发展的综合表现，与家庭经济、育儿方式、儿童性格、年龄密切相关。儿童智能水平的判断很多基于社会行为的成熟程度。社会适应性的培养包括独立能力、控制情绪、意志、社交能力、创造能力等方面的培养。

（四）体格锻炼

体格锻炼是增强人体素质、提高免疫能力、保证身体健康的重要因素。锻炼随年龄增长循序渐进，锻炼方式因年龄大小、体质强弱而异。

1.空气浴

新鲜空气中含有充足的氧气，可促进人体的新陈代谢，增强小儿对冷热环境的适应能力，减少呼吸道疾病的发生。空气浴可从室内活动逐渐过渡到室外活动。夏季每日活动 1～2 次，冬季隔日 1 次，开始活动时间为每次 2～3 分钟，逐步延长到 1～2 小时。空气浴应在气候适宜的环境中进行，注意保暖，防止受凉。室外睡眠或室内开窗睡眠也是空气浴的一种形式。

2.日光浴

日光中的紫外线可使皮肤中 7-脱氢胆固醇转变为维生素 D3，以预防佝偻病。日光浴的方法是将身体大部分暴露在日光下，先晒背部，再晒胸腹部。日光浴适用于 1 岁以上小儿，气温宜在 $20℃～24℃$，开始每次照射时间为 3～5 分钟，逐渐延长到 15～20 分钟，不超过半小时。日光浴不宜在空腹或饭后 1 小时内进行，日光浴时要戴上墨镜、白帽，以免日光损伤眼睛，防止头部受热中暑，一旦皮肤出现红斑或出汗过多就应立即停止。

3.水浴

水浴可以促进血液循环和机体的新陈代谢，并能刺激体温的调节功能，增强人体对冷热温度的适应能力。根据不同年龄及体质差异选择不同的水浴方法。

（1）温水浴：新生儿脐带脱落即可进行，每日一次，水温保持在 $37℃～37.5℃$，沐浴时间为 7～12 分钟，洗后立即擦干，防止受凉。

（2）擦浴：适于 6 个月以上的婴儿，用温湿半干毛巾在婴儿四肢做向心性擦浴，擦完再用干毛巾轻擦皮肤至微红。

（3）淋浴：适于 3 岁以上小儿，淋浴时水不可直冲头部，冲淋时间为 20～40 秒，淋浴后用干毛巾轻擦全身皮肤,擦至微红。开始时水温可保持在 35℃～36℃,待儿童适应后,可逐渐降低水温。

(4)游泳:年长儿方可进行,但必须有成人照顾,防止发生意外。

三浴锻炼可同时进行,但必须结合小儿年龄、个体差异循序渐进,发现不良反应时应立刻停止。

4.体育运动

根据儿童生长发育和解剖生理特点采取不同的体操及体育活动来进行锻炼。

(1)婴儿被动操:适用于 2～6 个月的婴儿,完全在成人帮助下进行四肢伸屈运动,可促使婴儿大运动的发育,改善血液循环,使精神活泼。每日 1～2 次,逐渐过渡到主动操。

(2)婴儿主动操:适用于 6～12 个月的婴儿,在成人适当扶持下,婴儿有部分主动动作。可训练婴儿爬、坐、仰卧起身、扶站、扶走、双手取物等动作,有助于扩大婴儿视野,促进智力发展。

(3)幼儿体操:对 12～18 个月尚不会走路或刚走还不稳的幼儿,在成人的扶持下,主要锻炼走、前进、后退、平衡、扶物过障碍等动作,如竹竿操。幼儿模仿操适用于 18 个月～3 岁的幼儿,此年龄阶段的儿童模仿性强,可配合儿歌或音乐进行有节奏的运动。

(4)儿童体操:如广播体操、健美操,适用于 3～6 岁的儿童,以增强大肌群、肩胛带、背及腹肌的运动及手脚动作的协调性,有益于肌肉骨骼的发育。在集体儿童机构中,要每天按时进行广播体操,四季不可间断。

(5)游戏、田径及球类:托儿所及幼儿园可组织小体育课,采用活动性游戏方式如赛跑、扔沙包、滚球、丢手绢等,年长儿可利用器械进行锻炼,如木马、滑梯,还可以由老师组织各种田径活动、球类、舞蹈、跳绳等。

(五)定期健康检查

0～6 岁散在儿童和托幼机构的集体儿童应定期进行健康检查,如通过新生儿访视制度和儿童保健门诊,系统观察小儿的生长发育、营养状况等,及早发现异常,进行指导和采取相应措施。

(六)意外事故预防

意外事故,又称意外伤害,是指因各种意外而引起的人体损伤。它已成为威胁儿童健康和生命的主要问题,是儿童的第一死因。在我国,14 岁以下儿童意外伤害占儿童死亡原因总数的 26.1%。5 岁以下儿童主要意外伤害死亡原因是意外窒息、溺水、中毒、交通事故和摔落,其中意外窒息和溺水死亡人数占半数以上。意外事故和伤害是可预防的,可通过 4E(education 教育、engineering 工程、enforcement 执行、economics 经济)干预避免意外的发生。

1.窒息与异物进入机体

窒息是出生 1～3 个月内婴儿较常见的意外事故,多发生于严冬季节。如婴儿包裹过严,床上的大毛巾等物品不慎盖在婴儿脸上或因母亲与婴儿同床,熟睡后误将身体或被子捂住婴儿的面部而导致婴儿窒息等。另外,婴儿易发生溢奶,如家长未能及时发现,婴儿可将奶液或奶块呛入气管引起窒息。异物进入机体多见于 1～5 岁婴幼儿,此期儿童好奇心较重,已能准确定位口腔位置,他们会将能捡到的小物品放入口中,如豆类、塑料小玩具、硬币、纽扣,故易导致窒息。因此,家长和幼托机构人员要严格防范潜在危险,做到以下预防措施:

（1）不要让儿童玩塑料袋、未充气的气球，怀抱儿童时注意不要让自己的身体堵住儿童口鼻。

（2）儿童与家长分床睡，保证儿童床上无杂物。

（3）成人切勿在儿童进餐时惊吓、逗乐、责骂儿童，以免在其大笑、大哭时将食物误吸入气管。

（4）不给儿童整颗的花生、瓜子、豆子及带骨、带刺、带核的食物。

（5）培养儿童良好的饮食习惯，坐起喂食，细嚼慢咽，以免大块的食物误入气管。

（6）不给儿童玩体积小、锐利、可轻易拆分的玩具及物品，如纽扣、小珠子、硬币、剪刀、易破损的玩具等，以免误入鼻、耳或放入口中误吞，造成鼻、耳、气管及食管异物，刺伤、割伤及中毒等。

（7）看护婴幼儿时，必须做到放手不放眼，放眼不放心，对易发生意外事故的情况应有预见性。

2.溺水

溺水是导致儿童意外死亡的主要原因之一，是水网地区儿童常见的意外伤害，包括失足落井或掉入水池等。当儿童会走后，他们能到达看似安全的地方，如洗手间、水桶、水龙头等处，这对身体协调能力差的儿童来说依旧是危险的，容易溺水，死亡往往很快发生，抢救机会很少。家庭和社会教育机构应做到以下预防措施：

（1）不要让儿童单独留在浴室内。

（2）游泳池应设有围栏。

（3）当儿童靠近水源时应密切注意，如浇水时、用水盆洗衣服时等。

（4）家中不要积攒不必要的水。

（5）幼托机构应远离河塘等水源，农村的水缸、粪缸均应加盖，以免儿童失足跌入。

（6）教育儿童不可去无安全措施的池塘、江河玩水或游泳。

3.中毒

中毒是5岁以内儿童意外死亡的主要原因之一，在2岁左右发生率最高。从儿童会爬时开始，中毒的危险时刻存在。引起儿童中毒的常见物品包括药物、化学药品、食物、有毒动植物等。儿童中毒的预防措施有：

（1）口服药及日常使用的灭蚊、灭虫、灭鼠药等剧毒物品需放置在高处或上锁，以防儿童触及，使用时还要充分考虑到孩子的安全；家长喂药前应认真核对药品标签、用量及用法，对标签不清或变质的药品应弃去。世界卫生组织（WHO）建议，应立法对有毒物质和药品进行儿童防护式包装，及包装内容物不得达到致死剂量。

（2）保证儿童所食食物新鲜、清洁。

（3）教育孩子不要随意采摘植物或野果，以防食入有毒的植物，如含氰果仁（苦杏仁、桃仁、李仁等）、白果仁等，家中的盆栽植物要放置于高处而非地板上。

（4）教育孩子知道药物不是糖果。

（5）不要贮存大量的清洁液、油漆、杀虫剂等有毒物质。

（6）教育孩子不玩垃圾桶。

（7）冬季室内使用煤炉或烤火炉应注意室内通风，并定期清扫管道，避免管道阻塞，经常检查煤气是否漏气，以免发生一氧化碳中毒。

4.外伤

儿童各种技能尚不灵活，当奔跑或探索新鲜事物时很容易受伤，同时某些动物也可能危及儿童安全。常见的外伤有骨折、关节脱位、电击伤、灼伤及咬伤等。预防儿童外伤有以下几种措施：

（1）儿童居室的窗户、阳台、楼梯、睡床等处均应设有栏杆，防止发生危险。家具边缘最好是圆角，以避免碰伤。

（2）儿童应减少接触厨房、热水瓶、开水、热油等，正确使用热水袋，给儿童洗脸、洗脚或洗澡时应先倒入冷水再加热水，以防烫伤。

（3）妥善保存易燃、易爆、易损品，如鞭炮、蜡烛、玻璃器皿等。强调点火时的危险，教会儿童什么是热的感觉。WHO建议，制定并执行儿童防护式打火机的相关标准及有关烟火警报的法律。

（4）室内电源、电器应有防止触电的安全装置；教育孩子在雷雨时勿在电线杆旁停留，严禁在大树下或高层的墙檐下避雨，以免触电。

（5）大型玩具如滑梯、跷跷板等应定期检查，及时维修，儿童需在成人的陪伴下玩耍。

（6）不要让儿童口内含食物时做剧烈的运动，如走或跑的时候不要让他们吃棒棒糖等有柄的食物。

（7）户外活动应选择平整无泥沙、碎石的场地，最好有草坪；室内地面宜用地板或铺有地毯。

（8）家中尽量不饲养宠物，教育孩子不要过分挑逗宠物，以免发生咬伤。

5.交通事故

会跑的儿童意识不到行进中汽车的危险或在车中没有系好安全带，均易发生交通事故。儿童交通事故的预防措施有：

（1）婴幼儿应坐在汽车的后座，并有特制的婴幼儿汽车座椅。

（2）不要将婴儿车放在停好的汽车后面。

（3）孩子应在有成人陪伴下进行户外活动。

（4）教育儿童遵守交通规则，识别红绿灯；不要在马路上玩耍；做好学龄前儿童接送工作。

（5）教育儿童骑车时佩戴自行车头盔或摩托车头盔。坐汽车时，系安全带，不可坐在第一排。

（6）在校园、居民区和游戏场所周围等处强制车辆减速。建议机动车配备夜间行驶灯，车辆和行人分道行驶。

（七）计划免疫

1.计划免疫程序

（1）计划免疫：计划免疫是指根据儿童的免疫特点和传染病发生的情况，按国家规定的免疫程序，合理地、有计划地对易感人群进行预防接种。严格实施基础免疫（初种）及随后适时的"加强"免疫（复种），以确保儿童获得可靠的免疫力，达到预防、控制和消灭传染病的目的。

（2）主动性免疫及其制剂：主动性免疫是指给易感儿童接种特异性抗原以刺激机体产生特异性抗体，从而产生免疫力。主动免疫制剂接种后需经过一定时间才能产生抗体，但抗体持续的时间较久，一般为1～5年，故在完成基础免疫后还要适时进行加强免疫，巩固免疫效果。

①主动免疫常用制剂品种

a.菌苗：用细菌体或多糖体制成，包括死菌苗和活菌苗。死菌苗：此类菌苗需在冷暗处保存。死菌苗进入人体内不能生长繁殖，产生免疫力不高、维持时间短，所以菌苗接种的量大、接种次数多，如霍乱、百日咳、伤寒菌苗等。减毒活菌苗：此类菌苗有效期短，需冷藏处保存。减毒活菌苗接种到人体内可生长繁殖而不引起疾病，产生免疫力持久且效果好，接种量小、接种次数少，如卡介苗等。

b.疫苗：用病毒或立克次体接种于动物、鸡胚或组织培养经处理后形成。灭活疫苗：有乙型脑炎和狂犬疫苗等。减毒活疫苗：有脊髓灰质炎和麻疹疫苗等。减毒活疫苗优点与减毒活菌苗相似。基因工程疫苗：目前获批准使用的有乙型肝炎病毒疫苗等。

c.类毒素：用细菌体产生的外毒素加入甲醛，使其变成无毒性而仍有免疫性的制剂，如破伤风类毒素和白喉类毒素等。

近年来，随着科学技术的发展，生产制备方法逐渐增加。世界卫生组织把计划免疫所使用的生物制品都称为"疫苗"。

②被动免疫：被动免疫是指未接受主动免疫的易感者在接触传染源后，给予相应的抗体，使之立即获得相应的免疫力。被动免疫的抗体在机体中停留时间短，一般约3周，故只能作为紧急预防或治疗。被动免疫制剂包括特异性免疫血清、丙种球蛋白及胎盘球蛋白等。其中特异性免疫血清包括抗病毒血清、抗菌血清和抗毒素。此类制剂来自于动物血清，对人体是一种异性蛋白，注射后容易引起过敏反应或血清病，重复使用时尤其应注意。

（3）计划免疫程序：1986年我国颁发了新的儿童基础免疫程序，并确定每年4月25日为全国儿童预防接种日。规定必须在18个月内完成5种制品的基础免疫，规定了初次免疫起始的月龄（见表5-2-1）。

表5-2-1　我国儿童计划免疫的免疫程序

疫苗	结核菌苗	乙肝疫苗	脊髓灰质炎疫苗	百白破三联疫苗	麻疹疫苗
初种	生后即可	生后即可	满2个月	满3个月	
		1个月	满3个月	满4个月	满8个月
		6个月	满4个月	满5个月	
复种		4岁	2岁、7岁	6岁或7岁	

2.几种常用生物制品的特点及应用

（1）卡介苗为无毒、无致病性牛型结核菌混悬液，是不加防腐剂的活菌苗。1997年卫生部计划免疫咨询委员会论证、决定停止卡介苗复种工作，任何人群已进行过初种的不再进行复种。

①接种对象卡介苗尽可能在生后24小时内接种，2个月内正常儿及3个月以上结核菌素阴性小儿，农村边远地区应保证儿童在12个月内尽可能获得接种。

②接种部位及方法左上臂三角肌附着处的皮肤,经用 75％乙醇消毒待干后,皮内注射 0.1mL(0.1mL 含菌量相当于 0.05mg～0.075mg)。

(2)乙型肝炎疫苗:有乙型肝炎血源疫苗和乙型肝炎基因工程疫苗两种。

①接种对象新生儿、学龄前儿童及所有可能感染乙肝者。

②接种部位及方法上臂三角肌肌内注射,接种三针(次),每次 10ug 乙肝疫苗。实行"0、1、6"接种程序,"0"即第一针(次)在生后 24 小时内完成。第 2、3 针(次)分别在婴儿 1 个月和 6 个月接种。

(3)脊髓灰质炎糖丸疫苗:常用口服三价混合减毒活疫苗,在体内产生局部免疫和体液免疫。

①接种对象:2 个月以上的正常儿童。

②接种方法:出生后满 2 月开始口服,连服 3 次,每次间隔 1 个月;4 岁加强免疫 1 次。脊髓灰质炎糖丸疫苗必须低温保存,有效期 2 天,必须在规定的保存期服用,用冷开水溶化喂服,切勿用热开水或放在热的食物内服用,以免影响免疫效果。

(4)百白破三联制剂

①接种对象:3 个月以上正常婴儿。

②接种部位及方法:臀部外上方 1/4 处或上臂外侧三角肌附着处,肌内注射,连续 3 次,每次间隔 1 个月,基础免疫后,18～24 月内进行加强免疫。4 岁后小儿患百日咳机会少,故只使用百破二联疫苗。对有癫痫、神经系统疾病及抽搐史者禁用。

(5)麻疹疫苗

①接种对象:出生后 8 个月以上未患过麻疹的正常儿童,不宜过早,因小婴儿尚有从母体获得的抗体残留。

②接种部位及方法:上臂外侧三角肌附着处,皮下注射,6～7 岁加强免疫 1 次。

3.预防接种的护理

(1)预防接种的准备及注意事项

①接种前准备:a.接种场所应空气新鲜、光线明亮,温暖适宜,备好预防注射及急救用品;b.掌握有关疫苗的接种对象、接种方法、禁忌证等;c.详细询问小儿的健康状况,有无过敏史或疾病史,必要时进行体格检查;d.做好宣传、解释工作,争取家长的配合,消除小儿紧张、恐惧的心理。

②严格查对:严格查对小儿姓名、年龄;严格查对疫(菌)苗名称、批号、有效期、安瓿有无裂痕,药液有无混浊、异物、凝块、变色等;严格按照规定剂量注射;严格掌握接种的次数(初种或复种)、间隔时间。一般规定接种活疫苗后需隔 4 周,接种死疫苗后需 2 周,才能再接种其他活疫苗或死疫苗。活疫苗不可在注射丙种球蛋白或胎盘球蛋白的 3 周内应用,以防产生免疫抑制作用。

③严格无菌操作:做到每人"一针一管",抽吸后安瓿内剩余药液需用无菌干沙布覆盖安瓿口,在空气中放置时间不超过 2 小时,接种后剩余药液应废弃,活(疫)苗应烧毁。

④局部消毒:用 2％碘酊及 75％乙醇或 0.5％碘伏消毒皮肤,待干后接种。接种活菌(疫)苗时只用 75％乙醇消毒,因活疫(菌)苗易被碘酊杀死,从而影响接种效果。

⑤严格掌握禁忌证：a.急性传染病如活动性肺结核、肝炎等（包括有接触史而未过检疫期者）；b.自身免疫性疾病、免疫缺陷者、正在使用免疫抑制剂（肾上腺皮质激素）者；c.有明确过敏史者，如对鸡蛋过敏者，禁种白喉类毒素、破伤风类毒素。对牛乳或乳制品过敏者，禁用脊髓灰质炎糖丸疫苗。对酵母或疫苗中任何成分过敏者，禁种乙肝疫苗。

⑥健康记录：接种后按规定在接种证上登记，避免重种、漏种。

（2）预防接种的反应及护理措施

①一般反应

a.局部反应：接种后24小时左右出现注射部位红、肿、热、痛，有时伴有局部淋巴结肿大。局部反应可持续2～3天，但接种活菌（疫）苗后局部反映出现较晚，持续时间较长。护理措施：局部反应轻者不必处理，重者可用干毛巾热敷。

b.全身反应：主要是发热、一般接种后24小时内出现不同程度体温升高，持续1～2天。体温在37.5℃为弱反应，37.5℃～38.5℃为中等反应，38.6℃以上为强反应。此外，少数患者可出现头晕、恶心、呕吐、腹痛、腹泻及全身不适。护理措施：全身反应轻者应注意休息，多饮水；重者应对症处理，并到医院诊治。

②异常反应

a.过敏性休克：一般于注射后数秒钟、几分钟内发生，表现为面色苍白、嘴唇发绀、烦躁不安、出冷汗、四肢冰凉、呼吸困难、脉搏细弱、恶心呕吐，有的甚至大小便失禁以致昏迷。若抢救不及时，可在短时间内死亡。护理措施：应立即使患儿平卧、头稍低、注意保暖，遵医嘱立即皮下或静脉注射1：1000肾上腺素0.5～1mL，必要时可重复注射，同时给予吸氧，待病情稳定后，尽快转至医院抢救。

b.晕针：儿童由于空腹、疲劳、室内闷热、心理紧张和恐惧等原因刺激引起反射性周围血管扩张所致的一过性脑缺血。在注射时或注射后数分钟内出现头晕、面色苍白、出冷汗、心跳加快等症状，重者呼吸减慢、丧失知觉。护理措施：立即使患儿平卧，头低位，保持安静，饮少量热开水或糖水，一般短时间内即可恢复正常。如持续时间长，可针刺入中穴，也可皮下注射或静脉注射1：1000肾上腺素。

c.过敏性皮疹：荨麻疹最多见，一般于接种后几小时至几天内出现，经服用抗组胺药物后即可痊愈。

d.全身感染：严重原发性免疫缺陷病，如接种活菌（疫）苗可扩散为全身感染，应避免并及时治疗。

第三节　儿童用药护理

药物治疗是儿童综合治疗的重要手段，合理及时地用药可以控制病情、促进康复。但药物的过敏反应、不良反应和毒性作用会对机体产生不良的影响。生长发育中的儿童因器官功能发育尚不够成熟，对药物的毒、不良反应较成人更为敏感，因此，儿童用药应充分考虑年龄因素，慎重选择、剂量准确、针对性强，做到合理用药。

一、儿童用药特点

由于药物在体内的分布受体液的 pH 值、细胞膜的通透性、药物与蛋白质的结合程度、药物在肝脏内的代谢和肾脏排泄等因素的影响,儿童的用药具有以下特点:

(1)肝肾功能及某些酶系发育不完善,对药物的代谢及解毒功能较差。

(2)血-脑脊液屏障不完善,药物容易通过血-脑脊液屏障到达神经中枢。

(3)年龄不同,对药物反应不同,药物的毒副作用有所差别。

(4)乳儿可受母亲用药的影响。

(5)易发生电解质紊乱。

二、儿童药物选用及护理

儿童用药应慎重选择,不可滥用。应结合儿童的年龄、病情,有针对性地选择药物,同时要考虑儿童对药物的特殊反应和药物的远期影响,注意观察用药效果和毒副作用。如何指导患儿正确使用药物,提高药物的安全性和有效性,降低药物不良反应的发生,是每一个医护人员的重要职责。

(一)抗生素的应用及护理

儿童易患感染性疾病,抗生素是儿童临床最常用的药物之一。首先要掌握不同抗生素的抗菌谱,有针对性地使用。通常以应用一种抗生素为宜,儿童长期联合应用大量抗生素,容易造成肠道菌群失调和消化功能紊乱,甚至可引起二重感染(真菌感染)或细菌耐药性的发生。在应用抗生素时还要注意药物的毒副作用,如应用链霉素、卡那霉素、庆大霉素等时,注意有无听神经、肾脏损害,且此类药剂量不要过大,疗程不宜太长。

(二)镇静药的应用及护理

儿童有高热、过度兴奋、烦躁不安、频繁呕吐、剧咳不止、惊厥等情况时,可考虑使用镇静药。它可以使患儿得到休息,以利病情恢复。常用的药物有苯巴比妥、地西泮、水合氯醛等,使用中应特别注意观察呼吸情况,以免患儿发生呼吸抑制。

(三)退热药的应用及护理

儿童发热常使用布洛芬和对乙酰氨基酚类药物退热,作用机制是抑制前列腺素合成酶,使前列腺素合成减少,使体温下降。该类药物可反复使用,但剂量不可过大,用药时间不可过长,保证足够的给药间隔时间。用药后注意观察患儿的体温和出汗情况,及时补充液体,防止发生虚脱。复方解热止痛片,对胃有一定的刺激性,可引起白细胞减少、再生障碍性贫血、过敏等不良反应,大量服用时会因出汗过多、体温骤降而导致虚脱,婴幼儿应禁用此类药物。小婴儿应首选物理降温,必要时再给予药物降温。婴儿不应使用阿司匹林,以免发生瑞氏综合征。

(四)止泻药和泻药的应用及护理

儿童腹泻时一般不主张使用止泻药,应该先调整饮食。因为使用止泻药后虽然腹泻可以得到缓解,但是由于肠蠕动减弱可以增加肠道内毒素吸收而加重全身中毒症状。多采用口服或静脉补充液体,防治脱水和电解质紊乱,满足机体所需,再辅以肠黏膜保护剂或微生态制剂

(如乳酸杆菌、双歧杆菌)调节肠道微生态环境。儿童便秘也应首先多吃水果、蔬菜等调整饮食习惯或使用开塞露等外用药物通便,在十分必要的时候才使用泻药。

(五)止咳、化痰、平喘药的应用及护理

由于呼吸道的解剖特点所致,儿童发生炎症时易致黏膜肿胀,分泌物增多,而咳嗽反射较弱,容易出现呼吸困难。因此,在呼吸道感染时一般不用止咳药,而应用祛痰药或雾化吸入法稀释分泌物,配合体位引流排痰,使之易于咳出。哮喘患儿提倡局部吸入 β_2 受体激动剂类药物。必要时可选用静脉滴注平喘药,但应注意药物的不良反应,静脉输注过快或浓度过高时,可兴奋中枢神经系统和循环系统,应观察有无精神兴奋、头晕、心律失常,小婴儿观察有无惊厥等。

(六)肾上腺皮质激素的应用及护理

肾上腺皮质激素是肾上腺皮质分泌的甾体类激素的总称,按其作用机制分为糖皮质激素、盐皮质激素和促肾上腺皮质激素。短疗程常用于过敏性疾病、重症感染性疾病等;长疗程则用于治疗肾病综合征、血液病、自身免疫性疾病等。糖皮质激素应用最多,有抗炎、抗毒素、抗休克等作用。应严格掌握使用指征,在诊断未明确时避免滥用,以免掩盖病情。长期使用,可影响蛋白质、脂肪、糖代谢,抑制骨骼生长,降低机体免疫力。用药过程中不可随意减量或停药,防止出现反弹现象。此外,患水痘时用药可使病情加重,应禁止使用。

(七)细胞毒性药物的应用及护理

细胞毒性药物是常用的抗癌药,能抑制恶性肿瘤的生长和发展,并在一定程度上杀灭肿瘤细胞。多为静脉给药,刺激性较强,极易引起局部组织损伤,包括静脉炎,药物外渗所致局部化学性蜂窝织炎和渗出性坏死。因此应严格按医嘱以适当剂量的生理盐水或葡萄糖液稀释,以免药物浓度过高,给药速度不宜过快。选择外周静脉注射时,应选择条件较好静脉,并经常更换注射部位,以利于损伤静脉的修复。一旦出现外渗立即停止注射,并尽量自静脉注射处以空注射器回抽渗漏于皮下的药液,然后拔出针头,局部进行封闭治疗。患肢抬高勿受压,根据具体药物选用合适的拮抗药。可局部冷敷 6~12 小时,但奥沙利铂及长春碱类药则不宜采用冷敷,以免加重末梢神经毒性反应的发生。

三、药量计算方法

(一)按体重计算

按体重计算是最常用、最基本的计算方法:

$$每日或每次剂量 = 体重(kg) \times 每日或每次每千克体重所需药量$$

年幼儿多按每日或每次每千克体重所需药量范围中的较大剂量计算,年长儿则按小剂量算,如已超过成人剂量则以成入量为上限。

(二)按年龄计算

剂量幅度大、不需十分精确的药物,如营养类药物等可按年龄计算。

(三)按体表面积计算

此法比按年龄、体重计算更为准确,小儿体表面积计算公式如下。

$$<30\text{kg 小儿体表面积}(m^2)=\text{体重}(kg)\times0.035+0.1$$

$30\sim50$kg 小儿体表面积(m^2)可按体重每增加 5kg,体表面积增加 $0.1m^2$ 计算。

$$\text{每日剂量}=\text{体表面积}(m^2)\times\text{每日每平方米面积需要量}$$

(四)按成人剂量折算

此法仅用于未提供小儿剂量的药物,适合于幼儿以上的儿童。

$$\text{小儿剂量}=\frac{\text{成人剂量}\times\text{小儿体重}(kg)}{50}$$

四、给药方法

(一)口服法

口服法是最常用的给药方法,简单易行。药物剂型有水剂、片剂及冲剂。

(二)注射法

有皮下、肌肉、静脉、鞘内及胸、腹腔等注射法,适用于急症或重病患儿,一般口服药能取得良好效果的,不用注射给药,避免操作复杂及出现不良反应。

(三)灌肠法

近年来,用中药灌肠治疗小儿发热、腹泻、便秘等疾病,取得较好效果。

第四节　儿科常用护理技术

一、约束法

(一)目的

(1)限制患儿活动,以利诊疗。

(2)保护躁动不安的患儿,以免发生意外。

(二)准备

1.护士准备

了解患儿病情;向患儿家属解释约束目的,以取得配合。

2.物品准备

(1)全身约束:大毛巾或床单。

(2)手或足约束:约束带。

(3)沙袋约束:2.5kg 重沙袋(用便于消毒的橡皮布缝制)、布套。

(三)操作步骤

1.全身约束法

方法一:

(1)折叠大毛巾(或床单),达到能盖住患儿由肩至脚跟部的宽度。

(2)放患儿于大毛巾中间,将大毛巾一边紧裹患儿一侧上肢、躯干和下肢,经胸、腹部至对侧腋窝处,再将大毛巾整齐地压于患儿身下。

(3)大毛巾另一边紧裹患儿另一侧手臂,经胸压于背下,如患儿活动剧烈,可用布带围绕双臂打活结系好。

方法二:

(1)折叠大毛巾(或床单),使宽度能盖住患儿由肩至脚跟部。

(2)将患儿放在大毛巾中央,将大毛巾一边紧紧包裹患儿手臂并从腋下经后背到达对侧腋下拉出,再包裹对侧手臂,多余部分压至身下。

(3)大毛巾另一边包裹患儿,经胸压于背下。

2.手或足约束法

(1)置患儿手或足于约束带甲端中间,将乙丙两端绕手腕或踝部对折后系好,松紧度以手或足不易脱出且不影响血液循环为宜。

(2)将丁端系于床缘上。

3.沙袋约束法

根据要约束固定的部位不同,决定沙袋的摆放位置。

(1)需固定头部,防止其转动,用两个沙袋呈"人"字形摆放在头部两侧。

(2)需保暖,防止患儿将被子踢开,可将两个沙袋分别放在患儿两肩旁,压在棉被上。

(3)需侧卧,防止其翻身,将沙袋放于患儿背后。

(四)注意事项

(1)结扎或包裹松紧适宜,避免过紧损伤患儿皮肤,影响血运,而过松则失去约束意义。

(2)保持患儿姿势舒适,定时给予短时的姿势改变,减少疲劳。

(3)约束期间,随时注意观察约束部位皮肤颜色、温度,掌握血液循环情况。

二、头皮静脉输液法

小儿头皮静脉极为丰富,分支甚多,互相沟通交错成网且静脉表浅。婴幼儿静脉输液多采用头皮静脉,易于固定,方便小儿肢体活动。常选用额上静脉、颞浅静脉及耳后静脉等。

(一)目的

(1)补充液体、营养,维持体内电解质平衡。

(2)使药物快速进入体内。

(二)准备

1.护士准备

了解患儿病情、年龄、意识状态、对输液的认识程度、心理状态,观察穿刺部位的皮肤及血管情况;根据患儿的年龄做好解释工作;洗手、戴口罩。

2.物品准备

(1)输液器、液体及药物。

(2)治疗盘:碘伏、浓度为75%的酒精、棉签、弯盘、胶布,无菌巾内放入已经吸入生理盐水

10mL 的注射器、头皮针。

（3）其他物品：污物杯、剃刀、肥皂、纱布、治疗巾，必要时备沙袋或约束带。

3.患儿准备

为小婴儿更换尿布，协助幼儿排尿，顺头发方向剃净局部毛发，用纱布擦净。

（三）操作步骤

（1）在治疗室内核对、检查药液及输液器，按医嘱加入药物，并将输液器针头插入输液瓶塞内，关闭调节器。

（2）携用物置于患儿床旁，核对患儿，再次查对药液，无误后将输液瓶挂于输液架上，排尽空气。

（3）将枕头放在床沿，使患儿横卧于床中央，头下垫油布治疗巾，必要时用全身约束法约束患儿。

（4）如两人操作，一人固定患儿头部，另一人穿刺，穿刺者立于患儿头端。挑选好要穿刺的血管，皮肤常规消毒后，再用注射器接头皮针，排空气体，用左手的拇指和示指绷紧血管两端皮肤，右手持针在距离静脉最清晰点向后移 0.3cm 处将针头沿静脉向心方向平行刺入皮肤，然后将针头稍挑起，沿静脉走向徐徐刺入，见回血后推液少许，如无异常，用胶布固定。

（5）取下注射器，将头皮针与输液器相连，调节滴速，并将输液皮条弯绕于患儿头上适当位置，用一长胶布固定。

（6）将患儿抱回原处，叮嘱患儿家长看好患儿，防止患儿用手抓挠。

（7）整理用物，记录输液时间、输液量及药物。

（四）注意事项

（1）严格执行查对制度和无菌技术操作原则，注意药物配伍禁忌。

（2）针头刺入皮肤，穿刺者感觉针头刺入血管却未见回血时，可用注射器轻轻抽吸以确定回血；因血管细小或充盈不全而无回血者，可试推入极少量液体，如畅通无阻，皮肤无隆起及变色现象，且点滴顺利，证实穿刺成功。

（3）穿刺中注意观察患儿的面色和一般情况。

（4）根据患儿的病情、年龄、药物性质调节输液滴速。观察输液情况，如滴速是否合适，局部有无肿胀，针头有无移动、脱出，瓶内溶液是否滴完，各连接处有无漏液以及有无输液反应发生。

三、温箱使用法

（一）目的

以科学的方法，创造一个温度和湿度相适宜的环境，使婴儿体温保持稳定，用以提高未成熟儿的成活率，利于高危新生儿的成长发育。

（二）准备

1.护士准备

了解患儿的孕周、出生体重、日龄，测量生命体征，注意有无并发症等；估计常见的护理问题，操作前洗手。

2.物品准备

婴儿温箱,应检查其性能,保证安全,用前清洁消毒,并铺好箱内婴儿床,要求柔软舒适。

3.患儿准备

患儿穿单衣,裹尿布。

(三)操作步骤

(1)使用前应将温箱预热,以达到所需的温、湿度。不同体重、出生日龄的早产儿所需温、湿度也有差别(见表 5-4-1)。

表 5-4-1　不同出生体重早产儿温箱的温、湿度参数

出生体重/g	温度				相对湿度
	35℃	34℃	33℃	32℃	
1000	初生 10 天内	10 天后	3 周内	5 周后	55%～65%
1500	—	初生 10 天内	10 天后	4 周后	
2000	—	初生 2 天内	2 天后	3 周后	
2500	—	—	初生 2 天内	2 天后	

(2)将患儿放入温箱内后,一切护理操作应尽量在温箱内进行,如喂奶、换尿布、清洁皮肤、观察病情及检查等,以免箱内温度波动。

(3)定时测量体温,根据体温调节箱温,并做好记录。在患儿体温未升至正常之前应每小时监测 1 次,升至正常后可每 4 小时测 1 次,注意保持体温在 36℃～37℃,并维持相对湿度。

(4)出温箱条件:①患儿体重达 2kg 或以上,体温在正常范围内。②在不加热的温箱内,室温维持在 24℃～26℃,患儿能保持正常体温。③患儿在温箱内生活了一个月以上,体重即使不到 2kg,但一般情况良好。

(四)注意事项

(1)随时观察使用效果,如温箱发出报警信号,应及时查找原因,妥善处理。

(2)严格执行操作规程,定期检查温箱有无障碍,保证绝对安全。

(3)严禁骤然提高温箱温度,以免患儿体温上升造成不良后果。

(4)使用温箱期间,每天用消毒液擦拭内外,然后用清水再擦拭一遍;每周更换温箱 1 次,清洁后用紫外线照射消毒;定期进行细菌培养,以检查清洁消毒的质量,防止交叉感染;机箱下面的空气净化垫每月清洗 1 次,若已破损则应更换;患儿出温箱后,应对温箱进行终末清洁消毒。

四、光照疗法

(一)目的

光照疗法是一种通过荧光照射治疗新生儿高胆红素血症的辅助疗法。主要作用是使患儿血中的间接胆红素氧化分解为水溶性胆红素,从而易于从胆汁和尿液中排出体外,以减轻黄疸。

(二)准备

1.物品准备

(1)光疗箱:一般采用波长 425~475nm 的蓝色荧光灯最为有效,还可用白光照射,光亮度约 160~320W 为宜。分单面和双面光疗箱,双面光优于单面光。灯管与皮肤距离 33~50cm。

(2)遮光眼罩:用不透光的布或纸制成。

(3)其他:长条尿布、尿布带、胶布等。

2.护士准备

了解患儿诊断、日龄、体重、黄疸的范围和程度、胆红素检查结果、生命体征、精神反应等资料。操作前戴墨镜、洗手。

3.患儿准备

患儿脱去患儿衣裤,全身裸露,入箱前须进行皮肤清洁,禁忌在皮肤上涂粉和油类;剪短指甲;双眼佩戴遮光眼罩,避免光线损伤视网膜;用长条尿布遮盖会阴部,男婴注意保护阴囊。

(三)操作步骤

(1)清洁光疗箱,特别注意清除灯管及反射板的灰尘。

(2)接通电源,检查线路及光管亮度。使箱温升至患儿适中温度,相对湿度 55%~65%。

(3)将患儿全身裸露,用尿布遮盖会阴部,佩戴护眼罩,放入已预热好的光疗箱中,记录开始照射时间。

(4)应使患儿皮肤均匀受光,并尽量使身体广泛照射。若使用单面光疗箱一般每 2 小时更换体位一次,可以仰卧、侧卧、俯卧交替更换。俯卧照射时要有专人巡视,以免口鼻受压影响呼吸。

(5)监测体温和温箱变化,光疗时应 2~4 小时测体温 1 次,使体温保持在 36~37℃为宜,根据体温调节箱温。

(6)观察患儿精神反应、呼吸、脉搏、大小便、四肢张力变化、皮肤颜色及完整性、黄疸进展程度并记录。

(7)一般光照 12~24 小时才能使血清胆红素下降,光疗总时间按医嘱执行,一般情况下,血清胆红素<171μmol/L(10mg/dL)时可停止光疗。出箱时给患儿穿好衣服,除去眼罩,抱回病床,并做好各项记录。

(8)患儿出箱后清洁消毒光疗设备,记录出箱时间及灯管使用时间。

(四)注意事项

(1)密切观察病情变化:监测血清胆红素变化,以判断疗效;观察患儿精神反应及生命体征;注意黄疸的部位、程度及其变化;大小便颜色与性状;皮肤有无发红、干燥、皮疹;有无呼吸暂停、烦躁、嗜睡、发热、腹胀、呕吐、惊厥等;注意吸吮能力、哭声变化。若有异常须立即与医师联系,及时进行处理。

(2)如体温高于 37.8C 或低于 35℃,应暂停光疗。

(3)保证水分及营养供给:光疗过程中,应按医嘱静脉输液,按需喂奶,因光疗时患儿不显性失水比正常儿童高 2~3 倍,故应在治疗期间喂水,记录出入量。

(4)保持灯管及反射板清洁,及时更换灯管每天应清洁灯箱及反射板,灯管使用 300 小时后其灯光能量输出减弱 20％,900 小时后减弱 35％,因此灯管使用 1000 小时必须更换。

(5)灯管与患儿的距离需遵照设备说明调节,光照超过 24 小时会造成体内核黄素缺乏,为防止继发的红细胞谷胱甘肽还原酶活性降低导致的溶血,一般光疗同时或光疗后应补充核黄素。

(6)光疗箱的维护与保养:光疗结束后,关好电源,拔出电源插座,将湿化器水箱内水倒尽,做好整机的清洗、消毒工作,有机玻璃制品忌用乙醇擦洗。光疗箱应放置在干净、温、湿度变化较小、无阳光直射的场所。

五、婴儿抚触

(一)目的
(1)促进神经系统的发育,增强免疫力,有利于婴儿的生长发育。
(2)增进食物的消化和吸收,减少婴儿的哭闹,增加睡眠。
(3)增强婴儿与父母的交流,帮助婴儿获得安全感,发展对父母的信任感。

(二)准备
1.物品准备
平整的操作台、温度计、润肤油、尿布及干净的衣服、包被。
2.环境准备
关闭门窗,调节室温至 28℃。
3.护士准备
评估婴儿身体情况。操作前洗手。
4.患儿准备
患儿不宜太饱或太饿,无烦躁及疲倦时。

(三)操作步骤
(1)解开婴儿包被和衣服。
(2)将润肤油倒在手中,揉搓双手至温暖后进行抚触。
(3)进行抚触动作,动作开始要轻柔,慢慢增加力度,每个动作重复 4~6 次。
(4)抚触的顺序:前额→下颌→头部→胸部→腹部→上下肢→背部→臀部。
(5)两拇指指腹从前额中央滑向两侧至发际。
(6)两拇指从下颌部中央向两侧向上滑动成微笑状。
(7)一手轻托婴儿头部,另一手指腹从婴儿一侧前额发际抚向枕后,避开囟门,中指停在耳后乳突部轻压一下;换手,同法抚触另一侧。
(8)两手掌分别从胸部的外下方向对侧外上方滑动至婴儿肩部,交叉推行进行胸部抚触。
(9)双手指分别按顺时针方向按摩婴儿腹部,避开脐部和膀胱。
(10)双手呈半圆行交替握住婴儿的上臂向腕部滑行,在滑行过程中,从近端向远端分段挤捏上肢;用拇指从手掌心按摩到手指,并从手指两侧轻轻提拉每个手指;同法依次抚触婴儿的对侧上肢和双下肢。

(11)使婴儿呈俯卧位,双手平放婴儿背部,以脊柱为中线,两手掌分别从脊柱两侧由中央向两侧滑行,从背部上端开始逐渐下移至臀部,最后由头顶沿脊椎做迂回动作抚触至臀部。

(12)包好尿布,穿衣。

(13)清理用物,洗手。

(四)注意事项

(1)抚触最好在婴儿沐浴后或穿衣服时进行,根据婴儿状态决定抚触时间,一般10～15分钟。避免在饥饿和进食后1小时内进行。

(2)抚触开始时动作要轻柔,逐渐增加压力,让婴儿慢慢适应起来,避免用力过轻或过重。

(3)抚触过程中注意观察婴儿的反应,如果出现哭闹、肌张力提高、兴奋性增加、肤色改变等,应暂停抚触,反应持续1分钟以上应停止抚触。

(4)抚触时保持环境安静,温度适宜,可以播放音乐,注意与婴儿进行语言和目光的交流。

六、婴幼儿灌肠法

(一)目的

(1)刺激肠壁、促进肠蠕动,使婴儿排出粪便,减轻腹胀。

(2)稀释和清除肠道内的有害物质,减轻中毒。

(3)清洁肠道为检查或手术做准备。

(4)为高热患儿降温。

(二)准备

1.物品准备

治疗盘、灌肠筒、玻璃接头、肛管、血管钳、油布、治疗巾、弯盘、棉签、卫生纸、润滑剂、量杯、水温计、输液架、便盆、尿布。根据医嘱准备灌肠液,溶液温度一般为39～41℃,用于降低体温时为28～32℃。

2.护士准备

了解患儿病情、意识状态、合作程度、腹胀及排泄情况,测量生命体征,观察肛周皮肤情况;根据患儿的年龄,做好说服和解释工作,取得患儿及家长配合;操作前洗手、戴口罩。

3.环境准备

关闭门窗,屏风遮挡,调节室温。

4.患儿准备

灌肠前排尿。

(三)操作步骤

(1)备齐用物携至患儿床旁,核对无误后遮挡患儿,挂灌肠筒于输液架上,灌肠筒底距离患儿臀部平面约30～40cm。

(2)将枕头竖放,使其厚度与便盆高度相等,下端放便盆。

(3)将油布和治疗巾上端盖于枕头上,下端放于便盆之下防止污染枕头和床单。

(4)协助患儿脱去裤子,使其仰卧于枕头上,臀部放在便盆宽边上。解开尿布,如无大小便则用尿布垫在臀部与便盆之间,两腿屈曲,适当固定患儿,各包裹一块尿布分别放在便盆两侧,并适当为患儿保暖。

(5)再次核对患儿,戴手套,连接肛管并润滑其前端,排尽管内气体,一手用血管钳夹闭橡胶管,另一手分开臀部,暴露肛门。将肛管轻轻插入直肠,婴儿2.5~4cm,儿童5~7.5cm,然后固定,再用一块尿布覆盖在会阴部之上,以保持床单的清洁。

(6)松开血管钳,使液体缓缓流入,护士一手始终扶持肛管,同时观察患儿一般状况及灌肠液下降速度。

(7)灌肠后夹闭肛管,用卫生纸包裹后轻轻拔出,放入弯管内,若需保留灌肠液,可轻轻夹紧患儿两侧臀部数分钟。

(8)协助排便,擦净臀部,取出便盆,为患儿包好尿布,协助患儿穿好裤子。

(9)整理床单位,使其舒适。

(10)核对,整理用物,洗手,记录。

(四)注意事项

(1)根据患儿年龄选用合适的肛管,插管动作轻柔。

(2)根据医嘱决定灌肠液量,一般6个月以内的婴儿每次约为50mL,6个月~1岁每次约为100mL;1~2岁每次约为200mL;2~3岁每次约为300mL。

(3)准确测量入液量和排出量。

(4)液体流入速度宜慢,并注意患儿情况,如患儿疲乏,可暂停片刻后再继续,以免患儿虚脱;如患儿突然面色苍白、异常哭闹、腹痛或腹胀加剧、排出液为血性时应立即停止灌肠,并与医生联系,给予处理。

(5)溶液注入或排出受阻,可协助患儿更换体位或调整肛管插入的深度,排出不畅时可按摩腹部,协助促进排出。

七、换血疗法

(一)目的

换血疗法是抢救严重溶血患儿的重要措施。通过换血可达到换出致敏红细胞和血清中的抗体,防止继续溶血;降低胆红素,防止核黄疸的发生;纠正溶血导致的贫血,防止缺氧及心功能不全。

(二)准备

1.物品准备

(1)血源选择:Rh血型不合应采用Rh血型与母亲相同,ABO血型与患儿相同(或抗A、抗B效价不高的O型)的供血者;ABO血型不合者可用O型的红细胞加AB型血浆或用抗A、抗B效价不高的O型血或患儿同型血。有明显贫血和心功能不全者,可用血浆减半的浓缩血。根据换血目的决定换血量,新生儿溶血换血量为150~180mL/kg(约为患儿全血量的2倍),应尽量选用新鲜血,库存血不应超过3天。输入的血液要置于室温下预温,保持在27~37℃之间,温度过低的库存血可能会导致心律失常,温度过高则会导致溶血。

（2）药物：生理盐水、10%葡萄糖液、10%葡萄糖酸钙、利多卡因、肝素、盐酸肾上腺素、5%NaHCO$_3^-$、苯巴比妥、地西泮（安定），并按需要准备急救药物。

（3）用品：24G留置针、小切包、注射器、三通管、换药碗、弯盘、无菌外科手套、1000mL量杯、心电监护仪、远红外线辐射保温床、采血管、尿袋、消毒用物、换血记录单等。

2.环境准备

应在消毒处理的环境中进行，室温保持在26～28℃，预热辐射保温床。

3.护士准备

（1）掌握换血指征：①母婴有ABO血型不合或Rh血型不合，产前确诊为溶血病；②出生时有胎儿水肿，脐血总胆红素＞68μmol/L（4mg/dL），明显贫血（脐带血Hb＜120g/L）；③血清胆红素在足月儿＞342μmol/L（20mg/dL），早产儿体重在1500g者＞256μmol/L（15mL/dL），体重1200g者＞205μmol/L（12mg/dL）；④有早期核黄疸症状者。

（2）了解病史：明确诊断、出生日龄、体重、生命体征及一般状况。操作前戴口罩，术前洗手，穿手术衣。

4.患儿准备

换血前禁食4小时或抽空胃内容物，进行静脉输液，术前半小时肌内注射苯巴比妥，患儿在辐射式保暖床上仰卧，约束固定四肢，贴上尿袋。

（三）操作步骤

（1）可选择脐静脉插管换血或其他较大静脉换血，也可选择脐动脉、静脉或合适的外周动、静脉同步换血。

（2）按常规消毒皮肤，行外周动、静脉留置套管针，动脉留置连接三通管，抽血测定胆红素及生化等项目，确定抽血输血速度后开始换血。

（3）遵医嘱一边为患儿输血，一边以一定速度缓慢抽血。换血量为患儿血量的2倍（约150～180mL/kg），每换血100mL，监测中心静脉压一次。

（4）换血过程中，每换100mL血后要缓慢推注稀释的10%葡萄糖酸钙1mL，每换出200mL血要监测血气、血糖、胆红素一次。

（5）换血完毕后，正压封管（或拔除脐静脉导管，结扎缝合后消毒，纱布加压固定），清理用物。

（四）注意事项

（1）严格执行无菌操作，避免感染。

（2）插管动作轻柔，避免损伤。

（3）换血过程应要保证出入量平衡，抽血、注血速度均匀，详细记录每次入量、出量、累积出入量；注射器内不能有空气，防止空气栓塞；抽血不畅时可用含肝素的生理盐水冲洗动脉留置针，防止凝血堵管。

（4）密切观察全身情况及反应，注意给患儿保暖，观察皮肤颜色并监测生命体征，记录心率、呼吸、血压、尿量及用药等，发生意外情况及时给予处置。

（5）在换血开始前、术中、换血结束时均需抽取血样本送检测定血胆红素，并根据需要检查各生化项目，以判断换血效果及病情变化。

（五）换血后护理

（1）密切观察生命体征，监测血糖、血胆红素变化及黄疸消退情况，注意观察有无胆红素脑病的早期征象，有无并发症等。

（2）维持静脉输液通畅。

（3）保持呼吸道通畅，换血后应先禁食4～6小时，4小时后可遵医嘱试喂糖水，吸吮正常无呕吐，可正常喂养。

（4）拔掉动脉留置针需按压针眼5～10分钟，严密观察有无渗血，防止血肿发生。

（5）脐静脉换血伤口未拆线前不宜沐浴，以防伤口感染。

第六章　新生儿疾病的护理

第一节　新生儿呼吸窘迫综合征

新生儿呼吸窘迫综合征(RDS)又称肺透明膜病(HMD),是由于肺表面活性物质(PS)缺乏导致。临床表现为出生后不久即出现进行性呼吸窘迫和呼吸衰竭。

一、病因和病理生理

(一)病因

PS 是由 II 型上皮细胞合成并分泌的一种磷脂蛋白复合物。PS 的作用是覆盖在肺泡表面,降低肺泡表面张力,防止肺泡萎缩陷,以保证功能残余气量。PS 在孕 18~20 周开始产生,35~36 周迅速增加,故早产儿胎龄愈小,PS 量也愈少。糖尿病母亲所生的新生儿由于其血中的高胰岛素能拮抗肾上腺皮质激素对 PS 合成的促进作用,故其发生 RDS 的概率比正常增加 5~6 倍。

(二)病理生理

早产儿由于功能肺泡量少,气体交换功能差;胎龄愈小,PS 的量愈低,使肺泡表面张力增加,呼吸末功能残余气量降低,肺泡容易萎陷。表现为肺顺应性下降,气道阻力增加,通气/血流降低,气体弥散障碍,从而导致缺氧,以及缺氧所导致的代谢性酸中毒;此外通气功能障碍可引起呼吸性酸中毒。缺氧及酸中毒使肺毛细血管通透性增加,液体渗出,肺间质水肿和肺纤维蛋白沉着于肺表面形成嗜伊红透明膜,进一步加重气体弥散障碍,加重缺氧及酸中毒的产生,形成恶性循环。

二、治疗要点

(一)纠正缺氧

根据患儿情况,轻者可选用鼻导管、面罩吸氧,重者可选用维持气道正压(CPAP)吸氧或者气管插管、机械通气等。

(二)PS 替代治疗

可明显降低 RDS 病死率及气胸发生率,改善肺顺应性和换气功能。临床常用的表面活性物质有 3 种:天然制剂、人工制剂、混合制剂。将制剂溶于生理盐水,然后采用不同体位(仰卧、左侧、右侧、再仰卧位各 1/4)从气管插管内滴入。

（三）维持酸碱平衡

严重代谢性酸中毒使用5％碳酸氢钠治疗,治疗呼吸性酸中毒以改善通气为主。

（四）支持治疗

放在温箱或辐射式抢救台保暖,维持皮肤温度在36.5℃。保证液体和营养的供应,但补液量不宜过多,以免导致动脉导管开放。

三、护理评估

（一）健康史

了解母亲妊娠期情况;患儿出生情况,包括胎龄、体重、是否顺产,有无窒息史等;出生时Apgar评分情况。

（二）身体状况

常在生后4～6小时内出现呼吸窘迫,表现为:呼吸急促（＞60次/分）、鼻翼扇动、呼气时呻吟、吸气时呈三凹征、发绀,并呈进行性加重。严重时可出现呼吸浅促、不规律、肌张力下降、呼吸暂停甚至出现呼吸衰竭,肺部可闻及湿啰音。在生后2～3天最严重,72小时后好转。

（三）辅助检查

1.实验室检查

(1)泡沫试验:取胃液1mL加入95％酒精1mL,振荡15秒后静置15分钟后观察试管液面周围泡沫环的形成。无泡沫为（－）,表示PS缺乏,肺未成熟,易发生RDS;泡沫少于1/3试管周围为（＋）,泡沫多于1/3试管周围为（＋＋）,表示已有一定量PS,但肺成熟度不够;试管周围一圈或双层有泡沫为（＋＋＋）,表示PS较多,肺已成熟。

(2)肺成熟度判定:分娩前进行羊水穿刺,测定羊水中磷脂(L)/鞘磷脂(S)的比值,判断肺的成熟程度。若≥2,则表示肺已发育成熟,否则为未成熟。

(3)血气分析:PaO_2降低,$PaCO_2$升高,pH降低。

2.X线检查

是目前确诊该病的最佳手段。两肺呈透明度下降,可见细颗粒状网状影;可见清晰充气的树枝状支气管;严重时肺野呈白色。

（四）心理-社会状况

评估家长对新生儿呼吸窘迫综合征知识的了解程度,了解家长的心理反应,评估母亲及家庭成员对治疗的理解及支持程度。

四、常见护理诊断/问题

（一）气体交换障碍

与肺泡缺乏PS致肺泡萎陷、换气功能障碍有关。

（二）自主呼吸受损

与PS缺乏导致肺不张、呼吸困难有关。

（三）营养失调:低于机体需要量

与摄入量不足有关。

（四）有电解质失衡的危险

与代谢紊乱有关。

（五）有感染的危险

与抵抗力低下有关。

五、预期目标

（1）患儿气体交换功能改善。

（2）患儿能进行有效呼吸。

（3）患儿能获得充足的营养。

（4）患儿电解质平衡保持在正常范围。

（5）患儿未发生感染。

六、护理措施

（一）一般护理

（1）休息：保持病房安静、减少噪声，一切必要的治疗、护理操作集中进行，动作要轻、稳、准，尽量减少对患儿移动和刺激，静脉穿刺最好采用留置针，减少反复穿刺。室内温度维持在23～25℃，温度维持在50%～60%，病室阳光充足，定时通风。

（2）喂养：根据患儿的每日所需热量计算奶量，保证机体营养所需。不能吸乳吞咽者可使用鼻饲法或静脉营养液，并注意定时为患儿进行口腔护理。

（3）气管插管内滴入表面活性物质头稍后仰，使气道伸直，吸净气道分泌物，抽取药液，从气管插管中进行弹丸式给药（患儿分别取左侧、右侧、平卧卧位），然后用复苏囊加压给氧，使药液迅速弥散。用药后4～6小时内禁止气道内吸引。

（4）保持呼吸道通畅：密切观察患儿血氧饱和度，适时吸痰，每次吸痰不超过15秒，吸痰会造成患儿的暂时缺氧，使其血氧饱和度降低，因此每次吸痰前后均应用呼吸机或复苏气囊辅助通气提高血氧饱和度。痰液黏稠时，应先予以雾化吸入，并配合翻身、拍背来降低痰液黏稠性，促进痰液稀释，使痰液易于吸出。

（5）预防感染：严格执行消毒隔离制度，接触患儿前后用流动水洗手，物品做到专人专用，防止交叉感染，保持病房内温度湿度适宜，定时开窗通风。暖箱内的患儿，注意暖箱的定期清洁和消毒。

（二）病情观察

严密观察患儿生命体征的情况并随时掌握患儿病情变化，定时监测血压，避免低灌注。双肺通气音、胸廓运动是否对称，并做好各项护理记录。由于使用表面活性物质，肺血管阻力迅速降低及肺血流增加氧分压和血氧饱和度迅速提高，需根据病情进展不断调整呼吸机参数，防止发生肺出血、氧中毒等并发症。

（三）用药护理

1.纠正酸中毒

5%碳酸氢钠，每次2～3mL/kg，以纠正酸中毒。

2.预防感染

熟悉药物性质、剂量、用法、按医嘱准确配制药液，及时、足量应用。用药后观察患儿有无发热、寒战等不良反应。

3.使用表面活性物质

①要保持呼吸道通畅，用药前吸痰，用药后 6 小时后才能再吸痰；②病情缓解后注意调节呼吸及参数；③预防慢性肺损伤的并发症。

（四）心理护理

患儿家属均有恐惧、无助、失望等不良情绪，因此一定要做好和家属的解释和知情同意工作，取得患儿家属的理解与信任。耐心解答患儿家属关于患儿病情的疑问，减轻家属的恐惧和焦虑。

（五）健康教育

（1）维持患儿正常的体温在 36～37.2℃；室温在 23～25℃；夏季可将空调温度设定在 28℃。冬季可使用加湿器，保证室内湿度达到 50%～60%。每日测量体温 1～2 次，测量时间为 5 分钟，测量部位为患儿腋下或肩胛后，请勿在患儿吃奶后、哭闹后或将患儿抱在怀里测量体温，以减少误差。冬季注意保暖。

（2）注意吃奶、大小便和睡眠情况，减少人员探望，接触患儿前后均用流动水洗手，避免交叉感染。

（3）指导患儿家属给予患儿喂养时，患儿出现呛咳或发绀时，要暂停进食，排除气管内异物。观察患儿面色及呼吸，待症状缓解后，可继续进食，喂奶结束后给予患儿轻拍背部，减少呕吐的情况。

（4）每日可给患儿沐浴，室温 26～28℃，水温 39～41℃，沐浴前将患儿的双耳反折以防洗澡水进入双耳引起中耳炎，沐浴结束后将患儿全身涂抹润肤油并给予抚触按摩。

（5）新生儿由于身体机能尚未发育完善，因此出院后随时观察患儿的精神反应、面色、呼吸，如有异常及时就诊。

（6）做好对家属的健康指导工作，介绍有关的医学知识，减轻家属的恐惧心理，取得家属理解和配合，定期随访。

第二节 新生儿黄疸

新生儿黄疸是指新生儿时期由于胆红素代谢异常，引起血中胆红素水平升高，而出现的皮肤、黏膜及巩膜黄染为特征的病症，本病有生理性和病理性之分。

一、病因

（一）胆红素生成过多

由于过多的红细胞破坏和肠肝循环增加，使血清未结合胆红素升高。如红细胞增多症、血管外溶血、感染、红细胞酶缺陷、红细胞形态异常、血红蛋白病等。

（二）肝脏胆红素代谢障碍

因肝细胞摄取和结合胆红素等功能低下,使血清未结合胆红素升高。如缺氧和感染、药物影响等。

（三）胆汁排泄障碍

肝细胞排泄结合胆红素障碍或胆管受阻,可致高结合胆红素血症,但如同时伴有肝细胞功能受损,也可有未结合胆红素的增高。如新生儿肝炎、先天性代谢性缺陷病、胆管阻塞等。

二、临床表现

新生儿黄疸分为生理性黄疸和病理性黄疸。

（一）生理性黄疸

由于新生儿的胆红素代谢特点,即出生后胆红素的生成过多而代谢和排泄能力低下,致使血液中的胆红素水平升高,50%～60%的足月儿和80%的早产儿出现暂时性的、轻度的黄疸过程,称为生理性黄疸。其特点为:足月儿生理性黄疸多于出生后2～3日出现,4～5日达高峰,黄疸程度轻重不一,轻者仅限于面颈部,重者可延及躯干、四肢,粪便色黄,尿色不黄,一般无不适症状,也可有轻度嗜睡或纳差,黄疸持续7～10日消退;早产儿多于生后3～5日出现黄疸,5～7日达高峰。早产儿由于血浆白蛋白偏低,肝脏代谢功能更不成熟,黄疸程度较重,消退也较慢,可延长到2～4周。

（二）病理性黄疸

新生儿黄疸出现下列情况之一时需考虑为病理性黄疸:①黄疸出现早:生后24小时内出现;②程度重:足月儿血清胆红素浓度>220.6μmol/L(12.9mg/dL),早产儿>256.5μmol/L(15mg/dL);③血清结合胆红素增高>26μmol/L(1.5mg/dL);④进展快:血清胆红素每天上升>85μmol/L(5mg/dL);⑤黄疸持续时间较长,超过2～4周或进行性加重或退而复现。

三、辅助检查

胆红素检测:可采取静脉血或微量血方法测定血清胆红素浓度,胆红素检测是新生儿黄疸诊断的重要指标。

四、诊断

生理性黄疸诊断标准:足月儿不超过220.6μmol/L(12.9mg/dL),早产儿不超过256.5μmol/L(15mg/dL),平均峰值分别为102.6μmol/L(6mg/dL)和171μmol/L(10mg/dL)。

患儿出现病理性黄疸临床表现情况之一,均可诊断为病理性黄疸。

五、治疗要点

新生儿黄疸的治疗目的是防止胆红素继续升高,降低胆红素脑病发生的危险性。治疗方法主要有光疗、换血及药物治疗。①光照疗法为首选干预方法,需严格掌握换血疗法指征,药物疗法起效慢,起辅助作用。常用药物有白蛋白、苯巴比妥和维生素 B_2(核黄素)。②白蛋白可促进游离胆红素转化为结合胆红素,减少胆红素脑病的发生;③苯巴比妥为酶诱导作用,可以促使肝葡萄糖醛酸转移酶活性增高。④蓝光可分解体内核黄素,光疗超过 24 小时可引起核黄素减少,因此,光疗时应补充核黄素。

六、护理措施

(一)密切观察病情,预防胆红素脑病

1.密切观察病情

注意皮肤、巩膜、大小便的色泽,根据患儿皮肤黄染的部位和范围,估计血清胆红素增高的程度,判断其转归。注意生命体征和神经系统的表现,如患儿出现拒食、嗜睡、肌张力减退等胆红素脑病的早期表现,立即通知医生,做好抢救准备。

2.保暖

体温维持在 36℃～37℃,低体温影响胆红素与清蛋白的结合,使黄疸加重。

3.尽早喂养

刺激肠道蠕动,促进胎便排出。同时,有利于肠道建立正常菌群,减少胆红素的肝肠循环,从而减轻黄疸程度。应耐心喂养,按需调整喂养方式如少量多次、间歇喂养等,保证奶量摄入。

4.针对病因的护理,预防胆红素脑病的发生

①遵医嘱实施光照疗法和换血疗法,并做好相应护理;②遵医嘱给予清蛋白和酶诱导剂。纠正酸中毒,以利于胆红素和清蛋白的结合,减少胆红素脑病的发生。控制感染、纠正低血糖;避免使用维生素 K_3 等。

(二)供给充足水分

光疗期间在两次喂奶间加喂 5% 葡萄糖水 10mL/kg,以保证水分供给。按医嘱补充液体。

(三)心理护理

护理人员应经常与家长沟通,耐心解答家长的询问,主动介绍患儿病情及治疗护理方案,减轻家长的焦虑和恐惧,积极配合治疗,促进患儿早日康复。

七、健康教育

(1)讲解黄疸病因及临床表现,介绍蓝光疗法及换血疗法的治疗作用,以及说明本症病因的复杂性,病因不同其预后也不同,使家长在心理上有充分的准备从而消除家长的担忧,并积极配合医疗护理工作。

(2)既往有新生儿溶血症流产或死胎的孕妇,应讲解产前检查和胎儿宫内治疗的重要性,防止新生儿出生时溶血症的发生。

(3)母乳性黄疸的患儿,母乳喂养可暂停 1～4 天或改为隔次母乳喂养,黄疸消退后再恢复母乳喂养。

第三节　新生儿缺氧缺血性脑病

由于各种围生期因素引起的缺氧和脑血流减少或暂停而导致胎儿和新生儿的脑损伤,称为缺氧缺血性脑病。足月儿多见,是导致儿童神经系统后遗症的常见病之一。

一、病因及发病机制

所有引起新生儿窒息的原因都可导致本病。缺氧缺血性脑病的发病机制与下列因素有关:不完全性窒息缺氧时,体内出现器官间血流分流以保证脑组织血流量;如缺氧继续存在,就会失去这种代偿机制,脑血流灌注减少,且脑内血流又重新分布,供应大脑半球的血流减少,以保证丘脑、脑干和小脑的血液灌注量,此时大脑皮层矢状旁区和其下面的白质最易受损。如窒息缺氧为急性完全性,上述代偿机制均无效,脑损伤发生在代谢最旺盛部位即丘脑及脑干核,而大脑皮层不受影响。缺氧及酸中毒可导致脑血管自主调节功能障碍,形成压力被动性脑血流,当血压升高过大时,可造成脑室周围毛细血管破裂出血,低血压时脑血流量减少,又可引起缺血性损伤。

脑所需的能量来源于葡萄糖的氧化过程,缺氧时导致低血糖和代谢性酸中毒,ATP产生减少,细胞膜钠泵、钙泵功能不足,并在其他因素参与下,造成细胞内水肿,组织缺氧,最终导致脑组织死亡;脑缺氧缺血后再灌注,引起脑代谢发生变化,导致再灌注损伤。如产生氧自由基;一些兴奋性氨基酸(EAA),如谷氨酸、天冬氨酸在脑脊液中浓度增高;造成钠、钙离子内流;阻断线粒体的磷酸化氧化作用,引起细胞自我破坏(凋亡)等。因此,缺氧缺血性脑病可见到皮质梗死,丘脑、基底节和间脑等部位深部灰质核坏死,脑干坏死,脑室周围或脑室内出血和白质病变等病理变化。

二、临床表现

(一)轻度

出生24小时内症状最明显,常无明显意识障碍,仅表现为过度兴奋,有自发或刺激引起的肌阵挛,颅神经检查正常,肌张力正常或增加,Moro反射增强,其他反射正常,瞳孔扩大,心率增快,无惊厥,脑电图正常,3～5天后症状减轻或消失,很少留有神经系统后遗症。

(二)中度

24～72小时症状最明显,意识淡漠,嗜睡,出现惊厥、肌阵挛、下颌抖动、肌张力减退、瞳孔缩小、周期性呼吸伴心动过缓等,脑电图呈低电压或癫痫样放电等,1～2周后可逐渐恢复,但意识模糊、昏迷持续5天以上者预后差。

(三)重度

初生至72小时症状最明显,昏迷,深浅反射及新生儿反射均消失,肌张力低下,瞳孔固定无反应,有心动过缓、低血压、呼吸不规则或暂停,常呈现去大脑状态,脑电图呈现爆发抑制波形,死亡率高,存活者常留有神经系统后遗症。

三、实验室检查

本症围产期窒息病史和临床表现常无特异性。近年运用影像学技术,提高了临床诊断的准确率。彩色多普勒超声还可检测脑血流速率及阻力指数,对诊断和判断预后有一定帮助。头颅 CT 检查对脑水肿、梗死、颅内出血类型及病灶部位等有确诊价值。可分为四级:①脑实质所有区域密度正常;②斑点状,区域性局部密度减低;③弥散性,两个以上区域性密度减低;④全部大脑半球普遍密度减低,灰白质差别消失,侧脑室变窄。磁共振成像有助于对某些超声和 CT 不能检测出的部位如大脑皮层矢状旁区、丘脑、基底节等处病变的诊断。脑电图有助于临床确定脑病变的严重程度、判断预后和对惊厥的鉴别。血生化检测血清磷酸肌酸激酶脑型同工酶(CPK-BB)升高,可帮助确定脑组织损伤的严重度和判断预后。

四、治疗

(一)一般治疗

密切监测血气、血压、血糖、电解质、颅内压以及心电图的变化,维持血气、血压、血糖及电解质等在正常范围内。

(二)控制液量

每日液量控制在 $60\sim80mL/kg$。

(三)控制惊厥

首选苯巴比妥钠,负荷量为 $20mg/kg$,于 $15\sim30$ 分钟静脉滴入,若不能控制惊厥,1 小时后可加用 $10mg/kg$,以后每日维持量为 $5mg/kg$。安定的作用时间短,疗效快,在上药疗效不显时可加用,剂量为 $0.1\sim0.3mg/kg$,静脉推注,两药合用时应注意抑制呼吸的可能性。高胆红素血症患儿尤须慎用安定。

(四)治疗脑水肿

出现颅内高压症状可用甘露醇,首剂 $0.50\sim0.75g/kg$ 静脉推注,以后可用 $0.25\sim0.5g/kg$,每 $4\sim6$ 小时 1 次。是否使用地塞米松意见不一,剂量为每次 $0.5\sim1.0mg/kg$,每日 2 次静脉滴注,48 小时后减量,一般仅用 $3\sim5$ 天。

(五)脑代谢激活剂

细胞色素 C、三磷酸腺苷和辅酶 A 静脉点滴,每日一次,亦可用胞二磷胆碱 $100\sim125mg/d$ 静脉点滴。也可用脑多肽或脑活素等。

五、护理评估

(一)健康史

询问孕母的年龄、生活嗜好、健康情况,尤其是有无影响胎盘血流灌注的疾病;了解胎儿的发育状况及产妇分娩的详细过程;询问患儿出生的情况。

(二)身体状况

监测胎儿的心率,评估新生儿的肌张力、皮肤颜色、原始反射、呼吸、意识状况、心率,观察有否惊厥等,了解血气、血生化检查及头颅 B 超、CT 检查结果。

(三)心理-社会状况

评估家长对本病知识的了解程度,有无紧张、焦虑、恐惧的心理活动,告知本病可能的预后。了解患儿家中的经济状况,有否因经济困难而放弃治疗的想法等。

六、护理诊断

(一)自主呼吸受损

与缺氧致低氧血症和高碳酸血症有关。

(二)体温过低

与缺氧、环境温度低有关。

(三)潜在并发症

惊厥、颅内压升高。

(四)有感染的危险

与机体抵抗力低下有关。

(五)有废用综合征的危险

与脑缺氧、反复惊厥所致后遗症有关。

七、预期目标

(1)患儿能维持有效的呼吸。

(2)患儿体温恢复正常。

(3)患儿不发生惊厥、颅内压增高或出现时被及时发现。

(4)住院期间不发生感染。

(5)减少废用综合征发生的机会、程度。

八、护理措施

(一)维持自主呼吸

(1)复苏配合医生立即按 A、B、C、D、E 程序进行复苏。

①畅通气道:a.保暖:远红外线辐射床上;b.减少散热;c.安置体位:仰卧,肩垫高 2~3cm,使颈部稍后伸至中枕位;d.清除分泌物:新生儿出生后立即吸净鼻、口腔及咽喉中的分泌物,时间不超过 10 秒钟,保持呼吸道通畅。

②建立呼吸:a.触觉刺激:弹足底或刺激皮肤以引起啼哭、建立呼吸,应在生后 20 秒内完成。经刺激后若出现正常呼吸,心率>100 次/分,给予保暖观察;b.复苏器加压给氧:无呼吸或心率<100 次/分,氧流量>5L/min;c.气管插管:应用复苏器加压给氧效果不好,心率<100 次/分应立进行气管插管加压给氧。

③维持循环:若心率慢<80 次/分,可作胸外心脏按压,100~120 次/分。

④用药:若心率仍<80 次/分,给予 1∶10000 肾上腺素 0.1~0.3mL/kg,静脉或气管滴

入。同时,根据病情用药以扩充血容量和纠正酸中毒。

⑤评价:复苏过程中,每操作一步的同时均应评估患儿的情况,然后再决定下一步的操作。

(2)复苏后监护:复苏后至少监护3天,注意病情观察,监护体温、呼吸、心率、血压、尿量、皮肤颜色和神经系统症状等。注意喂养、大小便情况、预防感染等问题。

(二)保暖

整个治疗护理过程中应注意患儿的保暖,可将患儿置于远红外线辐射床上,病情稳定后置暖箱中保暖或热水袋保暖,维持患儿肛温36.5℃～37℃。

(三)控制惊厥、降低颅内压力

①止惊:患儿出现惊厥时,应立即嘱医嘱给予止惊剂或穴位刺激止惊;②保持呼吸道通畅:平卧或抬高头肩15°～30°,头侧位,清除口鼻分泌物;③保持安静,少搬运;④吸氧;⑤按医嘱给脱水剂;⑥备好各种急救药品;⑦观察记录:生命体征、瞳孔、意识、呼吸等。

(四)预防感染

各项操作严格执行无菌操作技术,加强环境管理。

(五)康复干预

尽早给予动作训练和感知刺激,早期康复干预;作好心理护理;定期随访。

(六)健康教育

安慰家长,耐心细致的解答病情,估计预后;介绍有关的医学基础知识,减轻家长的恐惧心理,得到家长的最佳配合;培养家长早期康复干预的方法,促进患儿早日康复;指导患儿家长作好居家照顾及长期追踪。

九、护理评价

(1)患儿临床表现是否逐渐改善或消失。

(2)呼吸道是否保持通畅,体温及其他生命体征是否逐渐恢复正常。

(3)患儿是否发生惊厥、感染等并发症。

(4)家长是否了解的康复干预等相关知识。

第四节　新生儿颅内出血

新生儿颅内出血是由于缺氧或产伤引起,早产儿发病率较高,是新生儿期最严重的脑损伤。病死率高,存活者常有后遗症。

一、病因与病理生理

(一)病因

1.产伤

由于胎位不正,胎头过大或漏斗骨盆、产程延长等因素使胎儿头部受压过长或使用产钳、吸引器等使胎头机械损伤。

2.缺氧缺血

由于缺氧缺血、高碳酸血症等易引起脑血管的被动性压力血流,脑血流量增高而致毛细血管破裂。

3.早产

胎龄小于32周的早产儿,其脑室周围的室管膜下及小脑软膜下的颗粒层存在胚胎生发层基质,该组织为一个未成熟的血管网,当脑血流改变时,可导致毛细血管破裂。

4.其他

新生儿的肝功能不成熟,凝血因子不足,容易引起颅内出血。

(二)病理生理

1.脑血管破裂出血

任何原因引起的头部受压时间过长或压力过大均可导致大脑膜镰及小脑膜撕裂而致硬膜下出血。

2.脑血流动力学改变

在缺氧或酸中毒时,脑血流的自主调节功能受损,形成压力性血流,当脑血流增加导致毛细血管破裂;当血压下降,脑血流量减少导致缺血性坏死。不恰当的输注高渗液体,可引起血压的急剧上升,导致脑血流量改变而引起颅内出血。

3.凝血功能障碍

由于肝功能不足,凝血因子生成不足或合并有其他出血性疾病,母亲有原发性血小板减少性紫癜,使用某些药物影响凝血因子的合成,例如:苯巴比妥、利福平等药物,均可导致凝血功能障碍。

二、治疗要点

(一)止血

可选用维生素K、酚磺乙胺、巴曲亭等。

(二)镇静止痉

选用苯巴比妥、地西泮等。

(三)降低颅内压

有颅内高压者用呋塞米。出现呼吸不规律、叹息样呼吸等中枢性呼吸衰竭者可用小剂量甘露醇。

(四)支持疗法

保持患儿安静,尽可能避免搬动、刺激患儿,维持正常的 PaO_2、$PaCO_2$、pH 值、渗透压及灌注压。

(五)外科处理

对脑室内或蛛网膜出血者可行腰椎穿刺。如有梗阻性脑积水者,可行脑室、腹腔分流术。

三、护理评估

(一)健康史

了解母亲妊娠期情况,患儿出生情况,包括分娩方式、胎龄、体重,有无窒息及抢救史等,出生时 Apgar 评分情况。

(二)身体状况

1.常见症状

主要与出血的部位与出血的量有关。

(1)神志改变:兴奋、激惹、嗜睡、昏迷等。

(2)呼吸改变:呼吸不规律,增快或变慢,甚至出现呼吸暂停。

(3)颅内压增高表现:前囟隆起、尖叫、惊厥、抽搐、角弓反张。

(4)眼部症状:凝视、斜视、眼球上转困难、眼球震颤。

(5)瞳孔对光反射:反射消失或不对称。

(6)肌张力:肌张力增高或逐步减弱、消失。

(7)其他:贫血、黄疸。

2.不同类型颅内出血的临床表现

(1)脑室周围-脑室内出血:多见于早产儿。胎龄越小,发生率越高。根据 CT 图像分为 4 级:Ⅰ级:室管膜下出血;Ⅱ级:脑室内出血;Ⅲ级:脑室内出血伴有脑室扩大;Ⅳ级:脑室内出血伴有脑实质出血。一般在出生后 3 天内出现,常见症状为拥抱反射消失,肌张力低下,表情淡漠或呼吸暂停。Ⅰ~Ⅱ级,出血量小,症状较轻,大部分可存活;Ⅲ~Ⅳ级病情进展快,可在数分钟至数小时内意识状态从迟钝变为昏迷,呼吸暂停,心跳过缓,甚至死亡。存活率仅为 50%,并有后遗症。

(2)原发性蛛网膜下隙出血:出血的原发部位在蛛网膜下隙内。较常见,主要原因可为缺氧、酸中毒、产伤等,预后较好。表现是在生后第 2 天出现间歇性抽搐、惊厥,出血量少者症状较轻,大量出血者可在数小时内死亡。

(3)硬膜下出血:多为产伤性出血。出血量少时可无症状,出血量大时,可在出生后 24 小时出现惊厥、偏瘫、斜视等症状。严重的天幕、大脑镰撕裂和大脑表浅静脉破裂可在出生后数小时内死亡。

(4)小脑出血:多发生在早产儿。严重者除一般症状外,主要表现脑干症状,如频繁呼吸暂停、心动过缓等,预后较差。

(三)辅助检查

影像学检查:头颅 B 超、CT、MRI 等检查有助于诊断及预后判断。脑脊液检查也有助于诊断。

(四)心理-社会状况

评估家长对新生儿颅内出血知识的了解程度,了解患儿社会支持情况,评估母亲及家庭成员对治疗的理解及支持程度,母亲的产后康复及心理、情绪状况。

四、常见护理诊断/问题

（一）低效性呼吸型态

与呼吸中枢损害有关。

（二）有窒息的危险

与惊厥、抽搐有关。

（三）有废用综合征的危险

与出血导致的后遗症有关。

（四）体温调节无效

与体温中枢受损有关。

五、预期目标

（1）患儿能维持有效呼吸。

（2）患儿惊厥、抽搐得到有效控制，未出现窒息。

（3）患儿颅内出血得到有效控制，尽量减少或不出现与疾病相关的废用综合征。

（4）患儿体温维持在正常范围内。

六、护理措施

（一）一般护理

1.休息

保持病房安静、减少噪声，一切必要的治疗、护理操作集中进行，动作要轻、稳、准，尽量减少对患儿移动和刺激，静脉穿刺最好采用留置针，减少反复穿刺，避免头皮穿刺，以防止加重颅内出血。

2.合理用氧

根据缺氧程度给予用氧，注意用氧的方式和浓度。病情好转及时停用。

3.保持呼吸道通畅，改善呼吸功能

及时清除呼吸道分泌物，避免物品压迫胸部，影响呼吸。

4.合理喂养

惊厥发作时应给予禁食，避免呕吐引起误吸。惊厥控制后：如母乳喂养不足或有医学指征禁忌者，进行非母乳喂养需遵医嘱进行喂养。保证患儿液量摄入为 $150\sim180\mathrm{mL}/(\mathrm{kg}\cdot\mathrm{d})$。保证患儿体重增长量为 $15\sim20\mathrm{g}/(\mathrm{kg}\cdot\mathrm{d})$。

5.预防感染

患儿免疫力低下，易受其他细菌感染。①工作人员在接触患儿前后要洗手，有上呼吸道感染者尽量不要接触患儿，必须接触者需戴好口罩。②做好患儿臀部、脐部护理，防止皮肤破损后细菌侵入引起感染。

（二）严密观察病情

（1）生命体征的变化体温过高时应予物理降温，体温过低时用远红外辐射床、暖箱保暖。避免操作后包被松开。

（2）严密观察神经系统的症状

①密切观察双侧瞳孔的大小及对光反应：如双侧瞳孔大小不等，边缘不规则常提示颅内压增高；双侧瞳孔扩大，对光反应消失提示病情危重。

②中枢神经系统症状的观察：中枢神经系统症状常以兴奋和抑制状态相继出现为特征。常见的兴奋症状有：患儿烦躁不安，易激惹，脑性尖叫、惊厥，拥抱反射亢进，双眼凝视等。抑制症状常表现为患儿嗜睡、昏迷、肌张力下降、全身肌肉呈松弛性瘫痪、各种反射减弱或消失等。

③颅内压增高的观察：患儿颅内压增高时，前囟紧张、饱满，眼球震颤或斜视、凝视、瞳孔大小不等，呼吸不规则，拒奶或喷射性呕吐等表现。

（三）用药护理

1.苯巴比妥

某些患儿使用后可出现反常的兴奋、镇静、昏睡、错位兴奋，胃肠道不适，共济失调和皮疹。

2.呋塞米

会导致患儿水、电解质紊乱，尤其是大剂量或长期应用时，如体位性低血压、休克、低钾血症、低氯血症、低氯性碱中毒、低钠血症、低钙血症及心律失常等。定时监测血生化值，与医师做好沟通。

（四）心理护理

对于患儿家属恐惧、无助、失望等不良情绪，一定要做好和家属的解释和知情同意工作，取得患儿家属的理解与信任。耐心解答患儿家属关于患儿病情的疑问，减轻家属的恐惧和焦虑心理。

（五）健康教育

（1）耐心细致地解答病情，介绍有关的医学知识，减轻家属的恐惧心理，取得家属理解和配合。

（2）鼓励坚持治疗和随访，有后遗症时，教会家属对患儿进行功能训练，增强战胜疾病的自信心。

（3）加强围生期保健工作，减少异常分娩所致的产伤和窒息。

第五节　新生儿坏死性小肠结肠炎

新生儿坏死性小肠结肠炎（NEC）为一种获得性疾病，肠黏膜甚至为肠深层因多种原因缺氧缺血导致坏死。主要在早产儿或患病的新生儿中发生，以腹胀、呕吐、便血为主要症状，最常发生在回肠远端和结肠近端，小肠很少受累，腹部 X 线平片部分肠壁囊样积气为特点，本症是新生儿消化系统极为严重的疾病。

一、病因

引起坏死性小肠结肠炎的原因尚未完全阐明，但一般认为是由多种原因联合所致，其中以早产和感染最为重要。多数医学工作者认为，NEC 的发生主要与消化道的缺氧缺血、不当饮食喂养及细菌感染有关。发生病变的肠道可能只有几厘米，也可能很广泛，有可能从食管到肛门的整个消化道都可发生坏死，最常受到损害的部位是回肠和结肠。症状表现为肠壁充气、充血、水肿、僵硬、斑点状淤血、出血及坏死。病变多呈节段性。

（一）早产

是 NEC 的重要发病因素，因免疫功能差，肠蠕动差，加之出生时易发生窒息，造成肠壁缺氧损伤，使细菌侵入。

（二）缺氧与缺血

在新生儿窒息、呼吸疾病、休克等情况时，均可使心排血量减少，机体应急需先满足心、脑等重要器官的需要而压缩肠道、皮肤和肾脏等处的供血，出现肠道缺氧缺血，导致肠黏膜缺血缺氧、发生坏死，随着恢复供氧，血管扩张充血，扩张时的再灌注会增加组织损伤。在呼吸暂停、心动过缓、青紫或苍白窒息时，可见伴有肠鸣音消失。新生儿红细胞增多症，血液黏稠度增加，低血压及循环障碍等均引起肠黏膜分泌物减少、肠黏膜失去了保护层，直接暴露于消化道细菌和消化酶中，而造成损伤和细菌的入侵。

1.肠壁缺氧和炎症损伤

早产儿免疫功能差、肠蠕动差，食物停留时间长，易使细菌生长；牛乳渗透压较高，感染、窒息的早产儿过早、过量喂牛乳，可加重肠壁黏膜损伤，诱发 NEC。出生时窒息造成肠壁缺氧损伤，使细菌得以侵入，过多细菌生长及其毒素可使缺氧的肠壁发生炎症。炎症时组织释放的细胞因子，如血小板活化因子、α-肿瘤坏死因子、前列腺素等，加重炎症反应，促使 NEC 的发生。克雷伯杆菌对食物中的乳糖有较强的发酵作用，产生的氢气使肠壁产生囊样积气。

2.缺氧与再灌注损伤

缺血性损害可由于缺氧性损害，如新生儿窒息、呼吸系统疾病，所触发的原始潜水反射，引起的肠系膜动脉痉挛，导致肠道的血流明显减少；在换血过程中，败血症时期或用高张力配方奶喂养时，肠道血流减少，导致肠缺血性损害。同样，休克、先天性心脏病等缺血情况时，可减少体循环血流或动脉血氧饱和度的降低，导致肠黏膜缺血缺氧、发生坏死；恢复供氧、进食和交换输血时的再灌注，增加了组织损伤。

3.感染

感染是 NEC 的主要原因之一，大多为克雷白杆菌、大肠埃希杆菌、铜绿假单胞菌等肠道细菌。由于新生儿开始进食（母乳或牛奶等），在体内创造了一个适合细菌繁殖的环境，为肠道内细菌的繁殖提供了物质基础。各类细菌过度繁殖，侵入肠黏膜造成损伤.或引起败血症及感染中毒性休克加重肠道损伤。进食和交换输血都可增加肠壁的再灌注，成为诱发疾病的原因，导致肠道受细菌的侵袭。肠道喂养一直被认为是 NEC 的发病因素，感染、窒息的早产儿过早、过量喂牛乳，可诱发 NEC。但喂养导致 NEC 的观点仍然存在争议，有报道延迟至 2 周开始喂养的早产儿 NEC 发生率反而高于早喂养者。

4.其他

脐动脉或静脉插管、换血疗法、红细胞增多症、动脉导管开放、低体温等情况时,NEC 发生率较高。

二、临床表现

男婴多于女婴,以散发病例为主,无明显季节性。出生后胎粪正常,常在生后 2~3 周内发病,以 2~10 日为高峰。在新生儿腹泻流行时 NEC 也可呈小流行,流行时无性别、年龄和季节的差别。

(1)腹胀和肠鸣音减弱患儿先有胃排空延迟、胃潴留,随后出现腹胀。轻者仅有腹胀,严重病例症状迅速加重,腹胀如鼓,肠鸣音减弱,甚至消失,早产儿 NEC 腹胀不典型。腹胀和肠鸣音减弱是 NEC 较早出现的症状,对高危患儿要随时观察腹胀和肠鸣音次数的变化。

(2)呕吐患儿常出现呕吐,呕吐物可呈咖啡样或带胆汁。部分患儿无呕吐,但胃内可抽出含咖啡或胆汁样胃内容物。

(3)腹泻和血便开始时为水样便,每天 5~6 次至 10 余次不等,1~2 日后为血样便,可为鲜血、果酱样或黑便。有些病例可无腹泻和肉眼血便,仅有大便隐血阳性。

(4)全身症状 NEC 患儿常有反应差、神萎、拒食,严重患儿面色苍白或青灰、四肢厥冷、休克、酸中毒、黄疸加重。早产儿易发生反复呼吸暂停、心率减慢。体温正常或有低热或体温不升。

三、辅助检查

(一)腹部立位 X 线检查
是诊断本病的重要手段。典型可见肠腔充气、液平面增多。

(二)粪便检查
大便潜血实验是否阳性。

(三)血培养、血常规
血红细胞增高,有核左移的现象;血小板多减低,镜检可见大量红细胞、白细胞。血培养阳性率为 6%~7%。

四、治疗要点

主要治疗:包括禁食、胃肠减压、维持水电解质平衡和给予有效抗生素(氨苄西林、妥布霉素或克拉霉素)。禁食期间须用肠外营养维持热量需要,同时应严密观察病情变化,注意有无外科问题。不少病例经过上述处理情况逐渐改善直至痊愈。

五、常见护理诊断/问题

(1)体温过高与感染有关。

(2)舒适受损:腹胀、腹泻;与胃肠道缺血坏死有关。

(3)营养失调:低于机体需要量与腹泻、拒奶有关。

(4)有电解质失衡的危险:与腹泻、肠道感染等有关。

六、预期目标

(1)患儿能维持正常的体温。

(2)患儿未发生胃肠道缺血或缺血改善。

(3)患儿获得充足的营养。

(4)患儿电解质平衡。

七、护理措施

(一)维持体温正常

密切监测体温变化,发热的患者给予适当调节箱温及室温。保持环境湿度为65%。监测血常规及感染指标,及时使用抗生素。观察感染性休克的早期症状:体温升高或不升、四肢末梢循环差、全身花斑纹、心率加快等,早期治疗,并做好扩容等抢救措施。加强环境通风,严格遵守手卫生制度,预防感染。

(二)减轻腹胀、腹泻

1.观察腹胀情况

每8小时测量腹围1次。测量腹围的方法:将软尺固定于剑突与脐连线中点,经同一水平绕腹一周。平脐绕腹部一周,读数记录至小数点后一位。观察患儿面色、肠鸣音等。

2.胃肠减压

立即禁食,腹胀明显时可行胃肠减压,改善肠腔血液供应,维持胃肠减压的压力为-5～-7kpa,避免压力过大导致胃肠黏膜损伤出血,过小起不到引流作用。观察腹胀消退情况及引流液的颜色、性质及量。

3.观察大便情况

观察大便的次数、颜色、性质,正确留取大便标本送检,做好臀部皮肤的护理。

(三)合理喂养,保证营养

1.肠内营养

根据病情禁食7～14天。待患儿状况好转,允许进食时,应严格遵照循序渐进的原则进行喂养。先喂5%葡萄糖水,母乳最好,再用稀释奶,逐渐增加奶量和浓度。观察呕吐情况,如患儿出现呕吐,将患儿头偏向一侧,记录呕吐物的颜色、量及性质。

2.胃肠外营养

按医嘱给予静脉营养治疗,输注氨基酸、脂肪乳等营养液时宜选PICC管,严格无菌操作。合理安排输液速度,防止液体外渗。

(四)维持水电解质平衡

1.严格记录出入量

密切观察有无出现感染性休克或肠道穿孔出血的先兆。

2.保证静脉管道通畅,合理安排输液顺序及速度

监测血气及生化结果,及时纠正酸碱平衡。

(五)健康教育

指导家长合理喂养,加强皮肤护理,指导家长掌握如何观察孩子的营养吸收、腹胀、大便等情况。

八、护理评价

经过治疗及护理,患儿体温是否正常;是否及时发现患儿出现坏死性小肠结肠炎的早期症状;患儿腹泻是否好转;是否出现相关并发症。

第七章 呼吸系统疾病的护理

第一节 急性上呼吸道感染

急性上呼吸道感染简称上感,俗称"感冒",是小儿的最常见疾病。病原体主要侵犯鼻、鼻咽和咽部而引起炎症,根据炎症局限的部位常诊断为急性鼻咽炎、急性咽炎、急性扁桃体炎等,也可统称为上呼吸道感染。

一、病因

以病毒感染为多见,占 90% 以上,主要有呼吸道合胞病毒、流感病毒、副流感病毒、腺病毒、鼻病毒、柯萨奇病毒、埃可病毒、冠状病毒、单纯疱疹病毒、EB 病毒等。病毒感染后可继发细菌感染,最常见为溶血性链球菌,其次为肺炎球菌、流感嗜血杆菌等。在支原体流行季节亦可见到支原体所致上感。

婴幼儿时期由于上呼吸道的解剖生理特点和呼吸道局部免疫功能低下易患本病。营养不良、佝偻病等疾病或过敏体质、护理不当、气候改变和不良环境因素等,则使小儿易致反复感染或使病程迁延。

二、临床表现

本病多发于冬春季节,症状轻重不一。与年龄、病原体和机体抵抗力不同有关,年长儿症状较轻,婴幼儿较重。

(一)一般类型上感

婴幼儿可骤然起病,高热、咳嗽、食欲差,可伴有呕吐、腹泻、烦躁,甚至高热惊厥。年长儿症状较轻,常于受凉后 1～3 天出现鼻塞、喷嚏、流涕、干咳、咽痛等,发热程度高低不一;有些在发病早期可有阵发性脐周疼痛,与发热所致的阵发性肠痉挛或肠系膜淋巴结炎有关,应注意与急腹症鉴别。体检可见咽部充血,扁桃体肿大,颌下淋巴结肿大、触痛等;肺部呼吸音正常或粗糙;肠道病毒感染者可见不同形态的皮疹。病程为 3～5 天,一般预后良好,如体温持续不退或病情加重,应考虑并发症的可能。

(二)两种特殊类型上感

1.疱疹性咽峡炎

系柯萨奇 A 组病毒所致,好发于夏、秋季节。骤起高热、咽痛、流涎、厌食、呕吐等;咽部充血,咽腭弓、悬雍垂、软腭等处有 2～4mm 大小的疱疹,周围有红晕,疱疹破溃后形成小溃疡,病程 1 周左右。

2.咽结合膜热

由腺病毒 3、7、11 型所致,常发生于春、夏季节。多呈高热、咽痛、眼部刺痛,一侧或两侧滤泡性眼结合膜炎,颈部、耳后淋巴结肿大,有时伴胃肠道症状。病程为 1～2 周。

三、治疗

(一)一般治疗

休息、多饮水;注意呼吸道隔离;预防并发症。

(二)病因治疗

常用抗病毒药物:①双嘧达莫(潘生丁)对 RNA 病毒及某些 DNA 病毒均有抑制作用,每日 3～5mg/kg;②利巴韦林(病毒唑)具有广谱抗病毒作用,每日 10～15mg/kg,每日 3 次,疗程为 3～5 日。亦可口服中草药如银翘散、羚羊感冒片、板蓝根冲剂等或静脉点滴炎琥宁、喜炎平、莪术油等中药制剂,但要注意药物的纯度、配伍禁忌等,避免输液反应等不良反应。

抗生素常用于病情重、有继发细菌感染或有并发症者,常用青霉素、红霉素、先锋霉素等,疗程为 3～5 天。如证实为溶血性链球菌感染或既往有风湿热、肾炎病史者,青霉素疗程应为 10～14 天。

(三)对症治疗

高热可口服对乙酰氨基酚或阿司匹林,每次剂量为 10mg/kg。亦可用冷敷、温湿敷或 3%～5%酒精擦浴降温;如发生高热惊厥者可给予镇静、止惊等处理。咽痛者可含服咽喉片。鼻塞者可用 0.5%麻黄素液在喂奶前滴鼻,不致影响吸乳。

四、护理

(一)一般护理

1.护理评估

(1)评估患儿神志与精神状况;生命体征,如体温、呼吸状况、脉搏快慢、节律、有无血压降低或升高等;营养及饮食情况;液体摄入量、尿量、近期体质量变化;睡眠情况(有无呼吸困难的发生)。

(2)评估患儿的呼吸情况,记录性质、频率、形态、深度,有无鼻翼煽动、三凹征、端坐呼吸等,听诊患儿的呼吸音,监测患儿生命体征。必要时监测、记录患儿的动脉血气分析值。

(3)评估患儿本次发病的诱因、咳嗽、咳痰的情况;观察患儿有无发绀,监测体位改变对患儿缺氧的影响。有无其他伴随症状,如胸痛、呼吸困难。

(4)询问患儿目前服用药物的名称、剂量及用法,评估患儿有无药物不良反应,询问患儿有无明确药物过敏史。

(5)评估患儿心理、精神因素,有无焦虑、恐惧。评估患儿及其家属心理-社会状况。

(6)评估患儿及其家属对疾病知识的了解程度、对治疗及护理的配合程度、经济状况等。

2.保持室内空气新鲜

开窗通风,保持高湿度和适宜温度,保证患儿充足的休息。与其他患儿分开居住,避免交叉感染。告诉患儿此为爱心病房,待病情稳定就可与其他小朋友一起玩耍。

3.病情观察

(1)观察体温变化:在降温 30 分钟后复测体温,一般腋温降至 37.5℃时可逐渐撤除物理降温,同时应注意观察有无体温骤降、大量出汗、体弱无力等虚脱表现。如有应及时通知医师并给予保温。还应注意孩子夜间的体温变化,避免体温骤然升高引起惊厥。

(2)观察病情变化:如患儿出现烦躁不安、剧烈咳嗽、呼吸困难、高热持续不退或退而复升、淋巴结肿大、耳痛或外耳道流脓等,均为并发症的早期表现,应及时通知医师。

(3)观察口腔黏膜及皮肤:观察有无皮疹,以便能早期发现麻疹、猩红热、百日咳及流行性脑脊髓膜炎等急性传染病。在疑有咽后壁脓肿时,应及时报告医师,同时要注意防止脓肿破溃后脓液流入气管引起窒息。

(二)专科护理

(1)各种治疗及护理操作集中时间完成,保证患儿充足的休息。

(2)维持呼吸道通畅,及时清除口鼻分泌物,痰液黏稠者给予雾化,必要时给予吸痰。

(3)用药护理:①用降温药过程中保证患儿水分摄入。②用雾化吸入药物后指导患儿有效咳嗽、排痰。③滴鼻药宜于饭前 15 分钟或睡前给予,滴药后使患儿头向后仰,以免药物进入咽喉被吞下,为避免鼻黏膜损伤不应连续用药超过 3 天。

(4)化验及检查护理指导:由于患儿对静脉采血等检查存在恐惧与反感心理,应给予安慰开导,告诉患儿做勇敢的孩子,以奖励小花的方式给予表扬和鼓励。

(5)专科指导

①鼻塞:鼻塞严重时应先清除鼻腔分泌物后用 0.5% 麻黄碱液滴鼻,每天 2～3 次,每次 1～2 滴,对因鼻塞而妨碍吸吮的婴儿,宜在哺乳前 15 分钟滴鼻,使鼻腔通畅,保证吸吮。在呼吸道感染时,鼻腔、气管分泌物很多,会造成呼吸不畅,鼻孔内如果干痂太多,可以用棉签蘸凉开水,慢慢湿润后轻轻掏出来,如果小儿有俯卧睡眠习惯,此时应保持侧卧,以免引起呼吸困难。在护理小儿过程中,多注意观察他的精神、面色、呼吸次数、体温的变化。

②咽痛:适时可给予润喉含片或雾化吸入。

③高热:体温超过 38.5℃以上时.给予合理的物理降温,如头部冷湿敷、枕冰袋,在颈部、腋下及腹股沟处放置冰袋或用乙醇擦浴,冷盐水灌肠或按医嘱给予解热药,预防高热惊厥。出汗后及时给患儿用温水擦净汗液。注意保证患儿摄入充足的水分。及时更换汗湿衣服。

(6)心理护理:①首先护理人员应与患儿建立良好关系。②在护理过程中尽量使用简短、通俗易懂的言语,并且语气应保持温和,脸部保持微笑,多用肢体动作来表达患儿无法理解的言语。③护理实施过程中可多用肢体接触来给予患儿安抚,比如轻抚患儿头部、小手及脸部等,消除患儿内心对治疗、医院环境等各方面的恐惧情绪,从而让小儿更配合治疗。④缓解家属担忧的心理,护理人员做好对家属的心理沟通,沟通内容应主要围绕治疗的基本现状、治愈情况等,应多以正面积极的态度宣传治疗成功案例,并且为患儿家属讲解康复过程及如何最大力度配合治疗、促进患儿早日康复,解除家属思想包袱,以达到患儿家属配合支持治疗的目的。

五、健康教育

（一）饮食

宜清淡，营养丰富，少食多餐，给予易消化的高蛋白、高热量、高维生素的流质或半流质饮食。多喝水，增加机体新陈代谢速度，以促进呼吸道异物的排出。

（二）休息与活动

提高自身免疫力是防护措施的第一步，平时加强儿童的身体锻炼，增强体质。

（三）外出活动

穿衣要适当，关注天气的变化，避免过热沙尘天气尽量减少户外停留时间；在沙尘天气中进行户外活动应戴口罩，活动后及时漱口和清洗鼻腔和口腔（双手捧清水至鼻，将水轻轻吸入鼻腔或者口腔，然后把水擤出，反复数次），减少细菌感染的风险。避免去人多的地方，以免造成交叉感染。

（四）用药

白细胞及血小板减少，一般发生在治疗完后 2～3 周，随后可自然回升至用药前水平。

（五）化验及检查注意事项

1.外周血检查

先与患儿耐心沟通交流，静脉穿刺操作时，动作要轻、准、稳，以免损伤血管。

2.病原学检查

教会患儿咳痰方法或指导患儿配合留取保本，保证标本合格并及时送检。

3.胸部 X 线检查

必要时及时行胸部 X 线检查。

（六）疾病相关知识

（1）急性上呼吸道感染常见病因为病毒或细菌感染，为避免反复病情发作应提高患儿免疫力，避免去人多、人挤、环境差的地方。

（2）与其他患儿分开居住，避免交叉感染。告诉患儿此为爱心病房，待病情稳定就可与其他小朋友一起玩耍。

向家属介绍预防上呼吸道感染的知识：增加营养，加强体格锻炼，避免受凉；在上呼吸道感染的流行季节避免到人多的公共场所，有流行趋势时给易感儿服用板蓝根等中药汤剂预防。反复发生上呼吸道感染的小儿应积极治疗原发病，改善机体健康状况。

（3）告知家属雾化的意义及注意事项：可比特可使平滑肌松弛并减轻支气管炎症。使支气管平滑肌扩张，并使气道内分泌物减少。松弛气道平滑肌，降低气道阻力，增强纤毛清除黏液的能力，抑制气道神经降低血管通透性减轻气道黏膜水肿，从而缓解喘憋。能迅速有效地解除气道痉挛。普米克对呼吸道局部抗炎作用具有抗过敏作用，并可收缩气道血管，减少黏膜水肿及黏液分泌可以达到平喘、改善通气的效果缓解喘息的症状。因此先做复方异丙托溴铵（可比特）雾化扩张支气管，再做普米克对局部抗炎平喘达到改善通气消除炎症的效果。应用后用清水漱口防止咽部真菌感染。

(七)出院指导

(1)夜间孩子的体温容易骤然升高,一定要加强体温监测,防止高热惊厥。

(2)饮食应选择清淡、易消化的食物,如米粥、面条等。

(3)平时应适当增加户外活动,提高机体免疫力。

(4)父母要注意天气变化,及时帮宝宝增减衣服,沙尘天气尽量不要外出。

(5)居室应保持适宜的湿度和温度,经常通风换气。

(6)感冒流行时,应尽量少带婴幼儿去公共场所。应尽量避免婴幼儿与感冒患儿一起玩耍,防止交叉感染。

第二节　急性感染性喉炎

急性感染性喉炎为喉部黏膜急性弥散性炎症,以犬吠样咳嗽、声音嘶哑、喉鸣、吸气性呼吸困难为特征,多发生在冬季、春季,婴幼儿多见。本病大多为上呼吸道感染的一部分。

一、病因

本病由病毒或细菌感染引起,亦可并发于麻疹、百日咳和流感等急性传染病。常见的病毒为副流感病毒、流感病毒和腺病毒,常见的细菌为金黄色葡萄球菌、链球菌和肺炎链球菌。由于小儿喉部解剖特点,炎症时易充血、水肿而出现喉梗阻。

二、临床表现

本病起病急、症状重,可有发热、犬吠样咳嗽、声嘶、吸气性喉鸣和三凹征。严重时可出现发绀、烦躁不安、面色苍白、心率加快。咽部充血,间接喉镜检查可见喉部、声带有不同程度的充血、水肿。一般白天症状轻,夜间入睡后加重,喉梗阻若不及时抢救,可窒息死亡。

按吸气性呼吸困难的轻重,将喉梗阻分为四度。

Ⅰ度:患儿仅于活动后出现吸气性喉鸣和呼吸困难,肺呼吸音及心率无改变。

Ⅱ度:患儿于安静时亦出现喉鸣和吸气性呼吸困难,肺部听诊可闻及喉传导音或管状呼吸音,心率加快。

Ⅲ度:除上述喉梗阻症状外,患儿因缺氧而出现烦躁不安、口唇及指趾发绀,双眼圆睁,呈惊恐状,头面部出汗,肺部呼吸音明显降低,心率快,心音低钝。

Ⅳ度:患儿渐现衰竭、昏睡状态,由于无力呼吸,三凹征可不明显,面色苍白发灰,肺部听诊呼吸音几乎消失,仅有气管传导音,心律不齐,心音低钝。

三、实验室检查

(一)血常规检查

病毒感染时白细胞计数可正常或偏低,C反应蛋白含量正常。细菌感染者血白细胞计数升高,中性粒细胞比例升高,C 反应蛋白含量升高。用咽拭子或喉、气管吸出物做细菌培养,结果可为阳性。

(二)其他检查

间接喉镜检查可见声带肿胀,声门下黏膜呈梭形肿胀。

四、治疗要点

(一)保持呼吸道通畅

可用 1%～3% 麻黄素和糖皮质激素做超声雾化吸入,促进黏膜水肿消退。

(二)控制感染

及时静脉输入抗生素,一般给予青霉素、大环内酯类或头孢菌素类等,严重者给予两种以上抗生素。

(三)糖皮质激素

糖皮质激素有抗炎和抑制变态反应等作用,能及时减轻喉头水肿,缓解喉梗阻,可口服泼尼松、静脉点滴地塞米松或氢化可的松。

(四)对症治疗

缺氧者予以吸氧,烦躁不安者可用苯巴比妥钠注射,除镇静外还有减轻喉头水肿的作用,痰多者可止咳去痰,必要时直接用喉镜吸痰,不宜使用氯丙嗪。

(五)气管切开

经上述处理仍有严重缺氧征或有Ⅲ度以上喉梗阻者,应及时行气管切开术。

五、常见护理诊断

(一)低效性呼吸型态

与喉头水肿有关。

(二)有窒息的危险

与喉梗阻有关。

(三)体温过高

与感染有关。

(四)舒适度的改变

与频繁咳嗽、呼吸困难等有关。

六、护理措施

(一)改善呼吸功能,保持呼吸道通畅

(1)保持室内空气清新,温湿度适宜,以减少对喉部的刺激,有利于缓解喉头痉挛。患儿需卧床休息,抬高床头以保持体位舒适,持续低流量吸氧,必要时给予 1%～3% 的麻黄素和肾上腺皮质激素超声雾化吸入。

(2)遵医嘱给予抗生素、激素治疗,以控制感染,减轻喉头水肿,缓解症状。

（二）密切观察病情变化

根据患儿三凹征、喉鸣、青紫及烦躁等的表现正确判断缺氧的程度，及时抢救喉梗阻，随时做好气管切开的准备，以免因吸气性呼吸困难窒息而死。

（三）维持正常体温，改进舒适度

（1）监测患儿体温，若超过38.5℃时给予物理降温。

（2）喉炎患儿容易呛咳，应耐心喂养，如口入不足，必要时应静脉补液。

（3）将所需的检查和治疗集中进行，尽量不打扰患儿休息。急性感染性喉炎患儿因呼吸困难、缺氧，多烦躁不安，宜用镇静药。可遵医嘱给予异丙嗪口服或注射，除有镇静作用外，还可减轻喉水肿及喉痉挛。氯丙嗪及吗啡有抑制呼吸的作用，影响观察呼吸困难的程度，最好不用。

七、保健指导

（1）给家长讲解急性感染性喉炎的相关知识，指导家长正确护理患儿。

（2）小儿平时应有适当户外活动，加强体格锻炼，提高机体抗病能力。定期预防接种，积极预防上呼吸道感染和各种传染病。

第三节　急性支气管炎

急性支气管炎是支气管黏膜的急性炎症。常继发于上呼吸道感染后，亦可为急性传染病如麻疹、百日咳等的一种早期临床表现。气管常同时受累，故也可称为急性气管支气管炎。

一、病因

能引起上呼吸道感染的病原体都可引起支气管炎。免疫功能失调、营养不良、佝偻病、特异性体质、鼻炎、鼻窦炎等都是本病的诱发因素且易使支气管炎反复发作。

二、临床表现

起病可急可缓，大多先有上呼吸道感染症状。咳嗽为主要症状，开始为干咳，以后有痰，如为细菌感染可呈黄色痰。婴幼儿症状较重，常有发热、呕吐、腹泻等。年长儿一般症状较轻，但有时可诉头痛、胸痛。咳嗽一般在7~10天缓解，部分患儿可迁延不愈或者反复加重。体检时双肺呼吸音粗糙，有不固定的、散在的干湿啰音。X线检查胸片显示正常或有肺纹理增粗，肺门阴影增深。

婴幼儿可发生一种特殊类型的支气管炎，称为哮喘性支气管炎，其特点为：①多见于3岁以下，有湿疹或其他过敏史者；②有类似哮喘的症状，如呼气性呼吸困难，肺部叩诊呈鼓音，听诊两肺满布哮鸣音及少量粗湿啰音；③有反复发作倾向。但一般到4~5岁发作停止，少数于数年后发展成为支气管哮喘。

三、治疗

（一）一般治疗

适当休息，经常变换体位，多饮水，使呼吸道分泌物易于咳出。

（二）控制感染

对婴幼儿有发热、黄痰、白细胞增多者或考虑有细菌感染时可适当选用抗生素，如青霉素类、红霉素类及其他广谱抗生素等。

（三）对症治疗

一般不用镇咳剂或镇静剂，以免抑制咳嗽反射，影响黏痰咳出。

1.化痰止咳

常用复方甘草合剂等，痰稠者可用 10％氯化氨，每次 0.1～0.2mL/kg 或用羚羊清肺散（金振口服液）等，痰液不易咳出时可行超声雾化吸入（含糜蛋白酶、庆大霉素、病毒唑等）。

2.止喘

对喘憋严重者，可用氨茶碱，每次 2～4mg/kg，每 6 小时一次；还可用 β_2 受体激动剂如沙丁胺醇、特布他林等。

3.其他

喘息严重时可加用泼尼松，每日 1mg/kg，共 1～3 天。咳嗽影响睡眠时可用镇静剂如苯巴比妥钠或异丙嗪及氯丙嗪。

四、常见护理诊断

（一）清理呼吸道无效

与痰液黏稠不易咳出有关。

（二）体温过高

与细菌或病毒感染有关。

五、护理评估

（一）健康史

询问有无上感病史，有无患麻疹、百日咳等急性呼吸道传染病。患儿咳嗽、咳痰及用药情况。有无反复呼吸道感染史，有无佝偻病、贫血、营养不良等病史。

（二）身体状况

评估患儿咳嗽、咳痰及发热的程度，呼吸音是否粗糙，肺部有无不固定湿啰音，有无哮鸣音、叩诊呈鼓音及呼气延长等哮喘性支气管炎的表现。及时了解 X 线及血常规检查的结果及意义。

（三）社会-心理状况

本病易反复发作，尤其是哮喘性支气管炎，患儿常因呼吸困难而产生紧张和焦虑情绪，家长也因缺乏对疾病的认识，尤其担心会发展成为支气管哮喘而焦虑。

六、护理诊断及合作性问题

(1)清理呼吸道无效与痰液粘稠不易咳出有关。

(2)体温过高与感染有关。

七、护理措施

(一)保持呼吸道通畅

(1)保持室内空气新鲜和适宜的温湿度,避免对流风。

(2)减少活动,增加休息时间。保证充足的水分及营养,鼓励患儿多饮水,必要时由静脉补充。给予易消化营养丰富的饮食,发热期间进食流质或半流质为宜。

(3)卧床时头胸部稍抬高,并经常变换体位、拍背,指导患儿有效咳嗽。

(4)对痰多而粘稠不易咳出者,可采用超声雾化吸入或蒸气吸入。

(5)遵医嘱使用抗生素及止咳化痰、平喘药,并注意观察药物疗效和不良反应。

(6)哮喘性支气管炎患儿,注意观察有无缺氧症状,必要时给予氧气吸入。

(二)维持体温正常

(1)保持室内温度18℃～20℃,湿度50%～60%,每日通风2次以保持室内空气清新。

(2)保证患儿营养和水分的摄入,鼓励患儿多喝水,给予易消化和营养丰富的清淡饮食,必要时按医嘱静脉补液。

(3)密切监测体温变化,体温38.5℃以上时应采用有效的降温措施,如头部冷湿敷、枕冰袋,在颈部、腋下及腹股沟处放置冰袋或用乙醇擦浴,冷盐水灌肠。也可以按医嘱用降温药,如口服对乙酰氨基酚或肌内注射柴胡注射液等。衣服和被子不宜过多、过紧,及时更换汗湿衣服,保持口腔及皮肤清洁。

(三)健康指导

指导家长掌握上呼吸道感染的预防知识,懂得相应的应对技巧;在集体儿童机构中,应早期隔离患儿,如有流行趋势,可用食醋熏蒸法将居室消毒;对反复发生上呼吸道感染的患儿应注意加强体育锻炼,多进行户外活动;穿衣要适当,以逐渐适应气温的变化,避免过热或过冷;另外要积极防治各种慢性病,如佝偻病、营养不良及贫血。

第四节　肺炎

肺炎是指肺的一部分或全部发炎,包括气管和肺泡。全年均可发病,北方多发于冬、春寒冷季节及气候骤变时。3岁以内的婴幼儿在冬、春季节患肺炎较多。临床表现为发热、咳嗽、气促、呼吸困难和肺部细湿啰音,也有不发热而咳喘重者。小儿肺炎有典型症状,也有不典型的,新生儿肺炎尤其不典型。由细菌和病毒引起的肺炎最为多见。

一、病因及发病机制

(一)细菌感染

以肺炎链球菌常见。如新生儿因败血症或脐炎、肠炎,通过血液循环感染肺炎,这种感染可以由细菌引起。

(二)病毒感染

以支原体、衣原体及流感病毒常见。

二、临床表现

(一)症状

(1)发热大多数为高热。

(2)咳嗽初期为频繁的刺激性干咳,随之发展为咽喉部出现痰鸣音,咳嗽时可伴有呕吐、呛奶。

(3)气促。

(4)耳部不适。

(5)全身症状:患儿可伴有精神萎靡,烦躁不安,食欲缺乏,寒战,腹泻。

(二)体征

1.呼吸

增快,40～80次/分,鼻翼翕动,吸气性凹陷。

2.发绀部分

患儿口周、指甲轻度发绀,呼气呻吟,颜面部及四肢末端明显发绀,甚者面色苍白或青灰。

3.肺部

细小湿啰音或捻发音。

(三)临床分型

1.解剖学分类

大叶性肺炎、小叶性肺炎、间质性肺炎、支气管肺炎。

2.病因学分类

细菌性肺炎、非细菌性肺炎、非感染性肺炎。

3.病程分类

急性肺炎、迁延性肺炎、慢性肺炎。

三、辅助检查

(一)血常规检查

细菌性肺炎时,白细胞总数增高,为$(15\sim20)\times10^9/L$;重症金黄色葡萄球菌肺炎和流感杆菌肺炎,有时白细胞总数反而减低;病毒性肺炎的白细胞正常或减少,淋巴细胞比例增加,中性粒细胞无增高。

（二）C 反应蛋白试验

在细菌性感染、败血症等疾病时此值上升，升高与感染的严重程度成正比，病毒感染时不增高。

（三）细菌病原学检查

在使用抗菌药物前可行咽拭子培养。

（四）病毒病原学检查

有病毒分离和血清学试验，可检测相关抗原、抗体。

（五）胸部 X 线检查

必要时及时行胸部 X 线检查。常见为斑片状阴影，毛细支气管炎还常有肺透明度增加；大叶性肺炎呈节段或大片阴影；支原体肺炎可表现为多种形态，分为 4 种类型：①以肺门阴影增重为主；②支气管肺炎；③间质性肺炎；④均一的肺突变。

四、诊断

根据临床表现及相关检查可确诊。

五、治疗

肺炎的治疗原则是改善通气，控制炎症，杀灭病原菌。同时还应对症治疗如发热时服用退热剂，咳嗽应给予化痰止咳药物，对重症肺炎应及时到医院进行相应的治疗。

（一）药物治疗

1.抗生素治疗

用于细菌性肺炎。选用青霉素治疗。

2.抗病毒治疗

利巴韦林。

（二）对症治疗

(1)吸氧：有发绀者予吸氧。(2)清除呼吸道分泌物，改善通气功能，给予化痰、镇咳，雾化吸入。

六、护理评估

（一）健康史

评估有无上呼吸道感染或支气管炎病史，有无麻疹、百日咳等病史，有无发热、咳嗽、气促、发绀等症状，食欲情况有无变化，生长发育情况，有无营养障碍性疾病、先天性心脏病等。

（二）身体状况

评估有无发热、咳嗽、气促、呼吸困难、鼻翼扇动、三凹征、唇周发绀及肺部听诊有无固定的中、细湿啰音等症状和体征，注意热型及痰液情况，有无循环、神经、消化系统受累的表现。及时了解血常规、胸片等辅助检查的结果和意义。评估用药效果、药物敏感度和不良反应。

（三）心理-社会状况

本病病情较重,发病率、死亡率较高,病程较长,常需住院治疗。患儿表现为呼吸困难、烦躁不安、哭闹、食欲差、对吸氧不合作等。家长表现为焦虑、自责、忧虑、抱怨等心理反应。

七、护理诊断

（一）气体交换受损

与肺部炎症导致通气、换气功能障碍有关。

（二）清理呼吸道无效

与呼吸道分泌物过多、黏稠,咳嗽无力,痰液不易排出有关。

（三）体温过高

与肺部感染有关。

（四）营养失调:低于机体需要量

与摄入量不足、消耗增加有关。

（五）潜在并发症

心力衰竭、中毒性脑病、中毒性肠麻痹、脓胸、脓气胸、肺大疱等。

八、护理措施

（一）改善呼吸功能

1.环境与休息

保持室内空气新鲜流通,室温为 18～22℃,相对湿度以 50%～60% 为宜。病室要定时通风换气(应避免对流)。嘱患儿卧床休息,减少活动。被褥要轻软,内衣应宽松,以免影响呼吸。各种操作应集中进行,尽量使患儿安静,以减少氧的消耗。

2.按医嘱给氧

凡有低氧血症、呼吸困难、喘憋、口唇发绀、面色灰白等情况应立即给氧。新生儿或鼻腔分泌物多者可用面罩给氧、鼻导管给氧、头罩给氧或氧帐给氧。婴幼儿可用面罩法,年长儿可采用鼻导管法。采用鼻导管给氧时,氧流量 0.5～1L/min,氧浓度不超过 40%。重症肺炎缺氧严重者应用面罩给氧,氧流量为 2～4L/min,氧浓度为 50%～60%。氧气应湿化,避免损伤呼吸道黏膜。若出现呼吸衰竭,则使用机械通气正压给氧。

3.抗感染

按医嘱给予抗生素或抗病毒药物,消除肺部炎症,并注意观察药物疗效及不良反应。

（二）保持呼吸道通畅

(1)调节室内空气的湿度,并嘱患儿多饮水,避免呼吸道干燥。

(2)协助患儿按时更换体位,一般每 2 小时一次,用手轻拍患儿背部,促使痰液排出。具体方法是:五指并拢、掌指关节略屈,由下向上、由外向内轻拍背部,边拍边鼓励患儿咳嗽。若呼吸道分泌物较多而排出不畅时,可进行体位引流,使分泌物借助重力和振动排出。

(3)指导患儿有效咳嗽,促进痰液排出。

（4）及时清除呼吸道分泌物，对痰液黏稠不易咳出者，可按医嘱给予超声雾化吸入，以稀释痰液利于咳出。雾化吸入器中可加入庆大霉素、利巴韦林、地塞米松、α-糜蛋白酶等药物，2次/天，每次20分钟。因雾化吸入必须深呼吸才能达到最佳效果，故应对患儿进行指导。

（5）必要时给予吸痰，吸痰不能过频和过慢（过频可刺激呼吸道使黏液产生过多，过慢可妨碍呼吸使缺氧加重），注意勿损伤黏膜。吸痰宜在哺乳前或哺乳1小时后进行，以免引起呕吐。因吸痰时的刺激，患儿多有咳嗽、烦躁，吸痰后宜立即吸氧。

（6）按医嘱给予祛痰药促进排痰。

（三）维持体温正常

保证患儿摄入充足水分，若体温超过38.5℃时应采取物理降温或按医嘱给予退热剂，密切观察患儿体温变化并警惕热性惊厥的发生。

（四）营养及水分的补充

（1）给予患儿营养丰富、易消化的半流质饮食，少量多餐，防止过饱而影响呼吸。

（2）鼓励患儿多饮水使呼吸道黏膜湿润，以利于痰液的咳出，同时防止发热导致的脱水。

（3）哺喂时将患儿头部抬高或抱起，防止食物呛入气管发生窒息。重症患儿不能进食时，采取肠道外静脉营养，以保证液体的摄入量，避免呼吸道黏膜干燥、分泌物黏稠。输液时应严格控制输液量及滴注速度，最好使用输液泵，保持均匀滴入。

（五）密切观察病情，防止并发症

（1）如患儿突然出现烦躁不安、面色苍白、气喘加剧、呼吸大于60次/分、心率大于180次/分、肝在短时间内增大大于1.5cm、颜面水肿等心力衰竭的表现，应立即报告医生，同时控制输液速度小于5mL/kg，做好给氧、强心、利尿等抢救准备。若患儿口吐粉红色泡沫样痰为肺水肿的表现，可给患儿吸入20%～30%乙醇湿化的氧气。

（2）密切观察意识、瞳孔等变化，如患儿出现烦躁或嗜睡、惊厥、昏迷、呼吸不规则、瞳孔不等大，提示颅内压增高，可能发生了中毒性脑病，应立即报告医生，配合抢救。

（3）密切观察有无呕吐以及呕吐物的性质、有无腹胀、肠鸣音是否减弱或消失、有无便血等。若腹胀明显伴低血钾者，按医嘱补钾。有中毒性肠麻痹时给予腹部按摩、热敷、肛管排气、禁食、胃肠减压等。

（4）若患儿突然出现烦躁不安、剧烈咳嗽、呼吸困难、胸痛、发绀、患侧呼吸运动受限，提示并发了脓胸或脓气胸，应积极配合医生进行胸腔穿刺术或胸腔闭式引流。

（六）健康指导

（1）向患儿及其家长介绍患儿的病情以取得家长配合，协助观察患儿病情变化。讲解肺炎的护理要点，如经常更换体位的重要性，示范轻拍背部协助排痰等。指导合理喂养，婴儿期提倡母乳，多进行户外活动。

（2）注意气候变化，及时增减衣服，避免着凉，一旦上呼吸道感染，及时治疗，防止继发肺炎；让家长了解肺炎的临床特点，治疗要点，治疗药物的名称、剂量、不良反应，说明早期规律服药的重要性。积极宣传肺炎预防的相关知识，教育患儿咳嗽时用手帕或纸捂嘴，不随地吐痰，防止病原菌污染空气而传染他人。在冬、春季节注意室内通风，尽量避免带小儿到公共场所，必要时用食醋熏蒸进行房间空气消毒，1次/天，连续3～5天。

第五节 支气管哮喘

支气管哮喘,简称哮喘,是由嗜酸性粒细胞、肥大细胞和 T 淋巴细胞等多种炎性细胞参与的气道慢性炎症,使易感者对各种激发因子具有气道高反应性。气道高反应性是哮喘的基本特征,气管慢性(变应性)炎症是哮喘的基本病变,可引起气道缩窄,表现为反复发作的喘息、呼吸困难、胸闷或咳嗽等症状。

一、病因

哮喘的病因复杂,是一种多基因遗传病,其中过敏体质(特发反应性体质)与本病关系密切,多数患儿以往有婴儿湿疹、过敏性鼻炎、食物或药物过敏史,不少患儿有家族史。但是,哮喘的形成和反复发病往往又是环境因素(如:接触或吸入螨、蟑螂、霉菌、皮毛、花粉等过敏源;呼吸道感染和寒冷刺激等)综合作用的结果。

二、临床表现

婴幼儿哮喘多为呼吸道病毒感染诱发,起病较缓慢;年长儿大多在接触过敏源后发作,呈急性过程。哮喘发作常在清晨或夜间较重,一般可自行缓解或用平喘药物后缓解。

(一)症状

哮喘发作时常先为刺激性干咳,有时咳大量白黏痰,伴以呼气性呼吸困难和哮鸣音,出现烦躁不安或被迫坐位,咳喘剧烈时还可出现腹痛。

(二)体格检查

发作时胸廓饱满,呈吸气状,叩诊过度反响,听诊全肺遍布哮鸣音;重症病儿呼吸困难加剧时,呼吸音可明显减弱,哮鸣音也随之消失。发作间期可无任何症状和体征,有些在用力时可听到哮鸣音。病久反复发作者,可出现桶状胸,常伴营养障碍和生长发育落后。

(三)哮喘持续状态

如哮喘急剧严重发作,经合理应用拟交感神经药物仍不能在 24 小时内缓解者,称作哮喘持续状态,属危重急症,应积极抢救,否则可因呼吸衰竭而死亡。

三、实验室检查

(1)外周血嗜酸粒细胞增高($>300\times10^6/L$)。

(2)X 线检查可见肺过度充气,透明度增高,肺纹理可能增多;并发支气管肺炎或肺不张时,可见沿支气管分布的小片状阴影。

(3)肺功能测定显示残气容量增加或伴换气流率和潮气量降低。每天检测呼吸峰流速值(PEF)及其一天的变异率,是判断亚临床型哮喘的良好指标。

(4)用可疑的抗原作皮肤试验有助于明确过敏源,皮肤挑刺法的结果较为可靠。

四、防治

哮喘的治疗原则为去除病因、控制发作和预防复发。应根据病情轻重、病程阶段因人而异地选择适当的防治方案。

(一)去除病因

应避免接触过敏源,积极治疗和清除感染病灶,去除各种诱发因素。

(二)控制发作

主要是解痉和抗炎治疗。

1.拟肾上腺类药物

目前常用的 β_2 受体激动剂药物为:①沙丁胺醇(舒喘灵):0.5%舒喘灵溶液,每次 $0.01\sim 0.03mL/kg$,最大量 1mL,用 $2\sim 3mL$ 生理盐水稀释,每 $4\sim 6$ 小时雾化吸入。其气雾剂每撤一下可吸入 $100\mu g$,每次 $1\sim 2$ 撤,每日 $3\sim 4$ 次。②特布他林(喘康速、舒喘宁):如博利康尼片剂,每片 2.5mg,$1\sim 2$ 岁每次 $1/4\sim 1/3$ 片;$3\sim 5$ 岁每次 $1/3\sim 2/3$ 片;$6\sim 14$ 岁每次 $2/3\sim 1$ 片;每日 3 次。也可用博利康尼雾化液雾化吸入。③其他:如美喘清、氨哮素等。该类药物最好选用吸入方式,但要避免过量应用。连续使用 β_2 受体激动剂可产生耐药,但停药 $1\sim 2$ 周可完全恢复。

2.茶碱类药物

小儿剂量为每次 $4\sim 5mg/kg$;缓释茶碱,每次 $8\sim 10mg/kg$,12 小时 1 次。氨茶碱的有效浓度与中毒浓度很接近,应作血浓度检测,最佳血药浓度为 $10\sim 15\mu g/mL$。

3.抗胆碱药物

异丙阿托品气雾剂每次 $1\sim 2$ 撤,每日 $3\sim 4$ 次。

4.肾上腺皮质激素

尽可能采用吸入疗法,如吸入普米克都保干粉剂或气雾剂等。应严格掌握口服用药的适应证:一般只用于重症或持续发作或其他平喘药物难以控制的反复发作患者。需长期用药者,应将维持量改为每日或隔日清晨顿服。

5.抗生素

疑有细菌感染时宜同时选用适当的抗生素。

(三)哮喘持续状态的处理

1.吸氧

氧气浓度以 40% 为宜,相当于 $4\sim 5L/min$,使 PaO_2 保持在 $9.3\sim 12.0kPa$($70\sim 90mmHg$)。

2.补液、纠正酸中毒

可用 1/5 张的含钠液纠正脱水;用碳酸氢钠纠正酸中毒,改善 β 受体对儿茶酚胺的反应性。

3.糖皮质激素类静脉滴注

应早期、较大剂量应用。氢化可的松每次 $5\sim 10mg/kg$,每 6 小时静脉滴注 1 次;地塞米松每次 0.25～0.75mg/kg,奏效较前者慢。

4.支气管扩张剂

①沙丁胺醇雾化剂吸入,每 1～2 小时吸入 1 次;②氨茶碱静脉滴注,每次 4～5mg/kg,30 分钟滴完;③如上述治疗不奏效者,可给予沙丁胺醇静脉注射,学龄前儿童每次 5μg/kg,学龄前期小儿用量减半。

5.异丙肾上腺素

以上治疗无效或无药可用时,可试用异丙肾上腺素以每分钟 0.1μg/kg 静脉滴注,每 15～20 分钟加倍,直到 PaO₂ 及通气功能改善或心率达 180～200 次/分时停用,症状好转后可维持用药 24 小时左右,剂量不变。

6.镇静剂

可用水合氯醛灌肠,慎用或禁用其他镇静剂。

7.机械呼吸

指征为:①严重的持续性呼吸困难;②呼吸音减弱,遂以哮鸣音消失;③呼吸肌过度疲劳而使胸廓活动受限;④意识障碍,甚至昏迷;⑤吸入 40％氧气而发绀仍无改善、PaCO₂≥8.6kPa(65mmHg)。

(四)预防复发

1.免疫治疗

①脱敏疗法:用于对不可能避免的抗原(如尘埃、尘螨、花粉等)过敏,而一般治疗又未能控制复发者。根据皮肤试验结果,将引起阳性反应的过敏源浸液作皮下注射,浓度由低到高,剂量逐渐递增,每周 1 次,持续 2 年。若发作有季节性,则于发作前 1 月开始上述脱敏治疗,也是每周注射 1 次,15～20 次为 1 疗程。据报道螨脱敏治疗大多有效,偶有发热、局部一过性红肿痒痛、荨麻疹、哮喘发作等不良反应。②免疫调节治疗:可采用中医辨证论治或给胸腺肽等免疫调节剂提高机体免疫力,降低其过敏性。

2.色甘酸钠

宜在好发季节的前 1 个月开始用药,每次吸入 10～20mg,每日 3～4 次,经 4～6 周无效者可停用。一般对运动诱发的哮喘效果较好,对激素依赖性哮喘者,应用本品可望减少激素用量。

3.酮替酚(甲哌噻庚酮)

作用与色甘酸钠相似,小于 3 岁者每次 0.5mg,每日 2 次;大于 3 岁者每次 1mg,每日 1～2 次,口服 6 周无效可停用。

4.激素吸入疗法

能使哮喘得以缓解的患儿应继续吸入维持量糖皮质激素,至少 6 个月～2 年或更长时间。

5.自我管理教育

将防治知识教给患儿及家属,调动他们的抗病积极性,鼓励病儿参加日常活动和体育锻炼以增强体质。

五、常见护理诊断

（一）低效性呼吸型态
与支气管痉挛、气道阻力增加有关。

（二）清理呼吸道无效
与呼吸道分泌物多且黏稠有关。

（三）潜在并发症
呼吸衰竭。

（四）焦虑
与哮喘反复发作有关。

（五）知识缺乏
与缺乏哮喘的防护知识有关。

六、护理

（一）一般护理
1.护理评估

（1）评估患儿营养及饮食情况有无喂养困难；液体摄入量、尿量、近期体重变化；睡眠情况（有无呼吸困难的发生）。

（2）评估患儿咳嗽、咳痰的程度和性质。观察患儿有无发绀，监测体位改变对患儿缺氧的影响。有无其他伴随症状，如胸痛、呼吸困难。

（3）评估患儿的呼吸情况，记录性质、频率、形态、深度，有无鼻翼翕动、三凹征、端坐呼吸等，听诊患儿的呼吸音，监测患儿生命体征。必要时监测、记录患儿的动脉血气分析值。

（4）评估患儿心理、精神因素，有无焦虑、恐惧。评估患儿及其家属心理-社会状况；评估患儿及其家属对疾病知识的了解程度、对治疗及护理的配合程度、经济状况等。

2.消除呼吸窘迫，维持气道通畅

（1）体位：采取半坐卧位或坐位以利肺部扩张。

（2）保证休息：给患儿提供一个安静、舒适的环境以利于休息，护理操作应尽可能地集中进行。

3.病情观察

监测患儿是否有烦躁不安、气喘加剧、心率加快、肝短时间内急剧增大及血压变化等情况，警惕心力衰竭及呼吸骤停等合并症的发生。呼吸困难加重时，注意有无呼吸音及哮鸣音的减弱或消失、心率加快等。患儿活动前后，监测其呼吸和心率，活动时如有气促、心率加快可给予持续吸氧并给予休息。根据病情逐渐增加活动量。

（二）专科护理
1.吸氧

患儿哮喘时大多有缺氧现象，故应给予氧气吸入，以减少无氧代谢，预防酸中毒。氧气浓度以 40％为宜。

2.呼吸道护理

给予雾化吸入,应用支气管扩张剂后立即进行吸痰处理,吸痰过程中保持动作轻柔,技巧娴熟,若呼吸严重不畅,应用无创正压通气治疗。

3.用药护理

(1)支气管扩张剂:使用时可嘱患儿充分摇匀药物,在按压喷药于咽喉部的同时,然后闭口屏气 10 秒后,用鼻缓缓呼气,最后清水漱口,将获得较好效果。

(2)用药无缓解应停用,常见不良反应主要有心动过速、血压升高、虚弱、恶心、过敏反应及反常的支气管痉挛。

(3)急性发作者,如口服无效,可由静脉推注,以 5％～10％葡萄糖液稀释,在 30 分钟内缓慢注入。如已运用氨茶碱治疗(在 6 小时内),应将剂量减半,以后可给予维持量。1～9 岁小儿,可选择氨茶碱静脉滴注,有条件时应测氨茶碱血浓度,治疗哮喘的有效血浓度为 10～20μg/mL。每 6～8 小时给药一次。有条件的单位应监测氨茶碱血浓度的峰值与谷值,寻找最佳投药方案。病情稳定后,可每隔 2～3 个月监测浓度一次。

(4)肾上腺皮质激素类:长期使用可产生较多不良反应,如二重感染、肥胖、高血压等。当患儿出现身体形象改变时要做好心理护理。

4.化验及检查护理

(1)外周血检查:检查前准备及注意事项晨起空腹抽血检查。

(2)肺功能检查:适用于 5 岁以上的儿童。检查时要求:儿童可能会对检查害怕,在检查前与检查时要给予安抚和引导。

(3)检查后注意事项:抽完血后,用棉签或止血工具按压针孔部位 3 分钟以上,以压迫止血。不要按揉针孔部位,以免造成皮下血肿。抽血后出现晕血症状,如头晕、眼花、乏力等应立即平卧。放于空腹抽血之后。

5.并发症护理

(1)呼吸衰竭:重度哮喘时因气道严重痉挛,气流出入受阻,同时因为哮喘发病时患儿紧张、用力呼吸等导致体力消耗,耗氧量和二氧化碳产生量增加,吸入气体量减少可引起低氧血症,而呼出气体量降低则导致体内二氧化碳潴留,出现Ⅱ型呼吸衰竭。密切观察患儿的呼吸变化,呼吸>40 次/分或心率突然减慢,原有的哮鸣音减弱或消失,血压降低等症状,应立即通知医师。

(2)气胸:哮喘急性发作时因肺泡内压力增高,对于有肺大泡或严重肺气肿的患儿,有时会导致肺泡破裂,气体进入胸膜腔而出现气胸。患儿出现烦躁不安,发绀,大汗淋漓,气喘加剧,心率加快,呼吸音减弱等情况,应立即报告医师并积极配合抢救。

6.心理护理

哮喘患儿年龄尚小,患儿家属多伴有紧张、焦虑心理,护理人员应充分与患儿家属沟通,缓解其悲伤、焦虑情绪,让其做好思想准备,沟通过程中应掌握好语言技巧和语速,切忌急躁处理。要帮助患儿保持愉快的心情,比如给年幼的患儿讲故事、玩玩具、听音乐、分散其注意力,对年龄较大的患儿要根据其心理活动讲道理,争取患儿的配合,以达到最佳治疗状态。若患儿身体状况许可,应鼓励其在户外活动,加强体育锻炼,增强抗病能力。特别对首次哮喘发作的患儿应耐心解释,通过护理干预缓解患儿的紧张心理。精神紧张是诱发小儿哮喘的因素之一,所以心理护理是小儿支气管哮喘护理中不可忽视的内容之一。

七、健康教育

(一)饮食

给予富含维生素易消化的食物,应尽量避免食用诱发哮喘的食品,如鱼、虾、蛋、奶等含蛋白质丰富的食物。应少食多餐。保证营养均衡搭配,以利病情康复,家属要经常细心观察患儿的饮食,找到对哮喘致敏的食品。随着患儿年龄的增长,病情的好转,尤其是机体免疫功能逐渐增强,食物过敏的种类也就随之减少。因此,也要不断地解除某些限吃的食品。

(二)休息与活动

协助患儿的日常生活。指导患儿活动,避免情绪激动及紧张的活动。

(三)用药知识

告知家属雾化的意义及注意事项:复方异丙托溴铵(可比特)可使平滑肌松弛并减轻支气管炎症。使支气管平滑肌扩张,并使气道内分泌物减少。松弛气道平滑肌,降低气道阻力,增强纤毛清除黏液能力,抑制气道神经降低血管通透性减轻了气道黏膜水肿,从而缓解喘憋。能迅速有效地解除气道痉挛。布地奈德(普米克)对呼吸道局部抗炎作用具有抗过敏作用,并可收缩气道血管,减少黏膜水肿及黏液分泌可以达到平喘、改善通气的效果缓解喘息的症状。因此先做复方异丙托溴铵雾化扩张支气管,再做布地奈德对局部抗炎平喘达到改善通气消除炎症的效果。

喷剂应用后用清水漱口防止咽部真菌感染。糖皮质激素口服,应于饭后,减少对胃肠道刺激。用药勿自行减药停药。

(四)疾病相关知识

哮喘发作分为三度:①轻度 pH 正常或稍高,PaO_2 正常,$PaCO_2$ 稍低,提示哮喘处于早期,有轻度过度通气,支气管痉挛不严重,口服或气雾吸入平喘药可使之缓解;②中度 pH 值正常,PaO_2 偏低,$PaCO_2$ 仍正常,则提示患儿通气不足,支气管痉挛较明显,病情转重,必要时可加用静脉平喘药物;③重度 pH 值降低,PaO_2 明显降低,$PaCO_2$ 升高,提示严重通气不足,支气管痉挛和严重阻塞,多发生在哮喘持续状态,需积极治疗或给予监护抢救。

(五)出院指导

(1)患儿居住的环境要空气清新,室温恒定,杜绝一切过敏原,如花草,猫狗等小动物;蚊香、真菌类等过敏原及刺激性气味,如气温寒冷也易引起哮喘。

(2)加强锻炼,增强机体抗病能力,坚持户外锻炼,如跑步、跳绳等运动,增加肺活量,对预防哮喘的发作具有积极的作用。

(3)哮喘在发作前多有前驱症状,最常见眼鼻发痒、打喷嚏、流涕、流泪、咳嗽等,一旦出现上述症状时,应及时就诊及用药,避免诱发哮喘发作。

(4)指导呼吸运动:指导进行腹式呼吸、向前弯曲运动及胸部扩张运动。

　　(5)防护知识:①增强体质,预防呼吸道感染。②协助患儿及家属确认或哮喘发作的因素,避免接触过敏原,祛除各种诱发因素。③患儿及家属能辨认哮喘发作先兆、症状,并能简单及时自我护理(哮喘发作时家属要镇静,给小孩有安全感,立即吸入支气管扩张剂——万托林气雾剂,室内通风,避免烟雾刺激,给患儿坐位或半卧位)。④提供出院后使用药物资料。⑤指导患儿和家属使用长期预防及快速缓解的药物,并做到正确安全的用药。⑥及时就医,以控制哮喘严重发作。哮喘的随访计划:急性发作期(住院或留院观察);慢性持续期(1 个月随访一次,检查指导用药);缓解期(3 个月随访一次,复查肺功能)。

第八章　心血管系统疾病的护理

第一节　先天性心脏病

先天性心脏病是指胎儿在心脏发育阶段,遭受某些因素的影响,使心脏某一部分发育发生停顿或异常所致的一种先天性心血管畸形,居小儿心脏病的首位。

一、室间隔缺损

室间隔缺损,是先天性心脏病中最常见的类型,在我国几乎占小儿先天性心脏病的1/2。根据缺损位置不同,可分为以下四种类型:①位于室上嵴上方,肺动脉瓣或主动脉瓣下,又称干下型;②位于室上嵴下方;③位于三尖瓣的后方;④位于室间隔肌部,可以同时存在几个缺损。②③两型又称室间隔膜部缺损。

(一)病理生理

室间隔缺损所引起的分流为自左向右,一般无青紫。其血流动力学改变取决于缺损的大小和两侧心室的压力差。

缺损小则分流小,一般不会引起明显的血流动力学的紊乱,缺损大而分流量大者,肺循环血流量可达体循环的3~5倍。右心室除了接受正常从右心房流入的血液外,同时又接受了大量从左心室分流过来的血液,使右心室舒张期负荷过重,排血量增多,流经肺循环的血量增多。随着病程进展,由于肺循环量持续增加,并以相当高的压力冲向肺循环,致使肺小动脉发生痉挛,产生动力型肺动脉高压。日久肺小动脉发生病理变化,中层和内膜层增厚,使肺循环阻力增加,形成梗阻型肺动脉高压。此时左向右分流量显著减少,最后出现双向分流或反向分流而呈现青紫。当肺动脉高压显著,产生右向左分流时,即称为艾森曼格综合征。

(二)临床表现

临床表现取决于缺损的大小和肺循环的阻力。小型缺损,可无明显症状,仅活动后稍感疲乏,生长发育一般不受影响。体检于胸骨左缘第3~4肋间听到响亮粗糙的全收缩期杂音,传导广泛,肺动脉第二心音稍增强。缺损较大时左向右分流多,可出现:①体循环缺血表现:患儿生长发育落后、消瘦、乏力、多汗、喂养困难等;②肺循环充血表现:易患肺部感染,易导致心力衰竭;③潜在青紫:当屏气或剧哭时,肺循环阻力增加,出现左向右分流时可发生暂时性青紫。有时因扩张的肺动脉压迫喉返神经,引起声音嘶哑。

体检可见心界增大,心尖搏动弥散,胸骨左缘第3、4肋间可闻及Ⅲ、Ⅳ级粗糙的全收缩期杂音,向四周广泛传导,可于杂音最响部位触及收缩期震颤。干下型合并主动脉瓣关闭不全时,于第二主动脉瓣区听到高音调舒张期杂音。

室间隔缺损易并发支气管肺炎、充血性心力衰竭、肺水肿及亚急性细菌性心内膜炎;膜部和肌部的室间隔缺损均有自然闭合的可能(占 20%～50%),一般发生于 5 岁以下,尤其是1岁以内。

(三)辅助检查

1.X 线检查

小型室间隔缺损心肺 X 线检查无明显改变或只有轻度左心室增大或肺充血;大型室间隔缺损心影增大,肺动脉段明显突出,肺血管影增粗,搏动增强,可见肺门"舞蹈",左、右心室增大,左心房也增大,主动脉弓影较小。

2.心电图

小型缺损心电图可正常或表现为轻度左心室肥大;大型缺损常为左、右心室合并肥大。症状严重出现心力衰竭者,多伴有心肌劳损。

3.超声心动图

M 型超声可见左心房、左心室、右心室内径增宽,室间隔活动正常,主动脉内径缩小。缺损大时,二维超声可探到缺损处。扇形切面显像在心脏长轴和四腔切面常可直接显示缺损。多普勒彩色血流显像可直接见到分流的位置、方向和区别分流的大小,还能确诊多个缺损的存在。

4.心导管检查

右心室血氧含量较右心房为高,右心室和肺动脉压力往往有所增高。导管自右心室经缺损插入左心室的机会极少。

二、房间隔缺损

房间隔缺损,也是先天性心脏病较常见的类型之一,约占先天性心脏病发病总数的 20%～30%,女性较多见。

房间隔缺损根据解剖病变的不同而分三型:①卵圆孔未闭型:一般不引起两心房间的分流;②第一孔(原发孔)未闭型:缺损位于心房间隔的下部,呈半月形,缺损往往较大,常伴有二尖瓣或三尖瓣的裂孔而形成关闭不全,多见于二尖瓣;③第二孔(继发孔)未闭型:缺损位于心房间隔的中部卵圆窝处或靠近上、下腔静脉,直径多半为 1～3cm,约占房间隔缺损的 70%。

房间隔缺损可合并其他心血管畸形,较常见的有肺静脉畸形引流入右心房及肺动脉狭窄等。原发孔房间隔缺损伴有二尖瓣狭窄称 Lutembacher 综合征。

(一)病理生理

房间隔缺损的分流为自左向右。血流动力学改变取决于分流量大小,分流量大小随缺损大小及两侧心室顺应性而不同。由于右心房不但接受由上、下腔静脉回流的血液,而且还同时接受由左心房流入的血液,导致右心室舒张期负荷过重,因而右心房、右心室增大,肺循环血流量增多,则肺动脉压力可增高(动力型),少数患者晚期出现肺血管硬化而致梗阻型肺动脉高压,而左心室、主动脉及体循环血流量减少。当右心房压力高于左心房时,便出现右向左分流而引起持久的青紫。第一孔未闭伴有二尖瓣关闭不全时,左心室亦有增大。

(二)临床表现

1.症状

随缺损大小而有区别。轻者可以无症状,仅在体格检查时发现胸骨左缘第 2、3 肋间有收缩期杂音。分流量大的可以出现:①体循环血量不足,影响生长发育,患儿体格较小、消瘦、乏力、多汗和活动后气促;②肺循环充血,易患支气管肺炎;③潜在青紫,当剧哭、患肺炎或心力衰竭时,右心房压力可超过左心房,出现暂时性右向左分流而呈现青紫。

2.体征

可见心前区隆起,心脏搏动弥散,心界扩大,大多数病例于胸骨左缘第 2、3 肋间可听到Ⅱ、Ⅲ级收缩期杂音,呈喷射性。此杂音是由于右心室排血量增多,引起右心室流出道相对性狭窄所致,并非因房间隔缺损(两房压力差很小,血流缓慢不产生涡流)所致,肺动脉瓣区第二音亢进和固定分裂(分裂不受呼吸影响)。左向右分流量较大时,可在胸骨左缘下方听到舒张期杂音,此乃舒张期大量血液从右心房流入右心室,三尖瓣相对狭窄所致。

(三)辅助检查

1.X 线检查

缺损小者心影可以正常,缺损大者心脏外形轻至中度扩大,以右心房及右心室为主,肺动脉段明显凸出,肺门血管影增粗,可有肺门"舞蹈",肺野充血,主动脉影缩小。第一孔未闭而伴有二尖瓣关闭不全者,则左心室亦增大。

2.心电图

典型心电图表现为电轴右偏和不完全性右束支传导阻滞,部分病例尚有右心房和右心室肥大。第一孔未闭的病例常见电轴左偏及左心室肥大。

3.超声心动图

左房增大,右室流出道增宽,室间隔与左室后壁呈矛盾运动。主动脉内径较小。扇形切面可显示房间隔缺损的位置及大小。彩色多普勒超声可观察到分流的位置、方向,且能估测分流的大小。

4.心导管检查

右心导管检查可发现右心房血氧含量高于上、下腔静脉平均血氧含量;导管可由右心房进入左心房。

三、动脉导管未闭

动脉导管未闭,也是小儿先天性心脏病常见的类型之一,占先天性心脏病发病总数的15%～20%,女性较多见。一般分为三型:①管型:导管长度多在 1cm 左右,直径粗细不等;②漏斗型:长度与管型相似,但其近主动脉端粗大,向肺动脉端逐渐变窄;③窗型:肺动脉与主动脉紧贴,两者之间为一孔道,直径往往较大。

(一)病理生理

一般情况下,由于主动脉压力较肺动脉为高,故不论在收缩或舒张期,血液均自主动脉向肺动脉分流。肺动脉接受来自右心室及主动脉两处的血流,故肺循环血液量增加,回流到左心房和左心室的血流量也增多,使左心室舒张期负荷加重,其排血量常达正常时的2～3倍,因而出现左心房、左心室扩大,室壁肥厚。由于主动脉血流入肺动脉,使周围动脉舒张压下降,导致动脉压增大,产生周围血管征。

由于主动脉血流经常流入肺动脉,肺循环血流量增加,使肺循环压力升高,日久引起肺小动脉管壁增厚,造成肺动脉高压,使右心室负荷过重,进而导致右心室肥大和衰竭。当肺动脉压力超过主动脉压力时,即产生右向左分流而造成下半身青紫,称为差异性发绀。

(二)临床表现

1.症状

导管口径较细者,临床可无症状,仅在体检时发现心脏杂音。导管粗大者分流量大,可出现发育落后、体形消瘦、乏力、气急、多汗、心悸等;易患肺部感染;合并肺动脉高压者,可出现下半身青紫。如扩大的肺动脉压迫喉返神经可出现声音嘶哑。

2.体征

患儿多消瘦,心前区隆起,心尖搏动增强,于胸骨左缘第二肋间闻及粗糙响亮的连续性机器样杂音,占据整个收缩期与舒张期,杂音向左锁骨下、颈部和背部传导,最响处可扪及震颤,以收缩期明显,肺动脉瓣区第二音增强,但多被杂音掩盖而不易识别。分流量大的患者,产生相对性二尖瓣狭窄而在心尖部出现舒张中期隆隆样杂音。由于脉压增大,可出现类似主动脉瓣关闭不全的周围血管体征,如毛细血管搏动征、水冲脉、股动脉枪击音等。

动脉导管未闭的常见并发症为支气管肺炎、亚急性细菌性心内膜炎,分流量大者早期即可并发充血性心力衰竭。

(三)辅助检查

1.X线检查

导管细的患者可无异常发现。导管粗的显示左心室及左心房增大,肺动脉段凸出,肺野充血,肺门血管影增粗,可见肺门"舞蹈"。有肺动脉高压时,右心室亦增大,主动脉弓往往有所增宽,这一特征与室间隔缺损和房间隔缺损不同,有鉴别意义。

2.心电图

导管细的心电图正常。分流量大的可有不同程度的左心室肥大或左、右心室合并肥大,部分合并左心房肥大。

3.超声心动图

M型超声可见左心房、左心室增大,主动脉内径增宽。扇形切面显像显示导管的位置和粗细。多普勒彩色血流显像可直接见到分流的方向和大小。

4.心导管检查

心导管检查可发现肺动脉血氧含量较右心室为高;肺动脉和右心室压力可正常、轻度升高或显著升高;部分患者导管可通过未闭的动脉导管,由肺动脉进入降主动脉。

5.心血管造影

逆行性主动脉造影可见主动脉、肺动脉和未闭的动脉导管同时显影。

四、肺动脉瓣狭窄

肺动脉瓣狭窄(PS)是一种常见的先天性心脏病,单纯性肺动脉瓣狭窄约占先心病的10%,约有20%的先心病合并肺动脉瓣狭窄。

(一)病理解剖

正常肺动脉瓣叶为三个半月瓣,瓣叶交界处完全分离,瓣环与右室漏斗部肌肉相连。肺动脉瓣狭窄根据病变累及的部位不同,分为两种类型。

1.典型肺动脉瓣狭窄

肺动脉瓣三个瓣叶交界处互相融合,使瓣膜开放受限,瓣口狭窄;只有两个瓣叶的交界处融合为肺动脉瓣二瓣化畸形;瓣叶无交界处仅中心部留一小孔,为单瓣化畸形。瓣叶结构完整,瓣环正常,肺动脉干呈狭窄后扩张,有时可延伸到左啼动脉,但扩张的程度与狭窄的严重性并不完全成比例。

2.发育不良型肺动脉瓣狭窄

肺动脉瓣叶形态不规则且明显增厚或呈结节状,瓣叶无粘连,瓣叶启闭不灵活,瓣环发育不良,肺动脉干不扩张或发育不良。此病常有家族史,Noonan综合征大多合并此病变。肺动脉瓣狭窄的继发性改变为右室向心性肥厚,狭窄严重者,心室腔小,心内膜下心肌可有缺血性改变。右房有继发性增大,心房壁增厚,卵圆孔开放或伴有房间隔缺损。

(二)病理生理

右室向肺动脉射血遇到瓣口狭窄的困阻,右室必须提高收缩压方能向肺动脉泵血,其收缩压提高的程度与狭窄的严重性成比例。因室间隔无缺损,所以严重狭窄时右室的压力高度可以超过左室。右室的血流进入肺脏虽有困难,但全身所有静脉血仍必须完全进入肺脏。但如狭窄严重,右室壁极度增厚使心肌供血不足,可导致右心衰竭。

在宫内,肺动脉瓣狭窄使右室的心肌肥厚,右室输出量仍可维持正常,对胎儿循环无多大影响;如狭窄很重,右室输出量大减,腔静脉血回右房后大多通过卵圆孔或房间隔缺损流入左房左室,而右室则偏小。临床上有一少见的肺动脉狭窄类型为右室先天发育不良,三尖瓣也偏小,往往伴有大型房缺,于是产生大量右向左分流,左室偏大,青紫明显。大多数患轻中度肺动脉瓣狭窄的婴儿与儿童生长发育正常,因此体循环血流量随年龄而增长。如狭窄的肺动脉瓣不能相应生长,右室收缩压必须明显增加以维持心输出量。此外,由于婴儿的正常静态心率高于年长儿,随着心率的下降,每搏量将相应增加,因而越过狭窄瓣膜的收缩期血流也将相应增加。

(三)临床表现

1.症状

轻度狭窄可完全无症状;中度狭窄在二三岁内无症状,但年长后劳动时即感易疲及气促;严重狭窄者中度体力劳动亦可呼吸困难和乏力,突有昏厥甚至猝死。亦有患者活动时感觉胸痛或上腹痛,可能由于心排血量不能相应提高,致使心肌供血不足或心律失常所致,提示预后不良,应着手准备手术。生长发育多正常,半数患儿面容顿困,大多无青紫,面颊和指端可能暗红;狭窄严重者可有青紫,大多由于卵圆孔的右向左分流所致,如伴有大型房间隔缺损可有严重青紫,伴有杵状指(趾)及红细胞增多,但有蹲踞者很少见。颈静脉有明显的搏动者提示狭窄严重,该收缩期前的搏动在肝区亦可扪及。

2.体征

心前区可较饱满,有严重狭窄伴有心衰时心脏扩大;左侧胸骨旁可摸得右室的抬举搏动,在心前区搏动弥散,甚至可延伸到腋前线。胸骨左缘第二、三肋间可及收缩期震颤并可向胸骨上窝及胸骨左缘下部传导;新生儿患者亦可无震颤。听诊时胸骨左缘上部有洪亮的 IV/VI 级以上喷射性收缩杂音,向左上胸、心前区、颈部、腋下及背面传导。第一心音正常,轻度和中度狭窄者可听到收缩早期喀喇音,狭窄越重,喀喇音出现越早,甚至与第一音相重,使第一音呈金属样的声音。喀喇音系由于增厚但仍具弹性的瓣膜在开始收缩时突然绷紧所致。第二心音分裂,分裂程度与狭窄严重程度成比例。多数病例肺动脉瓣区第二音不同程度减弱。

(四)辅助检查

1.X 线检查

轻中度狭窄时心脏大小正常,重度狭窄时如心功能尚可,心脏仅轻度增大;如有心衰,心脏则明显增大,主要为右室和右房扩大。狭窄后的肺动脉扩张为本病特征性的改变,有时扩张延伸到左肺动脉,但在婴儿期扩张多不明显。

2.心电图

心电图将显示右房扩大、P 波高耸。心电图还可显示右室肥大,电轴右偏,其程度依赖于狭窄的严重程度。右胸前导联将显示 R 波高耸,狭窄严重时出现 T 波倒置、ST 段压低。

3.超声心动图

二维超声心动图可显示肺动脉瓣的厚度、收缩时的开启情况及狭窄后的扩张。多普勒超声可检查心房水平有无分流,更重要的是较可靠地估测肺动脉瓣狭窄的严重程度。

4.心导管检查

右心室压力明显增高,可与体循环压力相等,而肺动脉压力明显降低,心导管从肺动脉向右心室退出时的连续曲线显示明显的无过渡区的压力阶差。

5.心血管造影

右心室造影可见明显的"射流征",同时可显示肺动脉瓣叶增厚或/和发育不良及肺动脉总干的狭窄后扩张。

五、法洛四联症

法洛四联症,是存活婴儿中最常见的青紫型先天性心脏病,其发病率占各类先天性心脏病的 $10\%\sim15\%$。

法洛四联症由以下 4 种畸形组成:①肺动脉狭窄:以漏斗部狭窄多见,其次为漏斗部和瓣膜合并狭窄,狭窄程度可随年龄增加而加重;②室间隔缺损:多属高位膜部缺损;③主动脉骑跨:主动脉骑跨于左、右两心室之上;④右心室肥厚:为肺动脉狭窄后右心室负荷增加的结果。以上 4 种畸形中以肺动脉狭窄最重要,对患儿的病理生理和临床表现有重要影响。

(一)病理生理

肺动脉狭窄是造成血流动力学改变的关键因素。由于肺动脉狭窄,血液进入肺循环受阻,引起右心室的代偿性肥厚,右心室压力相对增高,当右心室压力超过左心室时,血液则通过室间隔缺损从右心室分流到左心室。由于主动脉骑跨于两心室之上,主动脉除接受左心室的血液外,还接受一部分来自右心室的静脉血,输送到全身各部,因而出现全身持续性的青紫。同时因肺动脉狭窄,肺循环进行气体交换的血流减少,更加重了青紫的程度。此外,由于进入肺动脉的血流减少,增粗的支气管动脉与肺血管之间形成侧支循环。

(二)临床表现

1.症状

(1)青紫:其出现的程度和早晚与肺动脉狭窄程度有关。通常于出生后 3～6 个月出现发绀,重者在新生儿期就可以出现明显发绀。以唇、甲床、耳垂和鼻尖等毛细血管比较丰富的浅表部位最明显。

(2)蹲踞征:患儿多有蹲踞症状,每于行走、游戏时,常主动下蹲片刻,然后继续行走或者游戏。其产生的机制是:蹲踞时下肢弯曲,使静脉受压回心血量减少,减轻了心脏负荷,同时下肢动脉受压,体循环阻力增加,使右向左分流量减少,从而使缺氧症状暂时得以缓解。

(3)缺氧发作:因血氧含量下降,活动耐力差,稍一活动即可出现气急及青紫加重。有时在哭闹、吃奶后出现呼吸困难,严重者可引起突然昏厥或抽搐等,甚至猝死。大多见于婴儿期,2 岁以后有自然改善的倾向。这是由于右心室流出道肌肉痉挛,引起一时性肺动脉梗阻,使脑缺氧加重所致。此外,可因缺氧使红细胞增加,血液黏稠度高,血流变慢,而引起脑血栓;若为细菌性血栓,则易形成脑脓肿。

2.体征

患儿体格发育多落后,心前区可稍隆起,心尖搏动常呈抬举性。胸骨左缘第 2～4 肋间常听到Ⅱ、Ⅲ级喷射性收缩期杂音,常向心尖部及锁骨下传导,多伴有震颤。杂音的响度取决于肺动脉狭窄的程度,狭窄重,流经肺动脉的血流少,杂音轻而短;漏斗部痉挛时,杂音暂时消失。肺动脉第二音均减弱或消失,主动脉第二音增强。由于患儿长期缺氧,致使指、趾端毛细血管扩张增生,局部软组织和骨组织也增生肥大而形成杵状指(趾)。

(三)辅助检查

1.血象

红细胞数量＞5×10^{12}/L,血红蛋白＞150g/L,血细胞比容＞60％。

2.X 线检查

心脏大小正常或稍增大,心尖圆钝上翘,肺动脉段凹陷,构成"靴状"心影,肺门血管影缩小,两肺纹理减少,透亮度增加,主动脉影增宽。

3.心电图

电轴右偏,右心室肥大,亦可见右心房肥大。

4.超声心动图

M 型超声可见右室壁增厚,主动脉根部增宽。二维超声可见主动脉骑跨于室间隔之上,内径增宽,右心室内径增大,流出道狭窄。左心室内径缩小。多普勒彩色血流显像可见右心室直接将血液注入骑跨的主动脉。

5.心导管检查

导管较容易从右心室进入主动脉,说明主动脉骑跨。导管若从右室进入左室,说明有室间隔缺损。患者右心室压力增高,肺动脉压力下降,连续压力曲线可以帮助辨明狭窄的类型。股动脉血氧饱和度降低,证明有右向左分流存在。

6.心血管造影

造影剂注入右心室,可见主动脉与肺动脉几乎同时显影。主动脉阴影增粗,且位置偏前、稍偏右。并可显示肺动脉狭窄的部位和程度以及肺动脉分支的形态。

六、完全性大动脉转位

完全性大动脉转位(TGA)是新生儿期最常见的发绀型先天性心脏病,发病率为 0.2‰~0.3‰,占先天性心脏病总数的 5%~7%,居发绀型先心病的第二位,男女患病之比为(2~4):1。患有糖尿病母体的发病率较正常母体高 11.4 倍,妊娠初期使用过激素及抗惊厥药物的孕妇发病率较高。若不治疗,约 90% 的患者在 1 岁内死亡。

(一)病理解剖

正常情况下,肺动脉瓣下圆锥发育,肺动脉位于左前上方;主动脉瓣下圆锥萎缩,主动脉位于右后下方。大动脉转位时,主动脉瓣下圆锥发达,未被吸收,主动脉位于右前上方;肺主脉瓣下圆锥萎缩,肺动脉位于左后下方。这样使肺动脉向后连接左心室,主动脉向前连接右心室;主动脉瓣下因有圆锥存在,与三尖瓣间呈肌性连接;肺动脉瓣下无圆锥结构存在,与二尖瓣呈纤维连接。常见的合并畸形有:房间隔缺损或卵圆孔未闭、室间隔缺损、动脉导管未闭、肺动脉狭窄等。

(二)病理生理

完全性大动脉转位若不伴其他畸形,则形成两个并行循环。上、下腔静脉回流的静脉血通过右心射至转位的主动脉供应全身,而肺静脉回流的氧合血则通过左心射入转位的肺动脉到达肺部。患者必须依靠心内交通(卵圆孔未闭、房间隔缺损、室间隔缺损)或心外交通(动脉导管未闭、侧支血管)进行血流混合。本病血液动力学改变取决于是否伴同其他畸形,左右心血液沟通混合程度及肺动脉是否狭窄。根据是否合并室间隔缺损及肺动脉狭窄可将完全性大动脉转位分为三大类:

1.完全性大动脉转位并室间隔完整

右心室负荷增加而扩大肥厚,随正常的肺血管阻力下降,左心室压力降低,室间隔常偏向左心室。二者仅靠未闭卵圆孔及动脉导管沟通混合,故青紫、缺氧严重。

2.完全性大动脉转位合并室间隔缺损

完全性大动脉转位伴室间隔缺损可使左右心血沟通混合较多,使青紫减轻,但肺血流量增加可导致心力衰竭。

3.完全性大动脉转位合并室间隔缺损及肺动脉狭窄

血液动力学改变类似法洛四联症。

（三）临床表现

1.青紫

出现早，半数出生时即存在，绝大多数始于1个月内。随着年龄增长及活动增加，青紫逐渐加重。青紫为全身性，若同时合并动脉导管未闭，则出现差异性发绀，上肢青紫较下肢重。

2.充血性心力衰竭

生后3～4周婴儿出现喂养困难、多汗、气促、肝大和肺部细湿啰音等进行性充血性心力衰竭等症状。患儿常发育不良。

3.体检发现早期出现杵状指（趾）

生后心脏可无明显杂音，但有单一的响亮的第二心音，是出自靠近胸壁的主动脉瓣关闭音。若伴有大的室隔缺损或大的动脉导管或肺动脉狭窄等，则可听到相应畸形所产生的杂音。如合并动脉导管未闭，可在胸骨左缘第二肋间听到连续杂音。合并室间隔缺损，可在胸骨左缘第三四肋间听到全收缩期杂音。合并肺动脉狭窄，可胸骨左缘上缘听到收缩期喷射性杂音。杂音较响时，常伴有震颤。一般伴有大型室隔缺损者早期出现心力衰竭伴肺动脉高压，但伴有肺动脉狭窄者则发绀明显，而心力衰竭少见。

（四）辅助检查

1.X线检查

主要表现为：①由于主、肺动脉干常呈前后位排列，因此正位片见大动脉阴影狭小，肺动脉略凹陷，心蒂小而心影呈"蛋形"。②心影进行性增大。③大多数患者肺纹理增多，若合并肺动脉狭窄者肺纹理减少。

2.心电图

新生儿期可无特殊改变。婴儿期显示电轴右偏，右心室肥大，有时尚有右心房肥大。肺血流量明显增加时则可出现电轴正常或左偏，左、右心室肥大等。合并房室通道型室间隔缺损时电轴左偏，双室肥大。

3.超声心动图

是诊断完全性大动脉转位的常用方法。若二维超声显示房室连接正常，心室大动脉连接不一致，则可建立诊断。主动脉常位于右前，发自右心室；肺动脉位于左后，发自左心室。彩色及频谱多普勒超声检查有助于心内分流方向、大小的判定及合并畸形的检出。

4.心导管检查

导管可从有心室直接插入主动脉，右心室压力与主动脉相等。也有可能通过卵圆孔或房间隔缺损到左心腔再入肺动脉，肺动脉血氧饱和度高于主动脉。

5.心血管造影

选择性右心室造影时可见主动脉发自右心室，左心室造影可见肺动脉发自左心室。选择性升主动脉造影可显示大动脉的位置关系，判断是否合并冠状动脉畸形。

（五）辅助检查

1.检查项目

心脏超声心动、心电图、X线检查、心脏导管检查、CT。

2.检查目的

了解心脏内结构,为疾病诊断提供依据。

(1)心脏超声心动检查:可了解心房、心室和大血管的位置、形态、轮廓、搏动。超声心动图为一种非损伤,无痛检查法,可精确显示心脏内部结构及血流方向,是目前最常用的先天性心脏病的诊断方法之一。

(2)心电图:可准确反映心脏位置,心房、心室有无肥厚,以及心脏传导系统的情况。

(3)X线检查:可有肺纹理增加或减少、心脏增大。但是肺纹理正常,心脏大小正常,并不能排除先天性心脏病。

(4)心脏导管检查:是先天性心脏病进一步明确诊断和决定手术前的重要检查方法之一。通过导管检查,了解心腔及大血管不同部位的血氧含量和压力变化,明确有无分流及分流的部位。

(5)CT:目前常用的有非创伤性的多排螺旋CT有助于诊断。

(6)心血管造影:通过导管检查仍不能明确诊断而又需考虑手术治疗的患儿,可做心血管造影。观察心房、心室及大血管的形态、大小、位置以及有无异常通道或狭窄、闭锁不全等。

(六)诊断

一般通过症状、体征、心电图、X线和超声心动图即可做出诊断,并能估计其血流动力学改变、病变程度及范围,以制定治疗方案。对合并多种畸形、复杂疑难的先天性心脏病,专科医师会根据情况,有选择地采取三维CT检查、心导管检查或心血管造影等检查手段,了解其病变程度、类型及范围,综合分析做出明确的诊断,并指导制定治疗方案。

(七)治疗

有手术治疗、介入治疗和药物治疗等多种。根据病情选择何种治疗方法以及选择正确的手术时机,主要取决于先天性心脏畸形的范围及程度。无分流类或者左到右分流类,经过及时通过手术,效果良好,预后较佳。右至左分流或复合畸形者,病情较重者,手术复杂困难,部分患儿由于某些心脏结构发育不完善而无法完全矫正,只能行姑息性手术减轻症状、改善生活质量。先心病的外科手术方法主要根据心脏畸形的种类和病理生理改变的程度等综合因素来确定,手术方法可分为:根治手术、姑息手术、心脏移植三类。

(八)护理

1.一般护理

(1)护理评估:①评估患儿出生后各阶段的生长发育状况以及常见表现:喂养困难、哭声嘶哑、易气促、咳嗽、潜伏性青紫或持续性青紫,青紫的程度及与活动的关系。②评估患儿身体状况,患儿的一般情况与心脏畸形的部位和严重程度有关。检查患儿是否有体格发育落后、皮肤发绀、苍白、杵状指(趾),脉搏增快,呼吸急促,鼻翼扇动和三凹征等。③评估患儿心功能的情况。对≥3岁的患儿进行6分钟步行试验(6MWT):要求患儿在平直的走廊里尽可能快地行走,测定其6分钟的步行距离。根据观察6MWT步行距离(6MWD)及做功(体重与6MWD乘积),以及6MWT前后呼吸频率(RR)、心率(HR)、收缩压(SBP)和舒张压(DBP)等指标变化;同时进行平板运动试验(TET),分析6MWD、6MWT做功与TET代谢当量(METs)之间的相关性。将心衰划分为轻、中、重3个等级。④询问患儿目前服用药物的名称、剂量及用法,评估患儿有无药物不良反应,询问患儿有无明确药物过敏史。⑤评估患儿当前实验室检查结果以及是否行心电图、24小时动态心电图检查,超声心动及其结果等。⑥心理-社会状况:评估患儿及家属的心理-社会状况及患儿对疾病的认知状况,经济情况、合作程度,有无焦虑、悲观情绪。

(2)根据病情适当活动,集中操作,避免情绪激动过度哭闹,有心功能不全者应卧床休息,取半卧位。

(3)给予高蛋白、高热量、多维生素、易消化饮食,少食多餐,水肿期控制钠的摄入。

(4)病情观察:①持续心电监护,密切观察心律及心率变化,如发现心律紊乱、异位心律、室颤等,应立即报告医师。②密切观察患儿的血压变化。先天性心脏病常因血容量不足、心肌缺血、心肌收缩无力和外周阻力改变而引起血压异常。血容量不足引起的低血压需及时补充血容量,心肌收缩无力引起的低血压可应用洋地黄、多巴胺等药物增强心肌收缩力,支持心功能。血压过高,易增加心脏负荷及心肌耗氧量,可酌情应用血管扩张。③每24小时评估心电监护电极贴附部位皮肤情况,必要时予以更换电极部位,以免造成皮肤损伤。④密切观察并记录周围循环情况,观察患儿周身皮肤的颜色、温度、湿度、动脉搏动情况以及口唇、甲床、毛细血管和静脉充盈情况。⑤体温监测:体温对心血管影响较大,先天性心脏病术后需持续监测体温变化,术后体温<35℃应保暖复温,以免耗费体力,增加心率和加重心脏负担。待体温逐渐回升至正常体温时,及时撤除保暖措施。若体温高热达39℃,可使心肌耗氧量增加,常是术后心动过速的原因,故患儿体温>38℃,应立即采取预防性降温措施。⑥记录出入量,维持每天出入量的均衡。术后患儿一般不严格限制水的摄入,但对于应用洋地黄类、利尿剂的患儿及心衰的患儿仍应限制水的摄入。室间隔缺损较大的患儿控制液体入量尤为重要,这对于减轻心脏前负荷,防止肺水肿有重要意义。具体的液量应控制在80~100mL/(kg·d),儿童应控制在约1000~1200mL/(m²·d)。水肿者每日清晨空腹测体重。责任护士向患儿及家属详细讲解出入量的记录方法。责任护士用量杯校正患儿水杯及尿杯的刻度。尿量的记录,告知患儿要把每次尿量用校正后的尿杯准确测量后记录下来,如患儿使用纸尿裤,病房提供电子称,纸尿裤使用前后均要称重,相减后就是患儿的尿量。入量的记录,告知患儿每次用校正的水杯喝水并记录,经口的食物如米饭、菜、水果等要分开用电子称称重,责任护士在根据食物含水量表把患儿记录的食物克数核算成含水量并记录。

2.专科护理

(1)根据心功能,每2~4小时测量脉搏一次,每次1分钟,注意脉搏节律、节率、必要时听心率、心音。

(2)呼吸困难时,给予氧气吸入。

(3)注意保护性隔离,避免交叉感染。

(4)保持大便通畅,排便时不宜过力。

(5)用药护理指导:①服用强心苷类药物后,应注意观察药物的作用,如:呼吸平稳、心音有力、脉搏搏动增强。观察强心苷毒性反应,如胃肠道、神经、心血管反应。服用利尿剂,注意患儿的尿量的变化。②退烧药:一般体温>38.5℃使用,发热及服用退烧药后注意适当增加饮水量。③当患儿有痰时,除服用化痰药外,还应鼓励其自行咳嗽排痰,④抗生素药物:出院后根据病情服用3～5天,若出现鹅口疮,可用2.5％碳酸氢钠涂口腔,制霉菌素片研磨调糊状涂口腔。⑤利尿药:氢氯噻嗪、呋塞米、布美他尼、螺内酯(安体舒通)。按医嘱服用,注意尿量。根据心功能情况决定增减量。不能突然停药。停用利尿药后应定期请医师复查,避免出现心功能不全。长期服用利尿药,应注意定期复查血电解质。⑥补钾药:10％枸橼酸钾。遵医嘱服用,不能多服。钾的用量一定要随时关注,如果出现特殊情况如肢体麻木、乏力、精神淡漠等一定要及时就医。

(6)检查护理指导

①心电图:运动、饱餐、吸烟、浓茶等对心电图检查结果有影响应避免,检查前请安静休息10分钟以上;检查时请平躺在检查床上,露出手腕、脚踝、胸部,双手自然放在身体两侧,全身放松,心情平静,选择需要穿易于穿脱的宽松衣服,去除装饰物,有电极片患儿应将其摘除。检查中切勿讲话或改变体位。

②超声心动:患儿取左侧卧位或平卧位。危重患儿检查应在床旁进行。小儿哭闹或不配合时,需镇静,如患儿1～3岁,需药物镇静,如静脉推注地西泮(安定)或口服水合氯醛等。

③心导管检查:尽量消除患儿的顾虑和紧张不安的情绪。检查前6小时内不宜进食,以防在检查过程中发生呕吐。检查前半小时适当给予镇静药,青紫重的病儿还应吸氧、根据检查的需要备皮,一般为双侧锁骨上和或双侧腹股沟。全麻患儿术前当日晨禁食、水。术后卧床休息24小时,观察血压、脉搏、呼吸、体温、心率及心律变化。观察伤口有无疼痛、肿胀、渗血及感染等并发症发生

(7)心理护理对患儿关心爱护、态度和蔼,建立良好的护患关系,消除患儿的紧张心理。对家属和患儿解释病情和检查、治疗经过,取得他们的理解和配合。

(九)健康教育

(1)指导家属给予高热量、清淡易消化的乳类、瘦肉、鱼虾等食品,饮食以普食、半流质、高蛋白、低盐、高纤维素饮食为主,少量多餐,勿暴饮暴食,避免食用刺激性食物。优质食物,如菜汤、蒸蛋、肉末、各种水果,进食量要控制,少食多餐。心功能低下及术后持续有充血性心力衰竭者,应少钠盐。

(2)重症患儿不宜过度的运动,以免额外增加心脏负担。

(3)要避免感染,避免孩子到人多拥挤的环境,家中经常开窗通风,空气消毒。

(4)青紫型先心病孩子喜欢屈曲或下蹲体位,这是代偿缺氧的表现,不可强行改变,以免发生危险。

(5)检查前准备及注意事项:①选择易于穿脱的宽松衣服。②去除装饰物,有电极片患儿应将其摘除。③年龄小患儿尽量选择饱餐及睡眠时行检查,避免哭闹,必要时给予药物镇静。

(6)减少去人多场所,外出时戴口罩,并随天气变化及时增减衣服应及时就医。

(7)遵医嘱服药,每次服用强心药前测量脉搏数,根据年龄若出现心率降低者应停服。

(8)术后定期称体重,短期内体重增加明显者要加用利尿药。

(9)疾病相关知识:如何预防先天性心脏病

①适龄婚育:医学已经证明,35岁以上的孕妇发生胎儿基因异常的风险明显增加。因此最好在35岁以前生育。如果无法做到这一点,那么建议高龄孕妇必须接受严格的围产期医学

观察与保健。

②备孕前要做好心理、生理状态的调节。如果女性有吸烟、饮酒等习惯,至少在怀孕前半年就要戒烟酒。

③加强对孕妇的保健特别是在妊娠早期积极预防风疹、流感等风疹病毒性疾病。孕妇应尽量避免服用药物,如必须使用,必须在医师指导下进行。

④孕期尽量少接触射线、电磁辐射等不良环境因素。

⑤孕期避免去高海拔地区旅游。因为已经发现高海拔地区的先天性心脏病发生率明显高于平原地区,可能与缺氧有关。

(10)出院指导

①饮食调养:一般的先天性心脏病患儿手术后回到家中,饮食除注意补充营养、合理搭配、易消化外,不必限制钠盐。复杂畸形、心功能低下及术后持续有充血性心力衰竭者,应控制盐的摄入,每天控制在2～4g。家属应给予患儿少食多餐,不可过饱,更不可暴饮暴食,尽量控制零食、饮料,以免加重心脏负担。

②生活调理:a.患儿的住房应阳光充足,清洁干净,温暖舒适,定期开窗通风换气,床铺要保持清洁干净、舒适,患儿要勤更衣,防止皮肤感染。b.患儿切口结痂自行脱落后可擦澡或洗澡,但不要用刺激性的肥皂,不要用力摩擦切口处皮肤。若发现切口有红、肿、胀痛的感觉或有流水,出现发热时,应尽快去医院检查有无切口感染。c.半年内不能有剧烈活动,并注意保暖,防止感冒,减少到公共场所活动,防止感染疾病。d.父母要尽快纠正过于保护和溺爱的亲子行为,增加其自信心,鼓励其多与同龄人接触,通过玩耍,建立正常的人际关系,消除自卑、孤独心理,降低孩子对家人的过分依赖。e.患儿家属带患儿定期复查,有异常情况及时随诊或及时咨询我科医师,出院带药给患儿按时按量服用。

③用药护理:先天性心脏病手术后心功能恢复较好者一般不需要用强心利尿剂。复杂畸形及重度肺动脉高压或心功能差的患儿遵医嘱使用强心、利尿或扩血管药。出院前应问清楚所服药物的名称、剂量、服药时间、可能出现的不良反应及处理方法,不可随意乱服药,以免发生危险。服用地高辛的患儿,家属在给患儿服药前测脉搏、心率,遵医嘱,定期复查,不得擅自服药。

④特殊护理:出院1年内,尽量平卧位,不宜侧卧,以免影响胸骨的正常愈合。家属要注意纠正患儿不正确姿势。

⑤功能锻炼:a.一般的先天性心脏病患儿手术后回到家中的活动应避免过度活动,家属根据具体病情限制活动量,切不可放任不管,以免过度活动,加重心脏负担。b.术前心功能三级及以上、心脏重度扩大和重症动脉高压的患儿心脏恢复需较长时间,出院后不要急于活动,随病情恢复,适当增加活动量,要避免剧烈的体育活动,活动量以不出现疲劳为度。c.要练习扩胸运动,防止鸡胸。婴幼儿有时难以避免,但是不要慌张,因为胸骨愈合过程受到心脏跳动影响形成,随年龄增长和胸肌发育会明显改善。

⑥出院后也要定期到医院复查X线胸片、心电图等以了解其恢复情况。

第二节 病毒性心肌炎

病毒性心肌炎是病毒侵犯心脏所致的炎性过程,除心肌炎外,部分病例可伴有心包炎和心内膜炎。本病临床表现轻重不一,轻者预后大多良好,重者可发生心力衰竭、心源性休克、甚至猝死。近年统计,小儿病毒性心肌炎的发病率在上升,但重症患儿仍占少数。

一、病因和发病机制

很多病毒感染可引起心肌炎。主要是肠道和呼吸道病毒,尤其是柯萨奇病毒 B1～6 型最常见,约占半数以上,其次为埃可病毒。其他病毒如腺病毒、脊髓灰质炎病毒,流感和副流感病毒、单纯疱疹病毒、腮腺炎病毒等均可引起心肌炎。轮状病毒是婴幼儿秋季腹泻的病原体,也可引起心肌的损害。本病发病机制尚不完全清楚,一般认为与病毒及其毒素早期经血液循环直接侵犯心肌细胞有关,另外病毒感染后的变态反应和自身免疫也与发病有关。

二、病理变化

病变分布可为局灶性、散在性或弥散性,多以心肌间质组织和附近血管周围单核细胞、淋巴细胞和中性粒细胞浸润为主,少数为心肌变性,包括肿胀、断裂、溶解和坏死等变化。慢性病例多有心脏扩大、心肌间质炎症浸润和心肌纤维化形成的疤痕组织。心包可有浆液渗出,个别发生粘连。病变可波及传导系统,甚至导致终身心律失常。

三、临床表现

病毒性心肌炎临床表现轻重悬殊,轻症患儿可无自觉症状,仅表现心电图的异常;重症者则暴发心源性休克、急性心力衰竭常在数小时或数天内死亡。典型病例在起病前数日或1～3 周多有上呼吸道或肠道等前驱病毒感染史,常伴有发热、胸痛、周身不适、咽痛、肌痛、腹泻和皮疹等症状;心肌受累时患儿常诉疲乏无力、气促、心悸和心前区不适或腹痛。检查发现心脏扩大、心搏异常,安静时心动过速,第一心音低钝,出现奔马律,伴心包炎者可听到心包摩擦音。严重时甚至血压下降,发展为充血性心力衰竭或心源性休克。

多数患儿预后良好,病死率不高。半数经数周或数月后痊愈。少数重症暴发病例,因心源性休克、急性心力衰竭或严重心律失常在数小时或数天内死亡。部分病例可迁延数年,仅表现为心电图或超声心动图改变。

四、辅助检查

(一)实验室检查

1.血象及血沉

急性期白细胞总数轻度增高,以中性粒细胞为主;部分病例血沉轻度或中度增快。

2.血清心肌酶谱测定

病程早期血清肌酸激酶（CK）及其同功酶（CK-MB）、乳酸脱氢酶（LDH）及其同功酶（LDHI）、血清谷草转氨酶（SGOT）均增高。心肌肌钙蛋白 T（cTnT）升高，具有高度的特异性。恢复期血清中检测相应抗体，多有抗心肌抗体增高。

3.病毒分离

疾病早期可从咽拭子、粪便、血液、心包液或心肌中分离出病毒，但阳性率低。

4.PCR

在疾病早期可通过 PCR 技术检测出病毒核酸。

（二）X 线检查

透视下心搏动减弱，胸片示心影正常或增大，合并大量心包积液时心影显著增大。心功能不全时两肺呈淤血表现。

（三）心电图检查

呈持续性心动过速，多导联 ST 段偏移和 T 波低平、双向或倒置 QT 间期延长、QRS 波群低电压。心律失常以早搏为多见，尚可见到部分性或完全性窦房、房室或室内传导阻滞。

五、治疗要点

本病为自限性疾病，目前尚无特效治疗，主要是减轻心脏负担，改善心肌代谢和心功能，促进心肌修复。

(1)休息十分重要，减轻心脏负担。

(2)抗生素和抗病毒药物治疗急性期可加用抗生素，有报道联合应用三氮唑核苷和干扰素可提高生存率。

(3)保护心肌和清除自由基的药物治疗。

①大剂量维生素 C 和能量合剂：维生素 C 有清除自由基的作用，可改善心肌代谢及促进心肌恢复，对心肌炎有一定疗效。剂量为每日 $100\sim200\text{mg/kg}$，以葡萄糖稀释成 $10\%\sim20\%$ 溶液静脉注射。每日 1 次，疗程 3～4 周。病情好转可改维生素 C 口服。能量合剂有加强心肌营养、改善心肌功能的作用，常用三磷酸腺苷 20mg、辅酶 A50 单位，胰岛素 4～6 单位及 10% 氯化钾 8mL 溶于 10% 葡萄糖液 250mL 中静脉滴注，每日或隔日 1 次。

②辅酶 Q_{10}：有保护心肌和清除自由基的作用，$1\text{mg/kg}\cdot\text{d}$，分二次口服，疗程 3 个月以上。

③1,6-二磷酸果糖（FDP）：可改善心肌细胞代谢，$150\sim250\text{mg/kg}\cdot\text{d}$，静脉滴注，疗程 1～3 周。

④中药：在常规治疗的基础上加用丹参或黄芪等中药。

(4)应用肾上腺皮质激素：激素有改善心肌功能、减轻心肌炎性反应和抗休克作用，一般病程早期和轻症者不用，多用于急重病例，常用泼尼松，每日 $1\sim1.5\text{mg/kg}$ 口服，共 2～3 周，症状缓解后逐渐减量至停药。对于急症抢救病例可采用静脉滴注，如地塞米松每日 $0.2\sim0.4\text{mg/kg}$ 或氢化可的松每日 $10\sim20\text{mg/kg}$。

（5）应用丙种球蛋白：用于重症病例，2g/kg，单剂 24 小时静脉缓慢滴注。

（6）控制心力衰竭：强心药常用地高辛或毛花苷丙。由于心肌炎时对洋地黄制剂比敏感，容易中毒，故剂量应偏小，一般用有效剂量的 2/3 即可。重症患儿加用利尿剂时，尤应注意电解质平衡，以免引起心律失常。

（7）救治心源性休克：静脉大剂量滴注肾上腺皮质激素或静脉推注大剂量维生素 C 常可取得较好的效果，如效果不满意可应用调节血管紧张度的药物如多巴胺、异丙肾上腺素和阿拉明等加强心肌收缩、维持血压和改善微循环。

六、护理

（一）一般护理

（1）护理评估：①评估患儿神志、面色、生命体征（特别是体温）；目前饮食及营养状况；睡眠及排泄形态是否改变；患儿是否留置静脉通道，管路是否通畅，有无红肿及药物渗出；评估患儿活动耐力。②评估患儿本次发病的病因，有无胸痛、气短、心律失常症状及患儿体温变化；有无家族史，病毒感染史及引起或加重不适的因素，如劳累、紧张等；了解患儿的相关辅助检查，日常用药情况及用药后的效果；评估患儿的生活习惯及工作环境，对疾病的认知、经济能力、配合及心理情况；有无焦虑、抑郁等。③评估患儿心功能的情况。对≥3 岁的患儿行 6 分钟步行试验（6MWT）：要求患儿在平直的走廊里尽可能快地行走，测定其 6 分钟的步行距离。根据 6MWT 步行距离（6MWD）及做功（体重与 6MWD 乘积），以及 6MWT 前后呼吸频率（RR）、心率（HR）、收缩压（SBP）和舒张压（DBP）等指标变化，同时进行平板运动试验（TET），分析 6MWD、6MWT 做功与 TET 代谢当量（METs）之间的相关性，将心衰划分为轻、中、重 3 个等级。④心理-社会状况：评估患儿及家属的心理-社会状况及患儿对疾病的认知状况，经济情况、合作程度，有无焦虑、悲观情绪。⑤评估患儿的自理能力及日常生活能力、压疮等风险。

（2）急性期需严格卧床休息。卧床休息至热退后 3～4 周，病情基本稳定后，逐渐增加活动量，但休息不得少于 6 个月。有心脏扩大的患儿，卧床休息半年至 1 年以上。

（3）给予高热量、高蛋白、高维生素、清淡易消化、营养丰富的饮食，少量多餐，多食新鲜蔬菜及水果（含维生素 C），但不要暴饮暴食，以免胃肠道负担过重。应保持患儿大便通畅，防止诱发心力衰竭，可进食润肠的水果，如香蕉等。增强机体抵抗力，避免外感风寒，引发疾病。避免过食辛辣刺激性饮料、食物。心功能不全时，适当限制钠盐和水分的摄入。

（4）由于患儿需严格卧床休息。保持床单位清洁、干燥、平整。指导并告知患儿变换体位的方法、间隔时间及其重要性。膝部及踝部、足跟、背部等骨隆突处可垫软枕以减轻局部压力，必要时可用减压敷料保护局部皮肤。翻身及床上使用便器时动作轻巧，避免拉、拽等动作，防止损伤皮肤。

（二）病情观察

（1）定时测量体温、脉搏，其体温与脉率增速不成正比。

（2）密切观察患儿呼吸频率、节律的变化，及早发现是否心功能不全。

（3）定时测量血压，观察记录尿量，以及早判断有无心源性休克的发生。

（4）密切观察心率与心律，及早发现有无心律失常，如室性期前收缩、不同程度的房室传导阻滞等，严重者可出现急性心力衰竭、心律失常等。

（5）如突然发现患儿面色苍白、恶心、呕吐、烦躁不安、呼吸困难、脉搏异常，立即通知医师，进行抢救。对有缺氧的给予氧气吸入。对严重心律失常应持续进行心电监护。密切注意示波器上心电图的变化，发现多源性期前收缩、心动过速过缓、完全性房室传导阻滞或扑动、颤动等，需立即通知医师并采取紧急措施。

（6）对于需要静脉输液的患儿我们尽量使用静脉留置针，减少患儿痛苦及抵触情绪。静脉给药速度宜慢，应根据病情及儿童的年龄来调节输液速度，有条件可采用输液泵。

（三）用药护理

（1）应用洋地黄类药物治疗心力衰竭时，应注意由于心肌炎引起的对洋地黄制剂较敏感，导致中毒，在用药期间应密切观察心率、心律。若心率过缓或其他不良反应出现时，应及时报告医师妥善处理。

（2）对心源性休克应积极做好输液准备，及时有效的扩充血容量，改善微循环。需要静脉输液治疗时，应注意控制输液速度，防止发生心力衰竭。

（四）化验及检查护理指导

1.X 线胸片检查

选择易于穿脱的宽松衣服，检查前需脱去较多的衣物，只留单层棉质内衣（不带橡皮筋、印花），务必取下饰物、手机、硬币、金属钮扣、拉链、膏药贴等。青春期女患儿做胸部检查需脱去胸罩，婴幼儿由医师开具镇静药或给予相应的处置，镇静后行 X 线检查。摄片时听从医师吩咐，积极配合摆好体位完成照片。并由家属陪伴。

2.心电图检查

去除装饰物，有电极片患儿应将其摘除。为行动态心电图检查，检查前不能饱饮、饱食、吃冷饮，需要平静休息 20 分钟。检查时要平卧，全身肌肉放松，平稳呼吸，保持安静，切勿讲话或移动体位。过去做过心电图的，应把以往报告或记录交给医师。如正在服用洋地黄、钾盐、钙类及抗心律失常药物，应告诉医师。

3.超声心动图检查

年龄小的患儿尽量选择饱餐及睡眠时进行检查，避免哭闹，必要时给予药物镇静。患儿取左侧卧位或平卧位。危重患儿检查应在床旁进行。小儿哭闹或不配合时，需镇静，如患儿1～3岁，需药物镇静，如肌内注射苯巴比妥或口服水合氯醛等。

4.血液学检查及免疫学检查

晨起空腹抽血检查，抽完血后，用棉签或止血工具按压针孔部位 3 分钟以上，以压迫止血。不要按揉针孔部位，以免造成皮下血肿。抽血后出现晕血症状如头晕、眼花、乏力等应立即平卧。

（五）并发症护理

1.心悸、胸闷

保证患儿休息，急性期卧床。按医嘱及时使用改善心肌营养与代谢的药物。

2.心律失常

当急性病毒性心肌炎患儿出现Ⅲ度房室传导阻滞或窦房结病变引起窦房阻滞、窦房停搏而致阿-斯综合征时,应就地进行心肺复苏,并积极配合医师进行药物治疗或紧急做临时心脏起搏处理。

(六)心理护理

病毒性心肌炎患儿大部分为青少年和儿童,以学生居多,易产生孤独心理,应多与患儿及家属沟通,反复向患儿及家属宣教急性期积极治疗的重要性,向患儿家属介绍病理、治疗、预后,护士要亲切、热情地与患儿交谈向患儿介绍病区环境及同室病友,使患儿有家的感觉,以取得患儿感情的信任感、亲切感、安全感,使患儿能够主动安心地接受治疗和护理,增强战胜疾病的信心。同时使患儿及家属理解,摆正学习和治疗的关系,以调整患儿的心态,积极乐观地配合治疗。

七、健康教育

(1)指导患儿进食营养丰富、易消化的食物,尤其是补充富含维生素 C 的食物,如新鲜蔬菜、水果,以促进心肌代谢与恢复。

(2)急性心肌炎病情稳定后即可带药出院。需继续休息,一般为 3～6 个月,强调休息的重要性,避免劳累。

(3)鼓励患儿适当锻炼身体,以增强抵抗力;注意避免受凉,预防呼吸道感染。

(4)应用洋地黄药物时要教会患儿及家属测量脉搏的方法,发现异常或有胸闷、心悸等不适情况时应及时复诊。

(5)保持大小便通畅,防止便秘发生。

(6)保持情绪稳定,避免情绪紧张及激动,调动机体的免疫系统,发挥自身的抗病能力,使疾病得以恢复。

(7)保护性隔离,应积极预防各种感染,避免去人多的公共场所,防止各种感染的发生。

(8)疾病相关知识

病因:各种病毒都可引起心肌炎,其中以引起肠道和上呼吸道感染的病毒多见。临床上绝大多数病毒性心肌炎由柯萨奇病毒和埃可病毒引起。当机体处于细菌感染、营养不良,劳累,寒冷,缺氧等情况下,机体抵抗力下降,更易导致病毒感染发病。

病毒性心肌炎的发生常和病毒感染、自身免疫能力、饮食结构、生活环境及心理情况等因素紧密联系。如能早发现、早诊断、早治疗,该病预后大多较好。但如不及早治疗,可发生心律失常、心力衰竭、心源性休克,甚至猝死。

(9)出院指导遵医嘱给予营养心肌的药物,向患儿及家属讲明药物治疗的重要性,嘱患儿按时服药,坚持服药,不能因自觉症状好转,认为疾病痊愈,而放松治疗,使疾病复发。患儿出院后需继续休息,避免劳累,3～6 个月后可逐渐恢复学习。如发现异常后有胸闷、心悸等症状及时就诊。出院后 1 个月、3 个月、6 个月、1 年到医院检查。

第三节　心律失常

　　心律失常是指是指心脏冲动的频率、节律、起源部位、传导速度与激动次序的异常。心律失常是心血管疾病中重要的一组疾病。它可单独发病亦可与心血管疾病伴发。可突然发作而致猝死，亦可持续累及心脏而衰竭。心律失常产生的基本原理包括有激动起源异常、传导异常以及两者兼之。新生儿及婴儿期的心律失常以窦性心动过速和窦性心律不齐最为常见，亦可发生室性心动过速及各种期前收缩。儿童期以期前收缩、房室传导阻滞、室上性心动过速多见，期前收缩以室性期前收缩占首位。

一、病因及发病机制

（一）病因
　　可以分为先天性和后天获得性心源性疾病，常见的后天获得性疾病有各种心肌病、病毒性心肌炎、风湿性心脏病、先天性心脏病为主。非心源性疾病：常见有支气管肺炎、上呼吸道感染、胃肠道感染、小儿肺炎。

（二）发病机制
　　①激动起源失常；②激动传导失常：包括有传导阻滞和折返；③激动起源失常伴传导失常。

二、临床表现

（一）症状
　　年龄较小的婴幼儿主要表现为烦躁不安、多汗、哭闹、喂养困难、气促及面色苍白等；病情较重的婴幼儿表现为面色青紫、出大量冷汗及惊厥、昏迷等休克的临床表现；年龄较大的患儿主要表现为头晕、乏力、胸闷、胸痛、心悸、精神疲软、萎靡不振等；有的患儿可无明显的自觉症状。

（二）体征
　　心率过快、心率过慢、心音低钝、心律不齐、期前收缩频发。

（三）临床分型
　　按发生原理将心律失常分为：
　　（1）冲动起源引起的心律失常，包括窦性心律失常（窦性心动过速、过缓，窦性心律不齐等），异位心律失常，包括各种期前收缩、阵发性心动过速、心房扑动或颤动等。
　　（2）冲动传导所致，包括各种传导阻滞。此分类可简化为快速性心律失常和缓慢性心律失常两种。
　　临床上常根据心律失常的发生机制、起源或发生部位、频率快慢而进行分类。
　　①期前收缩
　　a.房性期前收缩：期前出现的房性异位 P 波，其形态与窦性 P 波略异。
　　P-R 间期在正常范围（＞0.10 秒）或有干扰性延长。
　　异位 P 波之后的 QRS 波与窦性 QRS 波相同，如发生差异传导，其 QRS 波形态有变异或未下传。

代偿间歇多不完全。

b.交界性期前收缩:期前出现的 QRS 波,其形态与窦性 QRS 波相同,伴有差异传导时可变形。

逆行 P 波,在Ⅰ、Ⅲ、aVF 倒置,aVR 直立。逆行 P 波可出现在 QRS 波之前,其 P-R 间期<0.10 秒,如在 QRS 波之后,则 P-R 间期<0.20 秒,也可嵌入 QRS 波之中,而无逆行 P 波。

代偿间歇多为不完全性。

c.室性期前收缩:提前出现的 QRS 波,其前无 P 波。

期前的 QRS 波增宽(年长儿>0.12 秒,婴幼儿>0.10 秒)、畸形,其后的 T 波方向与之相反。如起搏点邻近房室束,则 QRS 波接近正常。

代偿间歇为完全性。

小儿室性期前收缩最为常见。部分是没有任何心脏疾患的良性期前收缩:单源性期前收缩或期前收缩很频繁,甚至出现二联律,但不伴有任何心脏疾患,亦无 R-T 重叠现象,做运动试验期前收缩消失,像这样的期前收缩属于良性期前收缩,无须限制活动。运动试验时可使心率达 150~160 次/分,良性期前收缩可完全消失或明显减少。

室性期前收缩的分级:

0 级:无室性期前收缩。

Ⅰ级:偶发,每小时小于 30 次。

Ⅱ级:偶发,每小时大于等于 30 次。

Ⅲ级:多源性室性期前收缩。

ⅣA 级:重复室性期前收缩,呈二联律。

ⅣB 级:三联律或短阵室上性心动过速。

Ⅴ级:Ron T 现象。

②阵发性室上性心动过速(PSVT):突然发作快速型心律失常。儿童心率多达 200 次/分以上。有突发骤止的特点。一次发作可持续数秒至数日之久,多数为数小时。发作时常有恶心、呕吐、烦躁、气促、出汗、脸色苍白、四肢凉等症状。较大儿童可有心悸、心前区不适、心绞痛及头晕等。心电图表现:3 个或 3 个以上连续而迅速出现的 QRS 波群,节律绝对均齐,QRS 波群的时间和形态正常(如有差异性传导,可出现变异)。每个 QRS 波群之前或之后均有 P 波或均无 P 波。

③阵发性室性心动过速:a.连发 3 个以上的室性期前收缩,常有器质性心脏病。b.有突然发作和突然终止的特点。c.可有头晕、晕厥、抽搐或休克和心衰等表现。d.心室率多在 140~220 次/分以上。e.QRS 波增宽、畸形,可出现室性融合波或心室夺获。食道电极见到房室分离是室速诊断特异性指标。

f.额面电轴左偏,尤其在右束支传导阻滞时;窦性心律时有束支传导阻滞,心动过速时电轴有明显变化,这提示为室速。

④心室扑动和心室颤动:QRS 波及 T 波无法分辨或完全消失,呈连续、快速和匀齐的大波或完全不规则的颤动波,频率每分钟 200 次左右或 250 次以上的颤动波。发作时心跳停止,心室已无收缩能力。

⑤房室传导阻滞:分为一、二、三度,其中二度又分为 3 型。

a.一度房室传导阻滞:成人 P-R 间期>0.21 秒。儿童 P-R 间期>0.18 秒。

b.二度房室传导阻滞:二度Ⅰ型文氏型房室传导阻滞,莫氏Ⅰ型:P-R 间期逐渐延长,直至 R 波被阻滞;R-R 间期逐渐缩短,直至 R 波被阻滞;最长的 R-R 间隔大于最短的 R-R 间隔的 2 倍;QRS 波形正常,除非合并束支传导阻滞。二度Ⅱ型(莫氏Ⅱ型):所有传导的 P.R 间期相等,间有 R 波被阻滞;房室传导比例可恒定或不固定;QRS 波形可正常,但合并束支传导阻滞时则增宽、畸形;高度房室传导阻滞:房室传导比例在 3∶1 以上;传导的 P-R 间期恒定;QRS 波形常增宽;常有逸搏出现。

c.三度(完全性)房室传导阻滞:房室分离,P-P 与 R-R 各有其固定频率,心房率较快,心室率慢而规则(30~60 次/分),P 波与 ORS 波群无关。QRS 形态可正常(房室束分支以上阻滞)或畸形增宽(房室束分支以下阻滞)。

长 Q-T 间期综合征:Q-T 间期或 QTc 延长,儿童达 0.44~0.48 秒以上为延长。T 波宽大、有切迹、双向或倒置。晕厥发作时心电图示室性心动过速或心室颤动。

三、辅助检查

(一)心电图检查
是诊断心律失常的主要方法。

(二)24 小时动态心电图
又称 Holter 监测,是一种在活动情况下连续 24~72 小时记录心电图的方法,应用于心律失常的诊断及观察药物治疗效果。

(三)运动心电图
可诱发安静时未能出现的心律失常或使静息时的心律失常加重。

1.检查窦房结功能

病态窦房结综合征患儿即使安静时心率不慢,但运动后心率不能增加到正常水平。

2.评估完全性房室传导阻滞的部位

完全性房室传导阻滞患儿运动后心室率提高低于 10 次/分,提示阻滞部位在房室束以下;如运动诱发室性期前收缩,则为发生晕厥的征兆,均需用起搏器治疗。

3.评价室性期前收缩的性质

心脏正常,安静时出现频发,单源室性期前收缩,运动后随心率增快而消失,运动停止后又立即出现,并可较运动前增多,这种期前收缩为良性,无需用抗心律失常药,相反,随心率增加,期前收缩频繁出现或呈多形性为病理性期前收缩,应及时治疗。

4.诊断长 Q-T 综合征

安静时 Q-T 间期正常的患儿,运动后可致 Q-T 间期明显延长,并有 T 波畸形,有时运动可诱发室性心动过速,引起晕厥,应加注意。

(四)心内电生理检查
采用电极导管插入心腔内记录和(或)刺激心脏不同部位,进行电生理研究,可判断传导阻滞的精确位置和心动过速的发生机制。

四、诊断

心律失常主要通过心电图检查来确定诊断,但大部分病例通过病史及物理检查可做出初步诊断。心律失常心电图诊断分析方法,心电图对诊断心律失常有重要意义,往往起决定性的确诊作用。

窦性心动过速婴儿心率＞140次/分;1～6岁＞120次/分;6岁以上＞100次/分。

窦性心动过缓婴儿低于100次/分;1～6岁低于80次/分;6岁以上低于60次/分。

五、治疗

(一)一般治疗
心电监护、卧床、休息、限制活动、低流量吸氧。

(二)药物治疗抗快速心律失常的药物分为四种
Ⅰ类、Ⅱ类、Ⅲ类、Ⅳ类。

Ⅰ类又分为ⅠA、ⅠB、ⅠC三类。

ⅠA:以奎尼丁和普鲁卡因胺为代表。

ⅠB:此类药物有利多卡因、苯妥英钠等。

ⅠC:包括普罗帕酮、劳卡尼等。

Ⅱ类抗心律失常药:β受体阻滞剂。以普萘洛尔、美托洛尔等为代表。

Ⅲ类抗心律失常药:该类药以胺碘酮等为代表。

Ⅳ类抗心律失常药:为钙拮抗剂。以维拉帕米为代表。

其他治疗快速心律失常的药物:洋地黄类药物。还有去甲肾上腺素、氯化钾、硫酸镁、腺苷、三磷酸腺苷以及有抗心律失常作用的中药等。

(三)手术治疗
预激综合征并发阵发性室上性心动过速的患儿,通过射频消融术不能取得成功或副束在心外膜下时,也可采用手术方法。

(四)电学治疗方法
近年来电学的治疗方法发展很快。电学方法治疗心律失常具有较安全、起效迅速、不良反应少的优点。因而电学方法有补偿抗心律失常药不足之处。电学治疗方法主要有三种:电击复律、射频消融和电起搏。

电击复律的适应证:

(1)心室颤动,可用非同步除颤。

(2)室性心动过速。

(3)持续室上性心动过速伴有休克、酸中毒或肺水肿。

(4)心电图无法辨明的快速异位心律,病情危急时。

(5)心房扑动伴有低血压或休克,洋地黄及奎尼丁复律失败后。

(6)心房颤动伴有肺水肿、低血压或休克。

预激综合征伴发的室上性心动过速。电击复律后应继续服用一段时间抗心律失常药。

射频消融术经导管射频消融(RFCA)治疗儿童及婴幼儿快速型心律失常的技术不断完善,成功率提高,并发症减少,现已成为治疗快速型心律失常的首选治疗方案。

电起搏对抗药性异位心动过速可用。有分级递增超速起搏抑制;程控期前收缩刺激法。

人工心脏起搏器人工心脏起搏分为临时性起搏及永久性起搏。

(五)疗效标准

1.异位心律失常

(1)治愈异位心动过速发作终止,期前收缩消失。

(2)显效异位心动过速发作基本控制,期前收缩消失。

(3)有效异位心动过速发生减少,期前收缩减少50%以上。

(4)无效异位心律无变化,期前收缩减少不足50%。

2.缓慢性心律失常

(1)显效心率正常稳定,症状消失,三度传导阻滞变为一度。

(2)有效心率大致正常、基本稳定,症状明显缓解,一度阻滞P-R间期缩短0.04秒以上,二度阻滞变为一度,三度变为二度或心率增快20%以上。

(3)无效用药后无变化,症状无缓解。

(4)恶化:用药后传导阻滞更明显或心率较前减慢20%以上。

六、护理措施

心律失常是指由于心脏起源传导及心搏效率异常所致的心律异常。小儿心律失常以窦性心律不齐最常见,其次为期前收缩及阵发性室上性心动过速。心房颤动、心房扑动及完全性束支阻滞少见。

(一)病情评估

评估患儿心率、心律、血压、神志的情况,询问有无心悸、乏力、头晕、晕厥、抽搐及以前有无类似表现等。及时行心电监护或床旁心电图以了解心律失常的类型,为治疗护理提供依据。

(二)护理常规

(1)及时配合医生抢救、治疗,给患者取平卧或半坐卧位,即刻吸氧,备好急救药品。

(2)建立静脉通道,遵医嘱给抗心律失常药物。

(3)持续心电监护,严密观察患儿面色、神志、心率、心律、呼吸、血压、血氧饱和度等变化。

(4)做好各项护理记录。

(5)二度、三度房室传导阻滞可出现心悸、乏力、头晕、晕厥、抽搐等症状,可能发生阿斯综合征,要严密观察病情变化,若患儿入睡后心率<40次/分,要立即将患儿唤醒,让患儿稍加活动或与医生联系,准备用加快心率的药物或安置起搏器。

(6)观察药物反应:①利多卡因为室性心动过速常用药,静脉滴速过快或用量过大,可致嗜睡、抽搐甚至呼吸、心跳停止,必须严格按医嘱缓慢用药。②阿托品为抗心动过缓药物,此药有效量与中毒量很接近,应用时心动过缓好转后即停药,如出现面红、心率过快、高热、腹胀、烦躁、抽搐甚至呼吸减慢等中毒症状,应立即报告医生停药。③三磷腺苷(ATP)为阵发性室上性心动过速常用药。应不稀释、静脉快速推注(2秒钟内)。但ATP有窦性停搏、窦性心动过缓、房室传导阻滞等不良反应,使用前应备好阿托品、体外起搏器等急救药品和器材。

(7)做好出院指导。

第四节 充血性心力衰竭

是指心脏工作能力(心脏收缩或舒张功能)下降,即心排血量绝对或相对不足,不能满足全身组织代谢的需要的病理状态。心力衰竭是儿童时期危重症之一。小儿时期心衰以1岁以内发病率最高,其中尤以先天性心脏病引起者最多见。

一、诊断

(一)临床诊断依据

①安静时心率增快,婴儿>180次/分,幼儿>160次/分,不能用发热或缺氧解释者;②呼吸困难,青紫突然加重,安静时呼吸达60次/分以上;③肝大达肋下3cm以上或在密切观察下短时间内较前增大,而不能以横膈下移等原因解释者;④心音明显低钝或出现奔马律;⑤突然烦躁不安,面色苍白或发灰,而不能用原有疾病解释者;⑥尿少、下肢水肿,以除外营养不良、肾炎、维生素 B_1 缺乏等原因所造成者。上述前四项为临床诊断的主要依据。尚可结合其他几项以及下列1~2项检查进行综合分析。

(二)相关检查

1.胸部X线检查

心影多呈普遍性扩大,搏动减弱,肺纹理增多,肺门或肺门附近阴影增加,肺部淤血。

2.心电图检查

不能表明有无心衰,但有助于病因诊断及指导洋地黄的应用。

3.超声心动图检查

可见心室和心房腔扩大,M型超声心动图显示心室收缩时间期延长,喷血分数降低。心脏舒张功能不全时,二维超声心动图对诊断和引起心衰的病因判断有帮助。

(三)鉴别诊断

1.先天性心脏病

流出道狭窄即可导致后负荷即压力负荷增加,某些流入道狭窄引起相同作用。而做向右分流和瓣膜反流则导致前负荷即容量负荷的增加。

2.继发心力衰竭

病毒性心肌炎、川崎病、心肌病、心内膜弹力纤维增生症等较多。儿童时期以风湿性心脏病和急性肾炎所致的心衰最为多见。贫血、营养不良、电解质紊乱、严重感染、心律失常和心脏负荷过重等都是儿童心衰发生的诱因。

二、治疗

(一)一般治疗

充分的休息和睡眠可减轻心脏负担,平卧或取半卧位。供氧是需要的。尽力避免患儿烦躁、哭闹,必要时可适当应用镇静剂,苯巴比妥、吗啡(0.05mg/kg)皮下或肌内注射常能取得满意效果,但需警惕抑制呼吸。心力衰竭时,患儿易发生酸中毒、低血糖和低血钙,新生儿时期更是如此。给予容易消化、钠盐少及富有营养的食物。

(二)洋地黄类药物

小儿时期常用的洋地黄制剂为地高辛,可口服和静脉注射,作用时间较快,排泄亦较迅速,因此剂量容易调节,药物中毒时处理也比较容易。地高辛口服吸收率更高。早产儿对洋地黄比足月儿敏感,足月儿又比婴儿敏感。婴儿的有效浓度为 $2\sim3$ng/mL,大年龄儿童为 $0.5\sim2$ng/mL。洋地黄的剂量要个体化。

1.洋地黄化法

如病情较重或不能口服者,可选用毛花苷丙或地高辛静脉注射,首次给洋地黄化总量的 1/2,余量分两次,每隔 $4\sim6$ 小时给予,多数患儿可于 $8\sim12$ 小时内达到洋地黄化;能口服的患者开始给予口服地高辛,首次给洋地黄化总量的 1/3 或 1/2,余量分两次,每隔 $6\sim8$ 小时给予。

2.维持量

洋地黄化后 12 小时可开始给予维持量。维持量的疗程视病情而定:急性肾炎合并心衰者往往不需用维持量或仅需短期应用;短期难以去除病因者如心内膜弹力纤维增生症或风湿性心瓣膜病等,则应注意随患儿体重增长及时调整剂量,以维持小儿血清地高辛的有效浓度。

(三)利尿剂

当使用洋地黄类药物而心衰仍未完全控制或伴有钠、水潴留和显著水肿者,宜加用利尿剂。可选用快速强效利尿剂如呋塞米或依他尼酸。慢性心衰一般联合使用噻嗪类与保钾利尿剂,并采用间歇疗法维持治疗,防止电解质紊乱。

(四)血管扩张剂

治疗顽固性心衰。小动脉的扩张使心脏后负荷降低,从而可能增加心搏出量,同时静脉的扩张使前负荷降低,心室充盈压下降,肺充血的症状亦可能得到缓解,对左室舒张压增高的患者更为适用。

1.血管紧张素转换酶抑制剂

减少循环中血管紧张素 II 的浓度发挥效应。改善左室的收缩功能,防止心肌的重构,逆转心室肥厚,降低心衰患儿的死亡率。卡托普利(巯甲丙脯酸)剂量为每天 $0.4\sim0.5$mg/kg,分 $2\sim4$ 次口服,首剂 0.5mg/kg,以后根据病情逐渐加量。依那普利(苯脂丙脯酸)剂量为每天 $0.05\sim0.1$mg/kg,一次口服。

2.硝普钠

硝普钠对急性心衰(尤其是急性左心衰、肺水肿)伴周围血管阻力明显增加者效果显著。

在治疗体外循环心脏手术后的低心排综合征时联合多巴胺效果更佳。应在动脉压力监护下进行。剂量为每分钟 $0.2\mu g/kg$，以 5％ 葡萄糖稀释后点滴，以后每隔 5 分钟，可每分钟增加 $0.1\sim 0.2\mu g/kg$，直到获得疗效或血压有所降低。最大剂量不超过每分钟 $3\sim 5\mu g/kg$。

3.酚妥拉明(苄胺唑啉)

α 受体阻滞剂，以扩张小动脉为主，兼有扩张静脉的作用。剂量为每分钟 $2\sim 6\mu g/kg$，以 5％ 葡萄糖稀释后静滴。

4.其他

心衰伴有血压下降时可应用多巴胺，每分钟 $5\sim 10\mu g/kg$。必要时剂量可适当增加，一般不超过每分钟 $30\mu g/kg$。如血压显著下降，给予肾上腺素每分钟 $0.1\sim 1.0\mu g/kg$ 持续静脉滴注，这有助于增加心搏出量、提高血压而心率不一定明显增快。

(五)病因治疗

先天性心脏病患儿内科治疗往往是术前的准备，手术后亦需继续治疗一个时期；心肌病患儿内科治疗可使症状获得暂时的缓解；由甲状腺功能亢进、重度贫血或维生素 B_1 缺乏、病毒性或中毒性心肌炎等引起心衰者需及时治疗原发疾病。

三、护理

(一)一般护理

1.护理评估

(1)评估患儿神志与精神状况；生命体征；如体温、呼吸状况、脉搏快慢、节律、有无交替脉和血压降低等；体位：是否采取半卧位或端坐位；水肿的部位及程度：有无胸水征、腹水征；营养及饮食情况；液体摄入量、尿量、近期体质量变化；睡眠情况(有无呼吸困难的发生)。

(2)评估患儿皮肤完整性，有无皮肤黏膜发绀，有无压疮、破溃等；有无静脉通路并评估穿刺时间、维护情况、是否通畅、有无管路滑脱的可能。

(3)评估患儿本次发病的诱因、呼吸困难的程度、咳嗽、咳痰的情况；劳累及水肿的程度；消化系统症状如食欲减退、腹胀、恶心、呕吐、上腹痛；泌尿系统症状如夜尿增多、尿少、血肌酐升高等；有无发绀、心包积液、胸水、腹水等。

(4)评估患儿心功能的情况。对≥3 岁的患儿行 6 分钟步行试验(6MWT)：要求患儿在平直的走廊里尽可能快地行走，测定其 6 分钟的步行距离。根据 6MWT 步行距离(6MWD)及做功(体重与 6MWD 乘积)，以及 6MWT 前后呼吸频率(RR)、心率(HR)、收缩压(SBP)和舒张压(DBP)等指标变化，同时进行平板运动试验(TET)，分析 6MWD、6MWT 做功与 TET 代谢当量(METs)之间的相关性，将心衰划分为轻、中、重 3 个等级。

(5)心理-社会状况：评估患儿及家属的心理-社会状况及患儿对疾病的认知状况，经济情况、合作程度，有无焦虑、悲观情绪。

2.健康教育

(1)病室要安静，空气新鲜，温湿度适宜，每日消毒，用紫外线灯照射，治疗、护理操作尽量集中，动作轻柔，避免一切不良刺激，防止患儿情绪激动、哭闹。烦躁不安者及时给予镇静剂，因缺氧引起不安者,立即面罩吸氧。

（2）患儿取半卧位,以减轻腹内容物对腹肌的压力,使呼吸困难减轻,同时也可减少下肢静脉血回流。伴胸水或腹水者宜采取半卧位。下肢水肿者可抬高下肢,促进下肢静脉回流。保证患儿体位的舒适性,必要时加床档防止坠床、跌倒的发生,定时改变体位,防止发生压疮。

（3）对长期卧床患儿,应帮助和鼓励其时常做深呼吸,并做下肢主动和被动运动。保持床铺平整干净,避免潮湿和摩擦的刺激。应严格掌握输液速度,以防发生肺水肿。

（4）饮食护理:给予充足营养,清淡易消化,采用高蛋白、高维生素、低盐饮食,高热者应给营养丰富的流质或半流质饮食,宜少量多餐。控制水盐摄入,轻者可给予少盐饮食,指每日饮食中钠盐不超过 0.5～1g,重者无盐饮食,指在食物烹调时不加钠盐或其他含盐食物。

（5）由于患儿长期卧床。保持床单位清洁、干燥、平整。指导并告知患儿变换体位的方法、间隔时间及其重要性。膝部及踝部、足跟、背部等骨隆突处可垫软枕以减轻局部压力,必要时可用减压敷料保护局部皮肤。翻身及床上使用便器时动作轻巧,避免拉、拽等动作,防止损伤皮肤。

（二）病情观察

1.体温

因为大多数患儿合并呼吸道感染,体温的监测与记录尤为重要,感染往往是诱发心力衰竭常见诱因,以呼吸道感染占首位,感染后加重肺淤血,是诱发或加重心衰。护理中按时测量患儿的体温,密切观察体温变化,体温超过 38.5℃时,应给予物理降温,物理降温 30 分钟后复测体温,若物理降温无效或体温超过 39℃时,按医嘱进行药物退热。

2.呼吸

密切观察患儿的呼吸情况,注意其呼吸的频率、节律和深浅度,以及伴随的症状。若患儿呼吸急促,不能平卧,咳粉红色泡沫痰,是急性左心衰的表现。

3.血压

观察血压变化,监测病情变化,及时调整用药。血压过高会加重患儿的心力衰竭症状,要定时监测患儿的血压,保持血压在正常范围内波动。血压过高时,按医嘱及时给予降压处理;血压过低时按病情给予输血、补液和（或）多巴胺等升压药治疗。

4.心电监护

心衰患儿一般有脉搏不规则,快、弱、细的特点。处于 72 小时心电监护下,心率加快是急性心衰最早代偿表现,30％的心衰患儿有房颤。在心电监护中要注意观察有无 ST-T 的改变、异常 Q 波、期前收缩、阵发性心动过速、房颤和房扑等表现,在出现高度房室传导阻滞时要立即通知医师,备好抢救药品,尽快完成心脏起搏前的准备。持续监测患儿的心电图,注意患儿心率和心律的变化,有异常变化及时告知医师并及时处理。

5.限制入量

准确记录出入量（尿量）,心脏病患儿一旦尿量减少及体重增加,是心衰早期征象。短时间内体重增加是液体潴留的可靠指标。心衰患儿出现尿少、入量过多、体重增加,提示心衰加重。治疗后尿量增加,体重下降,水肿减轻,提示心衰改善。准确记录患儿的进食水量、输入液量、尿量、大便量、出汗液量等,每班总结、24 小时总结,保证患儿每日的出入液量基本平衡。入多出少时,按医嘱及时利尿,以防发生急性心衰。若经利尿后,患儿仍然少尿或无尿,在排除尿潴留的情况下,警惕肾衰竭的发生。入少出多时,观察患儿的血压及有无脱水症状,必要时给予补充液体,以防发生失液性休克,加重各器官的进一步损伤。水肿者每日清晨空腹测体重。尽量减少静脉输液或输血,每日总量宜控制在 75mL/kg 以下,输入速度宜慢,以每小时>5mL/kg 的速度为宜。责任护士向患儿及家属详细讲解出入量的记录方法。责任护士会用注射器校正患儿水杯及尿杯的刻度。告知患儿要把每次尿量用校正后的尿杯准确测量后记录下来,如患儿使用尿不湿,病房会提供电子称,尿不湿使用前后均要称重,相减后就是患儿的尿量。关于入量的记录,告知患儿每次用校正的水杯喝水并记录,经口的食物如米饭、菜、水果等要分开具体用电子称称重,责任护士再根据食物含水量表把患儿记录的食物克数核算成含水量并记录。

6.吸氧

在心衰治疗过程中正确吸氧是重要环节,不同的病因给予不同的流量。有呼吸困难、发绀、低氧血症者给予供氧。湿化瓶可改盛 20%～30%乙醇,高流量 6～8L/min 间歇吸入,每次 10～20 分钟,间隔 15～30 分钟,重复 1～2 次。

(三)专科护理

1.用药护理

(1)用药剂量要准确。

(2)用药速度宜缓慢[60～80mL/(kg·d)],速度不能过快(10～15 滴/分)。防止药液外渗,操作中应仔细找血管,以保证穿刺成功率。

(3)每次用洋地黄前测脉搏或心率,低于 100 次/分时应立即与医师联系,了解患儿症状、体征、脉搏、心率和心律,血电解质、肝肾功能、心电图表现,以及近 2～3 周洋地黄使用情况。

(4)观察患儿有无洋地黄毒性反应,如恶心、呕吐、头痛、心动过缓等。

(5)观察患儿面色、心率、呼吸,判断心衰是否纠正。

(6)需要补充钙剂时应注意与洋地黄的协同作用,必须用时间隔时间≥6 小时。

(7)应用利尿剂应准确记录用药时间及开始利尿的时间,详细记录尿量,并观察有无低钾现象。尽量在早晨及上午给药,避免夜间排尿过多而影响休息。

2.化验及检查护理指导

(1)多普勒超声心动图

目的:检测心脏和大血管的解剖结构、血流动力学改变、心功能及心包情况,有助于病因诊断及对收缩和舒张功能的评估。

注意事项:患儿取左侧卧位或平卧位。危重患儿检查应在床旁进行。小儿哭闹或不配合时,需镇静,如 1～3 岁患儿尽量选择饱餐及睡眠时检查,避免哭闹,必要时给予药物镇静,如需药物镇静,给予肌内注射苯巴比妥或口服水合氯醛等。

(2)胸部 X 线片

目的:有助于确定心脏增大及肺充血。根据房、室大小,肺血增多或减少,可协助做出病因诊断,并可显示肺淤血、肺水肿、胸腔积液及因肺动脉与心房扩大压迫支气管引起的左下肺不张。

注意事项:检查前需脱去较多的衣物,只留单层棉质内衣(不带橡皮筋、印花)务必取下饰物、手机、硬币、金属钮扣、拉链、膏药贴等。青春期女患儿做胸部检查需脱去胸罩,婴幼儿由医师开具镇静药或给予相应的处置,镇静后行 X 线检查。摄片时听从医师吩咐,积极配合摆好体位完成照片。并由家属陪伴。

(3)心电图

目的:可提示房室肥厚、复极波及心律的改变,有助于病因的诊断及指导洋地黄的应用。

注意事项:运动、饱餐等对心电图检查结果有影响应避免,检查前请安静休息 10 分钟以上;检查时请平躺在检查床上,露出手腕、脚踝、胸部,双手自然放在身体两侧,全身放松,心情平静,选择易于穿脱的宽松衣服,去除装饰物,有电极片患儿应将其摘除。检查中切勿讲话或改变体位。

(4)心脏生物学标志物检测:在心力衰竭时血浆去甲肾上腺素、脑利钠肽、内皮素、心肌蛋白(肌球蛋白、肌钙蛋白)均可升高。

3.并发症护理

(1)呼吸道感染:较常见,由于心力衰竭时肺部淤血,易继发支气管炎和肺炎,必要时可给予抗生素。

(2)血栓形成和栓塞:长期卧床可导致下肢静脉血栓形成,脱落后可引起肺栓塞。长期卧床的患儿应注意及时翻身按摩肢体做被动活动,预防血栓形成。

(3)电解质紊乱:常发生于心力衰竭治疗过程中,尤其多见于多次或长期应用利尿剂后,其中低血钾和失盐性低钠综合征最为多见。

4.心理护理

恐惧几乎是每例患儿共有的心理问题,为防止患儿治疗时抵抗,哭闹,加重心衰,我们根据幼儿情感表现直接、比较单纯的特点,心理给予心理护理:①对自尊心较强,表现较好的患儿,治疗后及时给予鼓励和表扬;②在同一病室中开展评比,比谁勇敢、不落泪;③对胆小、恐惧感强的患儿要多抚慰,同时以娴熟的技术赢得患儿的信赖,使患儿乐于接受并能主动配合。

(四)健康教育

1.心衰的患儿饮食应少油腻,多蔬菜水果

对于已经出现心力衰竭的患儿,一定要控制盐的摄入量。盐摄入过多会加重体液潴留,加重水肿。通常食物应选择优质蛋白,如牛奶、瘦肉、淡水鱼等,热量勿过高。避免饮用刺激性的饮料,如浓茶、咖啡、汽水等。注意盐的控制,摄入量每天不超过 2g(相当于 1 个牙膏盖的量或酱油 10~15mL)。注意避免隐性高盐食品,如皮蛋、酱菜、腌肉等。勿暴饮暴食,宜少食多餐,尤其是晚餐勿吃的过饱,以免增加心脏负担。注意饮食卫生,防止肠道感染。

2.注意劳逸结合,睡眠充足

休息原则视心力衰竭程度而定,Ⅰ度:可起床活动,增加休息时间。Ⅱ度:限制活动延长卧床休息时间。Ⅲ度:绝对卧床休息病情好转后逐渐增加活动量,以不出现症状为限。

3.防止继发感染

由于体循环及肺循环淤血,患儿机体抵抗力低下,应视病情而定建立合理的生活制度,协助做好生活护理和身体的清洁卫生,长期卧床及有水肿者,定时翻身按摩受压部位,预防压疮。感染与非感染患儿分室居住,避免呼吸道传染。

4.用药护理

(1)洋地黄类药物:①向家属讲解洋地黄类药物治疗的必要性及洋地黄中毒的表现。②给药前应检查心率、教会家属自测脉搏。若发生节律改变,应暂停给药,并通知医师或及时就诊。③毒性反应的观察及护理:胃肠道症状最常见,表现为厌食、恶心、呕吐;神经精神症状,常见有头痛、疲乏、烦躁易激动;视觉异常,表现为视力模糊,黄、绿视症。心脏表现主要有心律失常,常见室性期前收缩呈二联律或三联律、房性期前收缩、心动过速、心房颤动、房室传导阻滞等。用药后注意观察疗效及有无上述毒性反应,发现异常时应及时就医,并进行相应的处理。④洋地黄中毒的处理:包括停药、补充钾盐及镁盐、针对心律失常及特异性抗体的治疗。立即停用洋地黄是治疗洋地黄中毒的首要措施。

(2)利尿剂:应用利尿剂前测体重,时间应尽量在早晨或日间,以免频繁排尿而影响休息;用药后准确记录出入量,以判断利尿效果。

5.化验检查注意事项

选择易于穿脱的宽松衣服,去除装饰物,有电极片患儿应将其摘除,年龄小患儿尽量选择饱餐及睡眠时行检查,避免哭闹,必要时给予镇静。

6.疾病知识指导

(1)心衰诱因:①感染:特别是呼吸道感染,左向右分流的先天性心血管畸形常因并发肺炎而诱发心力衰竭;风湿热为引起风湿性心脏病心衰的主要诱因;②过度劳累及情绪激动;③贫血;④心律失常:以阵发性室上性心动过速为常见;⑤钠摄入量过多;⑥过早停用洋地黄或洋地黄过量。

所以要求家属对于儿童,特别是新生儿及婴儿期,要加强对心功能的评估,并且要对呼吸系统疾病、贫血、感染等心力衰竭常见诱因加以预防和控制。

(2)心功能分级:据纽约心脏病学会(NYHA)提出的儿童心脏病患儿心功能分级方案可评价心衰程度,主要按患儿症状和活动能力分为4级:

Ⅰ级:体力活动不受限制。学龄期儿童能够参加体育课,并且能和同龄儿童一样活动。

Ⅱ级:体力活动轻度受限。休息时无任何不适,但一般活动可引起疲乏、心悸或呼吸困难。学龄期儿童能够参加体育课,但活动量比同龄儿童小。可能存在继发性生长障碍。

Ⅲ级:体力活动明显受限。少于平时一般活动即可出现症状,例如步行1个街区,就可感到疲乏、心悸或呼吸困难。学龄期儿童不能参加体育活动,存在继发性生长障碍。

Ⅳ级:不能从事任何体力活动,休息时亦有心衰症状,并在活动后加重。存在继发性生长障碍。

心功能分级活动原则:

Ⅰ级:不限制患儿一般的体力活动,但要避免剧烈运动和重体力劳动。应动静结合,循序渐进增加活动量。告诉患儿若活动中有呼吸困难、胸痛心悸、疲劳等不适时应停止活动,并以此作为限制最大活动量的指征。

Ⅱ级:体力活动应适当限制,增加午睡时间,强调下午多休息,可做轻体力工作和家务劳动。

Ⅲ级:一般的体力活动应严格限制,每天休息时间要充分,增加卧床休息的时间,可以自理日常生活或在他人协助下自理。

Ⅳ级:绝对卧床休息。生活由他人照顾,对卧床休息的患儿需加强床边护理,照顾患儿日常生活。

参考文献

1.陈燕惠.儿科疾病诊疗与处方手册.北京:化学工业出版社,2017.

2.赵正言.儿科疾病诊断标准解读.北京:人民卫生出版社,2018.

3.王亚平,孙洋,冯晓燕.儿科疾病观察与护理技能.北京:中国中医药出版社,2019.

4.张伟,王海.儿科疾病辨治思路与方法.北京:科学出版社,2019.

5.王卫平,孙锟.常立文,儿科学(第9版).北京:人民卫生出版社,2018.

6.罗小平,刘铜林.儿科疾病诊疗指南(第3版).北京:科学出版社,2019.

7.廖清奎.儿科症状鉴别诊断学(第3版).北京:人民卫生出版社,2016.

8.王晓青,高静云,郝立成.新生儿科诊疗手册.北京:化学工业出版社,2013.

9.徐发林.新生儿重症医学.郑州:郑州大学出版社,2014.

10.毛萌.儿童保健学分册.北京:人民卫生出版社,2017.

11.史郭兵,张伶俐,袁洪.儿科专业.北京:人民卫生出版社,2017.

12.李亚伟.儿科疾病诊断技术.西安:第四军医大学出版社,2012.

13.魏克伦.儿科诊疗手册(第2版).北京:人民军医出版社,2013.

14.黎晓新.现代眼科手册.北京:人民卫生出版社,2014.

15.中华医学会儿科学分会.儿童保健与发育行为.北京:人民卫生出版社,2015.

16.李伟伟,王力宁.儿科中西医结合诊疗手册.北京:化学工业出版社,2015.

17.蔡维艳.儿科疾病临床诊疗学.北京:世界图书出版社,2013.

18.夏慧敏,龚四堂.儿科常见疾病临床诊疗路径.北京:人民卫生出版社,2014.

19.文飞球.儿科临床诊疗误区.长沙:湖南科学技术出版社,2015.

20.金玉莲.基层儿科医师诊疗大全.合肥:安徽科学技术出版社,2013.

21.江忠,宫琦.简明儿科常见疾病诊疗及护理.上海:同济大学出版社,2014.

22.马融.中医临床诊疗指南释义儿科疾病分册.北京:中国中医药出版社,2015.

23.罗嫚丽,严慧,张淑敏.儿科危急重症.北京:化学工业出版社,2013.

24.程力平,张群威,杨亚东.实用儿科疾病诊疗手册.西安:西安交通大学出版社,2014.

25.童笑梅,汤亚南.儿科疾病临床概览.北京:北京大学医学出版社,2012.

26.黄力毅,李卓.儿科疾病防治.北京:人民卫生出版社,2015.

27.马燕兰,曾伟.儿科疾病护理指南.北京:人民军医出版社,2014.

28.庄思齐.儿科疾病临床诊断与治疗方案.北京:科学技术文献出版社,2012.

29.李国华.小儿内科学.北京:中国协和医科大学出版社,2016.

30.姜哲,钟爱娇.糖皮质激素在儿科疾病中的应用现状及合理性分析[J].中国医院药学杂志,2015,35(05):440-443.

31.杨荣凤,薛秀丽,白丽华,王宏伟,林海龙.雾化吸入疗法在儿科呼吸系统疾病中的应用与研究[J].现代中西医结合杂志,2015,24(08):838-839+844.

32.陈植.糖皮质激素在儿科疾病中的应用[J].中国临床医生杂志,2015,43(12):13-15.

33.崔红.抗生素在儿科疾病中的应用[J].中国临床医生杂志,2015,43(12):15-18.

34.杨春凤,戴昕伦,李玉梅.儿科呼吸体外生命支持治疗进展——《儿科呼吸体外生命支持适应证》解读[J].中国实用儿科杂志,2016,31(05):326-329.

35.江赐忠.精准医疗在儿科疾病预防诊疗中的应用前景[J].发育医学电子杂志,2016,4(02):65-67.

36.倪新强,张晓丽,李利民,吴正治.唾液检测在儿科疾病诊疗中的应用进展[J].临床儿科杂志,2017,35(05):394-399.

37.叶天航,李翠洁,吴素英.长链非编码RNA在儿科疾病中的研究进展[J].湖北民族学院学报(医学版),2018,35(02):57-61.

38.张德青.基于CBR的儿科疾病诊疗系统的数据库设计和案例相似度算法研究[J].韶关学院学报,2018,39(06):25-30.

39.殷勇,尚云晓.家庭雾化吸入糖皮质激素治疗在儿科呼吸系统疾病中的应用[J].临床儿科杂志,2014,32(09):898-900.

40.王荣兰,卓燕芳,车春,谢霞梅,许声波,蔡岳.儿科门诊手足口病交叉感染的预防.中华医院感染学杂志,2016,07:1653-1654+1657.